Der Diskurs des Jahres 2012 über die Beschneidung – medizinische vs. religiöse Rationalität

Maximilian Thormann

Der Diskurs des Jahres 2012 über die Beschneidung – medizinische vs. religiöse Rationalität

Eine systematische quantitative und qualitative Inhaltsanalyse des medialen Diskurses über die Beschneidung in Print- und Onlinemedien als kritische Diskursanalyse

PETER LANG

Bibliografische Information der Deutschen Nationalbibliothek
Die Deutsche Nationalbibliothek verzeichnet diese Publikation in der Deutschen Nationalbibliografie; detaillierte bibliografische Daten sind im Internet über http://dnb.d-nb.de abrufbar.

Zugl.: Tübingen, Univ., Diss., 2019

Gedruckt auf alterungsbeständigem, säurefreiem Papier.
Druck und Bindung: CPI books GmbH, Leck

D 21
ISBN 978-3-631-81822-0 (Print)
E-ISBN 978-3-631-81944-9 (E-PDF)
E-ISBN 978-3-631-81945-6 (EPUB)
E-ISBN 978-3-631-81946-3 (MOBI)
DOI 10.3726/b16843

Peter Lang – Berlin · Bern · Bruxelles · New York · Oxford · Warszawa · Wien

Diese Publikation wurde begutachtet.

www.peterlang.com

Zusammenfassung

In der deutschen Beschneidungsdebatte des Jahres 2012 stießen religiöse Vorstellungen und säkulare Rationalitätsansprüche aufeinander. In dieser Auseinandersetzung spielten die öffentlichen Medien eine wichtige Rolle. Über und durch sie formte sich der gesellschaftliche Diskurs und wurden die unterschiedlichen Positionen ausgetauscht. Diese Arbeit unternimmt eine quantitative und qualitative Untersuchung des Beschneidungsdiskurses. Insgesamt wurden 1252 Artikel aus 14 unterschiedlichen Print- und Onlinemedien untersucht. Es zeigt sich, dass die Gegner der Beschneidung vor allem auf den medizinischen Schaden rekurrieren, während die Befürworter der Beschneidung diese Argumentationslinie zu widerlegen versuchen. Die religiöse Begründung des Ritus gerät dabei weitgehend in den Hintergrund, wohingegen medizinische Fragestellungen den Diskurs dominieren und ihn profanieren und säkularisieren. Die Analyse verdeutlicht, welche Wahrheitsansprüche im öffentlichen Diskurs Einfluss haben und das Denken prägen. Eine Untersuchung auf antisemitische Sprachmuster illustriert zudem den vielfachen Gebrauch judeophober Stereotype und Vorwürfe in der Debatte. Die Arbeit zeigt die Asymmetrie einer Debatte auf, in der verschiedene Wahrheitsansprüche und Sinnordnungen aufeinandertreffen.

Inhaltsverzeichnis

Tabellenverzeichnis

Abbildungsverzeichnis

1 Einführung

1.1 Hinführung zum Thema

Am 7. Mai 2012 bewertete die erste kleine Strafkammer des Landgerichts Köln die frühkindliche Beschneidung aus religiösen Gründen als Körperverletzung.[1] Das Urteil, das zunächst kaum Beachtung fand, stieß nach seinem Bekanntwerden Ende Juni 2012 auf ein breites öffentliches Echo. Das Landgericht hatte nicht nur das Handeln des angeklagten Arztes im Widerspruch mit geltendem Recht gesehen, sondern die Handlung an sich, die religiös motivierte Beschneidung, in Deutschland als widerrechtlich eingestuft, sofern sie ohne medizinische Indikation erfolgte. Das bisher ausgeübte Recht jüdischer und muslimischer Eltern, ihre Kinder beschneiden zu lassen, schien nur noch unter der Bedingung einer medizinischen Notwendigkeit gültig und durch diese ersetzt zu sein.

Nachdem das Urteil am 26. Juni 2012 in einem Artikel in der *Financial Times Deutschland* veröffentlicht wurde, begann eine intensive rechtswissenschaftliche und ethische Debatte. Diese wurde nicht nur in der entsprechenden Fachliteratur geführt, sondern insbesondere in öffentlichen Medien. Die offene Diskussion diente nicht nur dem Austausch von Informationen und Argumenten innerhalb einer akademischen Debatte, sondern, nach der Resolution des Deutschen Bundestages, die Zulässigkeit der religiös motivierten Beschneidung durch ein Gesetz festzuschreiben, auch der Beeinflussung der öffentlichen und politischen Meinung. Zusätzlich bildeten sich zahlreiche Autoren, Journalisten und Betroffene eine Meinung, die in Fernsehsendungen, Leserbriefen und Meinungsartikeln offenbar und einem breiten Publikum zugänglich wurden.

Gekennzeichnet war sowohl die fachliche als auch die öffentliche Debatte von einer Abwägung des säkularen Rechts gegenüber dem Wert einer religiösen Pflicht bzw. eines religiösen Rituals. Vertreter bzw. Fürsprecher der durch das Urteil betroffenen Religionsgemeinschaften – Judentum und Islam – betonten die Bedeutung der Beschneidung für ihren Glauben, während die Befürworter des Urteils das Recht der körperlichen Unversehrtheit und die Religionsfreiheit des Kindes durch eine Willkür religiöser Praktiken bedroht sahen. Insbesondere von den Gegnern des religiösen Ritus wurde aus dem Urteil des Landgerichts der Begriff der „Körperverletzung" aufgegriffen, unter den sie die Beschneidung subsumierten. Eine solche sei jedoch, so die Ansicht des Gerichtes und vieler

---

1 LG Köln 151 Ns 169/11 http://www.iww.de/quellenmaterial/id/85915. siehe Anhang A.

Kommentatoren, nur durch eine medizinische Indikation gerechtfertigt. Ein nicht medizinisch indizierter Eingriff in den kindlichen Körper wurde daher als Verstoß gegen das Kindeswohl betrachtet. Die auf das Bekanntwerden des Urteils folgende öffentliche Debatte fand von Beginn an unter der Prämisse statt, dass im Idealfall nur medizinische indizierte Eingriffe in den Körper eines Kindes die Verletzung der körperlichen Integrität rechtfertigen könnten. Den Befürwortern der Beschneidung blieben damit nur zwei Positionen: Sie konnten darlegen, inwiefern die theologische Bedeutung der Beschneidung wichtiger war als das Recht des Kindes auf körperliche Unversehrtheit, oder argumentieren, dass die Beschneidung nur ein kleiner Eingriff sei, der dem Kind nicht schade, sondern nutze. Den Gegnern oblag es, zu erläutern, weshalb der Eingriff aufgrund seiner Gefahren und Nachteile keine medizinische Indikation erlangen könne. Somit war die medizinische Indikation der scheidende und entscheidende *casus belli* der Debatte.

Bereits die Urteilsbegründung des Landgerichts Köln verwies auf den „medizinischen Schaden" der religiösen Beschneidung und urteilte, ein solcher dürfe einem Kind ohne medizinische Begründung nicht zugefügt werden. Dem gegenüber stellte das Gericht die medizinische Indikation als einen gerechtfertigten Eingriff, der dem Kind – weil mit diagnostischem oder therapeutischem Ziel – einen Nutzen bringe. Der Begriff des Schadens war somit nicht rein anatomisch definiert, sondern beinhaltete eine summarische Abwägung der physischen Konstitution des Kindes nach Durchführung des Eingriffes. Wo kein therapeutisches Ziel vorhanden war, konnte das Gericht keinen Nutzen erkennen. Das Gericht unterließ es dabei, rechtliche Güter gegeneinander abzuwägen, sondern vertrat vielmehr die Ansicht, dass das beste Interesse des Kindes zuvorderst nach medizinischen Kriterien zu bestimmen sei.[2] Für den Diskurs um die Beschneidung und ihre Bewertung ist das als ein entscheidender Schritt zu werten, denn dadurch erfolgte gleichzeitig eine Verfügbarkeitsänderung des elterlichen Sorgerechts: Dem Elternrecht zugänglich war demnach nur noch, was die Medizin diesem Recht freigegeben hatte.

Mit der Einführung des medizinischen Primats als Bedingung der Zulässigkeit erhielt der Diskurs um die Beschneidung zugleich eine charakteristische Pointierung. Der theologischen Begründung eines Ritus stand nun eine empirisch-analytische Bewertung der Zulässigkeit gegenüber. Eingriffe, die für das Kind wohlfördernd, d.h. vernünftig, waren, wurden mit medizinischer Begründung

2 Vgl. Marianne Heimbach-Steins, „Religious Freedom and the German Circumcision Debate", 2013. S. 3.

gleichgesetzt. Damit tat sich – gewollt und ungewollt – eine Teilung in zwei differente Systeme auf, die sich diametral gegenüberstanden: Die Religion als das Unwägbare, Unvernünftige und die Medizin als das säkular-rationale Ergebnis der Aufklärung. Unter anderem darauf bezog sich Talcott Parsons, als er die wissenschaftsbasierte moderne Medizin als Funktionssystem beschrieb.[3] Für den Diskurs um die Beschneidung erlangte dies enorme Relevanz, da der Vorwurf, einer unvernünftigen Argumentation anzuhängen, zugleich als potentielle Disziplinierungsmaßname eingesetzt werden konnte. Auch die Befürworter der Beschneidung konnten sich fortan gezwungen sehen, empirisch zu argumentieren und eine medizinische Indikation, d.h. eine Nützlichkeit, der Beschneidung darzulegen. Die Grenzen zwischen Vernunft und Unvernunft mussten dann entlang subjektiver und objektiver Argumentation gezogen werden. Zum Ausdruck kommt dies in der Forderung, der Nutzen eines Eingriffes in den Körper müsse „messbar und rational begründbar" sein.[4]

Dieser Punkt ist insofern von Bedeutung, da die Infragestellung oder der Nachweis einer medizinischen Indikation die theologische Bedeutung der Beschneidung, ihr Sinnelement, nicht betrifft.[5] Das Begründungsfeld der religiösen Beschneidung konstituiert sich außerhalb des therapeutischen Nutzens und bedarf seiner nicht. Die Begründung des religiösen Ritus erfährt somit eine Verschiebung vom nicht Beweisbaren und Religiösen in das Gebiet der Medizin hinein. Diese Vernunftforderung des Diskurses nach naturwissenschaftlich bestimmten Kriterien kann in diesem Kontext als eine Medikalisierung

---

3 Talcott Parsons, *The Social System* (London: Routledge, 1991), Kap. X, 318ff. Parsons meinte damit eine Medizin, die in der Gesellschaft nicht nur diagnostische und therapeutische, sondern auch eine soziale Funktion besitzt, indem die Allgemeinheit ihr eine privilegierte Stellung einräumt und immer weitreichender werdende regulative Kompetenzen zuweist. Siehe hierzu auch Rudolf Forster, *Psychiatriereform zwischen Medikalisierung und Gemeindeorientierung. Eine kritische Bilanz* (Opladen: Westdeutscher Verlag, 1997). S. 129f.

4 Holm Putzke, „Die strafrechtliche Relevanz der Beschneidung von Knaben. Zugleich ein Beitrag über die Grenzen der Einwilligung in Fällen der Personensorge.", in *Strafrecht zwischen System und Telos. Festschrift für Rolf Dietrich Herzberg zum siebzigsten Geburtstag*, hg. von Holm Putzke, Bernhard Hardtung, und Tatjana Hörnle (Tübingen: Mohr Siebeck, 2008), 669–709. S. 701.

5 Vgl. Alfred Bodenheimer, „Verletzung von Körper und Würde. Beobachtungen einer Begriffskontingenz", in *Die „unheimliche" Beschneidung. Aufklärung und die Wiederkehr des Verdrängten*, hg. von Yigal Blumenberg und Wolfgang Hegener (Frankfurt a.M.: Brandes & Apsel, 2013), 135–46. S. 136. siehe auch Abschnitt 3.2 dieser Arbeit.

des Religiösen gedeutet werden.[6] Durch das Maß der vernunftgeleiteten Argumentation, die synonym zur medizinischen gebraucht wird, wurde die rein religiöse Begründung außer Kraft gesetzt und durch eine andere ersetzt. Folgt man Michel Foucault, so ist das Einsetzen eines erzwungenen Diskurses der Beginn der Kontrolle.[7] Der „medizinische Diskurs säkularisiert die Praxis der Beschneidung, in dem [sic!] er die (präventiv-)medizinischen Vorteile der Beschneidung betont und sie dadurch aus ihrem religiösen Kontext löst".[8] Die Debatte um die Beschneidung kann somit aus dem Blickwinkel der diskursiven Macht der Medizin analysiert werden.

1.2 Untersuchungsgegenstand und Einführung in die Theorie

Die Rolle der Medizin als dominanter Diskursfaktor in der Beschneidungsdebatte des Jahres 2012 ist bislang aus sozialwissenschaftlich-historischer Perspektive nicht systematisch untersucht worden. Es liegt bislang weder eine umfassend qualitative noch eine quantitative Analyse der Beschneidungsdebatte vor. Die vorliegende Arbeit untersucht, inwieweit medizinisches Vokabular und Formen der Medikalisierung eine Rolle im Beschneidungsdiskurs spielten. Sie unternimmt eine quantitative und qualitative Analyse der Sprache des öffentlichen Diskurses, wie er in den überregionalen Tageszeitungen, Nachrichtenmagazinen und ihren Internetauftritten geführt wurde. Quantitativ untersucht werden sämtliche Artikel, die in den in den Quellenkorpus einbezogenen Medien zwischen dem 26. Juni 2012 und dem 15. Dezember 2012 zum Thema Beschneidung erschienen sind bzw. auf den Ritus oder die Debatte darüber Bezug nehmen. Einer qualitativen Analyse wurden daraufhin jene Artikel unterzogen, die sich in einer Weise wertend zur Beschneidung oder zur Debatte darüber äußern. Die Auswahl der Zeitungen orientierte sich an Auflage, Reichweite und Leserschaft. Ziel der vorliegenden Arbeit ist es, die Art und Weise zu erfassen, wie über die Beschneidung, ihre Folgen sowie Vor- und Nachteile diskutiert wurde und auf welche Weise Zeitungen und Nachrichtenmagazine auf das Beschneidungsurteil reagiert, die öffentliche Meinung abgebildet und auf sie Einfluss genommen

---

6 Vgl. Gerd Göckenjan, *Kurieren und Staat machen. Gesundheit und Medizin in der bürgerlichen Welt* (Frankfurt a.M.: Suhrkamp, 1985). S. 285.

7 Michel Foucault, *Ordnung des Diskurses* (Frankfurt a.M.: Suhrkamp, 1993). S. 14ff.

8 Bijan Fateh-Moghadam, „Religiöse Rechtfertigung? Die Beschneiung von Knaben zwischen Strafrecht, Religionsfreiheit und elterlichem Sorgerecht.", *Rechtswissenschaft* 1 (2010): 115–42. S. 118.

haben. Dabei sollen die Regeln, denen der Diskurs unterliegt, sowie die Machtverhältnisse, die sich daraus ergeben, näher beleuchtet werden.

Der qualitative Teil der Analyse nimmt dabei Bezug auf die Diskurstheorien Michel Foucaults bzw. dort, wo sie keiner klaren Linie folgen, auf Interpretationsbemühungen seiner Schriften.[9] Foucault betrachtete den öffentlichen Diskurs als Manifestation von gesellschaftlichem Wissen und – da Wissen zugleich den Willen zur Macht beinhaltet – als manifeste Macht. Dies bedeutet, dass für Foucault in jedem Diskurs Thema und Form der Diskussion durch diejenigen vorgegeben wurden, die sich des Diskurses bemächtigt hatten. Was gesagt werden konnte, war nicht dem freien Willen überlassen, sondern der Macht. In seiner Gleichsetzung von Macht und diskursivem Wissen schuf Foucault somit eine Theorie, die die Formierung von gesellschaftlichem Wissen und von Subjektivität beschreibt. Während sich Foucaults Diskurstheorien um die drei Achsen Macht, Wissen und Subjektivität drehen, soll der Begriff des Subjektes in dieser Arbeit außen vor gelassen werden.[10] Die zwei Achsen von Foucaults Theorie, auf die sich im Folgenden bezogen wird, sind die Formierung von Wissen und die Machtsysteme, die seine Ausübung regeln.[11]

Das Denken Foucaults erhält für eine Untersuchung wie die vorliegende eine besondere Relevanz, wenn man den Beitrag würdigt, den es zu einem Verständnis der sozialen Funktion der Medizin beigetragen hat.[12] Wird die Medizin von ihren Vertretern als objektive, da naturwissenschaftlich-empirische Institution angesehen, stellt sich Foucault gegen dieses Neutralitätsdenken; für ihn haben jegliche Wissens- und Diskursformen ihre „funktionale Neutralität" verloren.[13] Somit ist jede diskursive Äußerung aus dem Bereich der Medizin in einer öffentlichen Debatte die Ausübung produktiver, d.h. beeinflussender Macht. Gerade die Medizin als ebenjene sich selbst als wissenschaftlich und damit als „wahr" wahrnehmende Disziplin ist für Foucault ein Faktor gesellschaftlicher und diskursiver Macht: „Wer die Möglichkeit hat, Wahrheiten zu formulieren, hat auch Macht."[14] Indem die Medizin bzw. die medizinische Sprache sich selbst als

9 Zur „Linie" in Foucaults Denken siehe: Hinrich Fink-Eitel, *Michel Foucault* (Hamburg: Junius, 1990). S. 10f.

10 zum Subjektbegriff vgl. Ebd. S. 14.

11 Ebd.

12 Vgl. Roland Schäfer, „Medizin, Macht und Körper. Überlegungen zu Foucault", *Das Argument* 73 (1981): 178–95. S. 180.

13 Vgl. Ebd. S. 181.

14 Michel Foucault, *Analytik der Macht* (Frankfurt a.M.: Suhrkamp, 2015). S. 296 (Interviewfrage an Foucault).

Wahrheit formuliert, ist sie in der Lage, den Diskurs zu lenken und entscheidend zu beeinflussen. Während Foucault hierfür den Begriff der Kontrolle bzw. der Biopolitik geprägt hat, soll es in der sprachlichen Analyse des deutschen Beschneidungsdiskurses darum gehen, die Bedingungen zu kennzeichnen, unter denen etwas als „wahr“ und „richtig“ anerkannt wird. Der Gegensatz zwischen den Begriffen Liberalismus und Kontrolle, den Foucault anhand der Entwicklung der Medizin in den modernen Gesellschaften aufzeigt, gerät dabei in den Mittelpunkt der Untersuchung.

Neben dieser funktionellen Analyse der medizinischen Sprache in Bezug auf ihre Wirkung umfasst diese Arbeit zudem eine Rekonstruktion der Debattenbeiträge auf ihren Aussageinhalt hin und interpretiert diesen. Untersucht werden sollen insbesondere Aussagen zur Rolle des Judentums in der Debatte auf ihren Gehalt an antisemitischen Tendenzen. Dabei geht es lediglich untergeordnet um die subjektive Absicht des Autors, sondern um das Herausarbeiten des Sinngehaltes im Verhältnis zum Äußerungszusammenhang.[15] Die Unterscheidung ist hier von Bedeutung, da ein Diskursteilnehmer die Bedeutung seiner Äußerung nicht immer selbst zu erfassen vermag. Daher werden die Aussagen ins Verhältnis gesetzt zu gängigen antisemitischen Topoi und Sprachmustern und herausgearbeitet, in welchem Maße und auf welche Weise sich Antisemitismus in Meinungsäußerungen zur religiösen Beschneidung niederschlägt.

1.3 Gliederung und Fokus der Arbeit

Diese Arbeit gliedert sich in vier Teile. Im ersten Teil (Kapitel 2) wird der Hintergrund der Beschneidungsdebatte des Jahres 2012 beleuchtet und ihr Verlauf skizziert. Die Geschichte und Bedeutung des religiösen Ritus werden im zweiten Teil (Kapitel 3) dargestellt. Im dritten Teil (Kapitel 4) wird ein Überblick über die bisherige rechtliche und ethische Diskussion gegeben. Im vierten Teil (Kapitel 5) werden Methodik und der Quellenkorpus vorgestellt und die zugrundeliegende Theorie für die qualitative Untersuchung dargelegt, bezugnehmend auf die Theorien Foucaults zum Diskurs und zur Macht der Medizin. Es folgt als Fünftes (Kapitel 6) der empirische Teil, in dem die Artikel des Quellenkorpus quantitativ und qualitativ analysiert werden. In einem weiteren Abschnitt wird der Schwerpunkt auf mögliche judeophobe Sprachmuster gelegt und Beispiele aus ausgewählten Artikeln und Debattenbeiträgen werden erörtert.

---

15 Vgl. Siegfried Jäger, *Kritische Diskursanalyse. Eine Einführung*, 2. Aufl. (Duisburg: DISS, 1999). S. 102.

Wiewohl die frühkindliche Beschneidung aus religiösen Gründen sowohl im Judentum als auch im Islam praktiziert wird und das Kölner Landgericht sich auf die Beschneidung eines muslimischen Jungen bezog, konzentriert sich diese Arbeit allein auf die rituelle Praxis des Judentums. Dies hat zwei Gründe: Zum einen ist die Beschneidung als religiöses Gebot, als *mitzvah*, in der Thora genannt, jedoch nicht im Koran. Der islamische Ritus, die *Kithan*, wird in einigen Hadithen erwähnt, in anderen wiederum nicht. Beschneidungspraxis und -vorgaben variieren innerhalb der islamischen Lehrschulen.[16] Wiewohl zumindest die sunnitischen und die schiitischen Rechtsschulen die Zirkumzision von Jungen anraten, schreiben nur die schafiitische und die hanafitische Rechtsschule die Beschneidung als zwingenden Ritus vor.[17] Nur das Judentum legt den Tag der Beschneidung im Neugeborenenalter fest, während Kinder im Islam für gewöhnlich im Alter von 7 bis 13 Jahren beschnitten werden, einige auch in jüngerem Alter. Die Praxis der Beschneidung weicht aufgrund der uneinheitlichen Verankerung in den verschiedenen islamischen Rechtsschulen in einigen Punkten von derjenigen im Judentum ab.[18] Im Gegensatz zum Judentum entscheidet die Beschneidung im Islam nicht über die Religionszugehörigkeit, sondern über die religiöse Reinheit. „Als rituelle Sitte steht sie auf einer niedrigeren Verbindlichkeitsstufe."[19] Für den religiösen *rite de passage* hat die Beschneidung im Judentum eine größere Bedeutung als im Islam. Zum anderen – dies möglicherweise eine Widerspiegelung des ersten Grundes – bezieht sich der öffentliche Diskurs in den Printmedien fast ausschließlich auf den jüdischen Ritus. Die Auseinandersetzung über Gefahren, Vorteile und Arten der Beschneidung findet im Widerstreit mit den religiösen Vorgaben des Judentums statt.

---

16 Ilhan Ilkilic, „Islamische Aspekte der Beschneidung von minderjährigen Jungen", *Zeitschrift für medizinische Ehtik* 60 (2014): 63–72. S. 64ff.

17 Thomas von der Osten-Sacken und Oliver M Piecha, „Zur Beschneidungsdebatte Nach dem Kölner Gerichtsurteil", *Materialdienst* (EZW Berlin, 2012), http://www.ezw-berlin.de/html/15_2592.php (abgerufen am 26.10.2016).; Mathias Rohe, „Zur religiös motivierten Beschneidung von Jungen und Männern im Islam", *Deutsche Islamkonferenz*, 2012, http://www.deutsche-islam-konferenz.de/DIK/DE/Magazin/Recht/Beschneidung-Grundlagen/beschneidung-grundlagen-node.html (abgerufen am 24.04.2017).

18 Johannes Kuntze, „Rechtsfragen zur religiösen Knabenbeschneidung", *Zeitschrift für evangelisches Kirchenrecht* 336, Nr. 342 (2013): 47–77. S. 55.

19 Ebd. S. 53.

Die Begriffe Beschneidung, *Brit Mila*, Zirkumzision und Ritus sowie die Adjektive rituell und religiös werden in dieser Arbeit synonym verwendet und beziehen sich – sofern nicht anders beschrieben – ausschließlich auf die religiöse Beschneidung der Vorhaut von Jungen.

2 Die deutsche Beschneidungsdebatte des Jahres 2012

2.1 Das Urteil des Kölner Landgerichts vom 7. Mai 2012

Die Beschneidungsdebatte in Deutschland des Jahres 2012 wurde durch einen Artikel auf der ersten Seite der *Financial Times Deutschland* (FTD) am 26. Juni 2012 angestoßen.[20] Zuvor war in den großen Printmedien sowie in Rundfunk und Fernsehen keine Berichterstattung über das Urteil des Kölner Landgerichts erfolgt.[21]

Die Chronologie der Ereignisse, die zum Beschneidungsdiskurs führten, ergibt sich aus dem Urteil des Landgerichtes sowie aus den ab Juni 2012 erfolgenden medialen Berichterstattungen. Am 7. Mai 2012 urteilte die erste kleine Strafkammer des Landgerichts Köln, dass der Arzt Dr. Kezze, als er einen muslimischen Jungen auf Wunsch dessen Eltern aus religiösen Gründen beschnitt, das Kind „mittels eines gefährlichen Werkzeugs körperlich misshandelt und an der Gesundheit geschädigt" habe.[22] Das Gericht bestätigte damit die Anklage der Staatsanwaltschaft, die eine Strafbarkeit der Handlung nach §§223 und 224 (Körperverletzung und Gefährliche Körperverletzung) gegeben sah. Die Strafkammer schätzte das Verhalten des Arztes somit als widerrechtlich ein, sprach ihn jedoch aus rechtlichen Gründen frei, da er einem Verbotsirrtum unterlegen habe. Er habe nicht wissen können, dass sein Verhalten strafbar war.

Vorausgegangen war dem Urteil die in der Praxis des angeklagten Arztes am 4. November 2010 durchgeführte Beschneidung eines vierjährigen muslimischen Jungen.[23] Nach Ansicht des Gerichtes führte der Arzt die Beschneidung „fachlich einwandfrei" durch, unter Benutzung von Lokalanästhetika. Zwei Tage nach dem Eingriff wurde die Mutter mit ihrem Kind ins Krankenhaus gebracht,

---

20 Vgl. Zülfukar Cetin und Salih Alexander Wolter, „Fortsetzung einer ‚Zivilisierungsmission': Zur deutschen Beschneidungsdebatte", *Jahrbuch für Islamophobieforschung*, 2013, 19–37. S. 19.

21 Vereinzelt finden sich in den Tageszeitungen auch vor 2012 bereits Diskussionen über die Beschneidung. Siehe z. B. exemplarisch Ingo Way, „Im Ermessen. Warum die Brit Mila zum Elternrecht gehört", *Jüdische Allgemeine*, 20. Mai 2010.".

22 „LG Köln 151 Ns 169/11", http://www.iww.de/quellenmaterial/id/85915.

23 Chronologie nach Stephen Munzer, „Secularization, Anti-Minority Sentiment, and Cultural Norms in the German Circumcision Controversy", *University of Pennsylvania Journal of International Law* 37, Nr. 2 (2015): 503–82. S. 512ff.

da Nachblutungen an der Operationswunde aufgetreten waren.[24] Offenbar hatte die Mutter des Kindes erhebliche sprachliche Schwierigkeiten, dem Krankenhauspersonal zu erklären, was vorgefallen war. Den ärztlichen Protokollen nach befand sie sich zudem in starker Unruhe.[25] Die Mutter wurde so verstanden, dass das Kind in einer Privatwohnung, ohne lokale Betäubung und gegen den Willen der Mutter beschnitten worden war. Obwohl das Missverständnis nach Verständigung der Polizei aufgeklärt werden konnte, blieben erhebliche Zweifel über die Art der durchgeführten Prozedur. Die Polizei erstattete Anzeige gegen den Arzt.

Die erste Instanz, das Amtsgericht Köln, sprach den angeklagten Arzt von allen Vorwürfen frei.[26] Ein ärztlicher Gutachter hatte dem Arzt eine „medizinisch einwandfreie Ausführung der Beschneidung" bescheinigt.[27] Zudem verwies der Gutachter auf den medizinischen Nutzen des Eingriffs: „The trial court held that while the violation of the boy's bodily integrity objectively met the definition of criminal battery under § 223 StGB, it could be justified by the consent of the boy's legal guardian if the consent was given in accordance with the best interest of the child under § 1627 of the Bürgerliches Gesetzbuch ("BGB") [...]."[28] Die erste Instanz wog das elterliche Recht auf eine religiöse Erziehung gegen das kindliche Recht auf körperliche Unversehrtheit, d. h. Art. 6 GG und Art. 4 GG gegen Art. 2 GG. Das Gericht berücksichtigte, dass die rituelle Beschneidung innerhalb der muslimischen Glaubensgemeinschaft religiöse und kulturelle Zugehörigkeit ausdrückte. Die Staatsanwaltschaft legte gegen das Urteil der ersten Instanz Widerspruch ein, der in der nächsthöheren Instanz am Kölner Landgericht verhandelt wurde.

Die Brisanz des Urteils des Landgerichts liegt in der Behandlung der Beschneidung als gefährliche Körperverletzung. War die bisherige Rechtsprechung davon ausgegangen, dass eine Beschneidung aus religiösen Gründen als sozialadäquat zu akzeptieren sei, schloss das Gericht diesen Punkt als Rechtfertigung explizit aus.[29] Es widersprach der Auffassung, nach der das Erziehungsrecht der Eltern

---

24 Ebd. S. 512.

25 Ebd.

26 „AG Köln, 528 Ds 30/11", 2011, http://www.justiz.nrw.de/nrwe/ag_koeln/j2011/528_Ds_30_11_Urteil_20110921.html (abgerufen am 26.10.2012). Munzer, „Secularization, Anti-Minority Sentiment, and Cultural Norms in the German Circumcision Controversy". S. 512 ff.

27 Munzer, „Secularization, Anti-Minority Sentiment, and Cultural Norms in the German Circumcision Controversy".

28 Ebd. S. 513–14.

29 „Die aufgrund elterlicher Einwilligung aus religiösen Gründen von einem Arzt ordnungsgemäß durchgeführte Beschneidung eines nicht einwilligungsgfähigen Knaben

und das Recht auf religiöse Kindererziehung eine Verfügung über die religiöse Beschneidung mit einschließe. Dem Recht der Eltern wurde das Recht auf körperliche Unversehrtheit des Kindes gegenübergestellt und letzteres als höheres Gut betrachtet. Damit stufte das Gericht die religiöse Beschneidung als dem Kindeswohl undienlich ein und setzte die Beschneidung in Bezug auf das Erziehungsrecht der Eltern in ein neues Verhältnis.[30] Nicht nur würde „der Körper des Kindes durch die Beschneidung dauerhaft und irreparabel verändert", sie beeinträchtige auch die Freiheit des Kindes, „später selbst über seine Religionszugehörigkeit entscheiden zu können".[31]

Das Gericht kam über die Voraussetzungen der Beschneidung zu folgenden Feststellungen: Erstens gebe es in Europa keine Notwendigkeit, aus medizinischen Gründen eine Beschneidung vorzunehmen. Zweitens stellte es fest, dass eine bisherige Sozialadäquanz eine Handlung nicht legal mache. Drittens wurde festgehalten, dass die religiöse Bedeutung des Ritus kein entscheidender Faktor für die Rechtsprechung sei: „As a result, unlike the trial court, the appellate court did not consider in its final analysis the asserted health benefits of circumcision or the putative value of cultural and religious belonging imparted by circumcision."[32] Eine Beschneidung ohne medizinische Indikation, aus rein religiöser Motivation, war dem Urteil zufolge demnach unzulässig.

2.2 Reaktionen auf das Urteil

Das Urteil erregte nach seinem Bekanntwerden erhebliche öffentliche Aufmerksamkeit. Noch am 26. Juni 2012 veröffentliche der Zentralrat der Juden in Deutschland eine Presseerklärung, in dem er das Urteil des Landgerichts Köln als „beispiellosen und dramatischen Eingriff in das Selbstbestimmungsrecht der Religionsgemeinschaften" betrachtete. Die Erklärung verwies auf die Bedeutung der rituellen Beschneidung im Judentum und auf die medizinische Qualifikation des jüdischen Beschneiders. Der Zentralrat forderte den Deutschen Bundestag auf, die Ausübung des religiösen Ritus zu gewährleisten.[33] Anfang August

---

ist nicht unter dem Gesichtspunkt der sogenannten „Sozialadäquanz" vom Tatbestand ausgeschlossen." „LG Köln 151 Ns 169/11".

30 Heiner Bielefeldt, „Der Kampf um die Beschneidung. Das Kölner Urteil und die Religionsfreiheit", *Blätter für deutsche und internationale Politik* 9 (2012): 63–71.

31 „LG Köln 151 Ns 169/11".

32 Munzer, „Secularization, Anti-Minority Sentiment, and Cultural Norms in the German Circumcision Controversy". S. 516.

33 Zentralrat der Juden in Deutschland, „Presserklärung: Zum Urteil des Kölner Landgerichts zur Beschneidung von Jungen", zugegriffen 8. Juli 2016, http://www.

veröffentliche der Zentralrat ein ausführlicheres Online-Dossier, in dem die aus seiner Sicht wichtigsten Fragen und Antworten zur Beschneidung stellte und gab. Neben einer Darlegung des religiösen Gebotes, das zum Beschneidungsritus im Judentum führte, enthielt der Text auch eine Betonung der medizinischen Vorteile des Eingriffes. Zudem erläuterte der Text, dass eine Verlegung der Beschneidung vom Neugeborenenalter auf einen späteren Zeitpunkt mit den religiösen Vorgaben des Judentums nicht vereinbar sei. „Im Judentum ist explizit vorgeschrieben, einen männlichen Säugling am achten Tag nach der Geburt zu beschneiden, es sei denn, gesundheitliche Gründe sprächen dagegen." Um dieses strikte Gebot zu untermauern, führte das Dossier eine Veröffentlichung der Weltgesundheitsorganisation (WHO) an, die den Eingriff im Neugeborenenalter mit weniger Schmerzen und geringeren Komplikationsraten verbunden sah.[34]

Auf der muslimischen Seite sah der Zentralrat der Muslime in Deutschland das Urteil als „einen eklatanten und unzulässigen Eingriff in das Selbstbestimmungsrecht der Religionsgemeinschaften und in das Elternrecht". Zudem wurde neben der Bedeutung der Beschneidungstradition im Islam der medizinische Nutzen des Ritus hervorgehoben: „Darüber hinaus ist es wissenschaftlich erwiesen, dass eine medizinisch fachgerechte Zirkumzision nur Vorteile für die Kinder und späteren Erwachsenen mit sich bringt."[35]

Nach Bekanntwerden des Urteils kündigten zahlreiche Krankenhäuser in Deutschland an, medizinisch nicht-indizierte Beschneidungen zur Vermeidung eines Strafverfahrens vorerst nicht mehr durchzuführen.[36] Unter anderem verkündete das Jüdische Krankenhaus Berlin, bis zur Wiederherstellung von Rechtssicherheit keine rituellen Beschneidungen mehr vorzunehmen.[37] Der Präsident der Bundesärztekammer, Frank Ulrich Montgomery, empfahl Ärzten Anfang Juli, bis zu einem klärenden Gesetz von nicht medizinisch indizierten

zentralratdjuden.de/de/article/3705.zum-urteil-des-kölner-landgerichts-zur-beschneidung-von-jungen.html (abgerufen am 17.10.2016).

34 Zentralrat der Juden in Deutschland, „Warum beschneiden Juden ihre Kinder?", 2012, https://www.zentralratderjuden.de/aktuelle-meldung/warum-beschneiden-juden-ihre-kinder/ (abgerufen am 8.7.2016).

35 Zentrat der Muslime in Deutschland, „27.06.12 Pressemitteilung des ZMD zum sogenannten ‚Beschneidungsurteil'", http://zentralrat.de/20584.php (abgerufen am 26.10.2016).

36 „Beschneidung gestoppt", *Frankfurter Rundschau*, 14. Juli 2012.

37 „Jüdisches Krankenhaus Berlin stoppt religiöse Beschneidungen", *Spiegel Online*, 29. Juni 2012, http://www.spiegel.de/panorama/gesellschaft/juedisches-krankenhaus-berlin-stoppt-religioese-beschneidungen-a-841804.html (abgerufen am 22.10.2012).

Beschneidungen abzusehen. Für seine Mitglieder fürchtete der Bund Rechtsunsicherheit.[38] Aber auch zahlreiche Krankenhäuser in Österreich und der Schweiz verfügten als Reaktion auf das Urteil ein Moratorium religiös motivierter Beschneidungen. So führte unter anderem das Kinderspital Zürich von Anfang Juli bis Mitte August keine religiösen Beschneidungen durch.[39]

In den deutschen Medien meldeten sich in den Tagen und Wochen nach dem 26. Juni zahlreiche Befürworter des Urteils zu Wort. Matthias Franz, Professor für Psychosomatische Medizin und Psychotherapie an der Universität Düsseldorf, veröffentlichte in der *Frankfurter Allgemeinen Zeitung* einen Aufruf, in dem er die Bundesregierung dazu aufrief, ein Beschneidungsgesetz zu verabschieden, das die religiös motivierte Beschneidung nicht einwilligungsfähiger Kleinkinder verbat.[40] Die deutsche Kinderhilfe und der Bund deutscher Kriminalbeamter traten ebenso als Kritiker der Beschneidung auf.[41] Erstere forderte ein Verbot der Beschneidung auf Grundlage Art. 24 der UN-Kinderrechtskonvention, das den Schutz von Kindern vor schädlichen überlieferten Bräuchen festschreibt.[42] Auch die Akademie für Kinder- und Jugendmedizin, der Dachverband der kinder- und jugendmedizinischen Fachverbände in Deutschland, stellte sich auf die Seite der Beschneidungskritiker und verwies auf die medizinischen Gefahren und Nachteile: „Die rituelle Beschneidung als Körperverletzung zu werten ist somit auch aus ärztlicher Sicht richtig. Sie verändert den Körper des Kindes irreversibel, ohne dass dafür eine medizinische Indikation vorliegt. Der Eingriff, soweit nicht kinderchirurgisch durchgeführt, ist robust und blutig. Er ist mit

38 „Ärztepräsident Montgomery rät von Beschneidungen ab“, *Handelsblatt*, 8. Juli 2012, http://www.handelsblatt.com/politik/deutschland/nach-umstrittenem-urteil-aerztepraesident-montgomery-raet-von-beschneidungen-ab/6853816.html (abgerufen am 07.07.2016).

39 „Kinderspital Zürich führt wieder Beschneidungen durch“, *NZZ Online*, 10. August 2012, http://www.nzz.ch/zuerich/beschneidungen-kinderspital-zuerich-1.17462267 (abgerufen am 27.10.2016).

40 Matthias Franz, „Ritual Trauma Kindeswohl“, *Frankfurter Allgemeine Zeitung*, 9. Juli 2012.

41 „Politicians Welcome German Circumcision Motion“, *Spiegel Online International*, 20. Juli 2012, http://www.spiegel.de/international/germany/politicians-greet-german-parliament-resolution-supporting-circumcision-a-845535.html (abgerufen am 18.12.2016).

42 „Gemeinsam für Kinderschutz – ein Appell für mehr Verantwortung und Augenmaß in der Beschneidungsdebatte. Stellungnahme der Deutschen Kinderhilfe“, 2012, http://die-petition.de/pressemappe/stellungnahme-der-deutschen-kinderhilfe-gemeinsam-fuer-kinderschutz/ (abgerufen am 26.10.2016).

einer nicht zu vernachlässigbaren Komplikationsrate von immerhin 6 % belastet. Sofern dieser Eingriff nach mosaischem und nach klassischem muslimischem Ritus traditionell ohne Analgesie durchgeführt wird, ist diese Art der Beschneidung ein mit erheblichen Schmerzen verbundener Eingriff. Im Alter von 4 bis 7 Jahren beschnittene Muslime berichten von einer erheblichen und vor allem auch nachhaltig beeinträchtigenden Traumatisierung."[43]

Einzelne Bundesländer sahen sich gezwungen, bis zum Ende des Gesetzgebungsverfahren der Bundesregierung eigene Beschneidungsregelungen zu verabschieden. So verfasste der Berliner Justizsenator Thomas Heilmann Anfang September eine Dienstanweisung, nach der die Beschneidung in der Stadt auch weiterhin unter festgelegten Bedingungen straffrei war. Hierzu gehörten unter anderem eine ausführliche schriftliche Aufklärung der Eltern über die Risiken des Eingriffes und eine Durchführung unter sterilen Bedingungen und unter Anwendung gebotener Schmerzmedikation. Weiterhin hatten die Eltern die religiöse Notwendigkeit des Eingriffes zum Beispiel durch eine Bescheinigung ihrer Gemeinde nachzuweisen.[44] Die Anweisung des Justizsenators stieß auf erhebliche Kritik. Der Zentralrat der Juden bemängelte, dass die geforderten Bedingungen eine rituelle Beschneidung in einer Synagoge unmöglich machten. Auch sei nicht geklärt, ob im Krankenhaus nur ein Arzt oder auch ein von der Gemeinde bestimmter Beschneider den Eingriff durchführen könne. Insbesondere abgelehnt wurde die Forderung des religiösen Nachweises. Dieser, so die jüdische Gemeinde in Berlin, widerspreche der Religionsfreiheit und unterwerfe die Gläubigen einer „Gewissensprüfung".[45]

Auch der Deutsche Ethikrat beschäftigte sich mit der religiösen Beschneidung. In einer öffentlichen Plenarsitzung am 23. August 2012 behandelte er die Zulässigkeit des Eingriffs. In seiner Stellungnahme empfahlen die Mitglieder, die rituelle Beschneidung männlicher Kinder zuzulassen, jedoch bei der Etablierung rechtlicher Regelungen Mindestanforderungen zu beachten. Dazu

---

43 Deutsche Akademie für Kinder- und Jugendmedizin, „Stellungnahme zur Beschneidung von minderjährigen Jungen", 2012, http://dakj.de/wp-content/uploads/2015/09/2012_Stellungnahme_Beschneidung.pdf (abgerufen am 01.10.2016).

44 Fatina Keilani, „Beschneidung: Heilmann und der Berliner Weg", *Tagesspiegel.de*, September 2012, http://www.tagesspiegel.de/berlin/keine-strafrechtliche-verfolgung-beschneidung-heilmann-und-der-berliner-weg/7099290.html (abgerufen am 26.10.2016).

45 Hannes Heine und Christian Böhme, „Unzureichend und unklar", *Tagesspiegel.de*, 7. September 2012, https://www.tagesspiegel.de/politik/beschneidung-unzureichend-und-unklar/7104060.html (abgerufen am 26.10.2016).

gehörten erstens eine „umfassende Aufklärung und Einwilligung der Sorgeberechtigten", zweitens eine „qualifizierte Schmerzbehandlung", drittens eine „fachgerechte Durchführung des Eingriffes" und viertens die „Anerkennung eines entwicklungsabhängigen Vetorechts des betroffenen Jungen". Ferner forderte „der Ethikrat die Entwicklung und Evaluation von fachlichen Standards für die Durchführung der Beschneidung unter Mitwirkung der Betroffenen und der beteiligten Gruppen".[46] Das Bundesministerium der Justiz führte am 28. August 2012 interne Expertengespräche mit Mitgliedern des Ethikrates.[47]

Die christlichen Kirchen kritisierten das Urteil des Kölner Landgerichts und sicherten den jüdischen und muslimischen Glaubensgemeinschaften Unterstützung zu. Vertreter der katholischen und evangelischen Kirche sahen durch das Urteil die Religionsfreiheit infrage gestellt. Der in der deutschen Bischofskonferenz für die Beziehungen zum Judentum zuständige Aachener Bischof Mussinghoff forderte eine möglichst schnelle Wiederherstellung der ungestörten Religionsausübung.[48]

Im August klagte ein Gießener Arzt den Rabbi David Goldberg wegen Kindesmisshandlung an. Der Rabbi hatte angekündigt, trotz des Kölner Urteils weiterhin Beschneidungen an Neugeborenen durchzuführen. Der Arzt bezog sich auf das Kölner Urteil und beschuldigte den Rabbi der fortgesetzten Kindesmisshandlung wider besseres Wissen. Die Anzeige, die erste ihrer Art in Deutschland, wurde in den Medien breit rezipiert.[49]

Nicht notwendigerweise in einem kausalen, doch in einem zeitlichen Zusammenhang reagierten auch amerikanische Ärztegesellschaften auf das deutsche Urteil. So revidierte die American Academy of Pediatrics (AAP) im August ihre vorher ablehnende Haltung zur Beschneidung und sprach eine Empfehlung aus. Nach Ansicht der Gesellschaft überwögen die medizinischen Vorteile der

---

46 Deutscher Ethikrat, „Pressemitteilung 09/2012: Ethikrat empfiehlt rechtliche und fachliche Standards für Beschneidung", 23. August 2012.

47 Bundesregierung der Bundesrepublik Deutschland, „Entwurf eines Gesetzes über den Umfang der Personensorge bei einer Beschneidung des männlichen Kindes", *Deutscher Bundestag. Drucksache 17/11295*, 5. November 2012, http://dipbt.bundestag.de/dip21/btd/17/112/1711295.pdf. S. 6.

48 „Urteil zur Beschneidung von Jungen stößt auf Kritik", *Frankfurter Allgemeine Zeitung*, 28. Juni 2012.

49 Martin Krauss, „Rabbiner angezeigt", *Jüdische Allgemeine*, 23. August 2012; „Ethikrat spricht sich für Beschneidung aus", *Spiegel Online*, 23. August 2012; Marlene Halser, „Reisender Beschneider angezeigt", *TAZ.de*, 22. August 2012, http://www.taz.de/!5085836/ (abgerufen am 26.10.2016).

Beschneidung die Risiken. Auch die sexuelle Empfindung sei nicht beeinträchtigt. Die AAP empfahl die Durchführung der Beschneidung durch ausgebildete Fachkräfte, worunter auch religiöse Beschneider fallen könnten.[50]

Die deutsche Öffentlichkeit sprach sich den wenigen verfügbaren Umfragen zufolge gegen die religiöse Beschneidung aus. Eine Umfrage im Auftrag des *Focus*, durchgeführt von Emnid, vom 30. Juni 2012, quantifizierte die Unterstützer des Kölner Urteils auf 56 %, während sich 35 % gegen ein Verbot der religiösen Beschneidung aussprachen.[51]

2.3 Das Beschneidungsgesetz

Die Bundesregierung und zahlreiche Abgeordnete des Bundestages sahen mit der Entscheidung des Landgerichts Köln eine „erhebliche Rechtsunsicherheit" entstanden.[52] Am 19. Juli 2012 forderte der Bundestag die Bundesregierung „unter Berücksichtigung der grundgesetzlich geschützten Rechtsgüter des Kindeswohls, der körperlichen Unversehrtheit, der Religionsfreiheit und des Rechts der Eltern auf Erziehung einen Gesetzentwurf vorzulegen, der sicherstellt, dass eine medizinisch fachgerechte Beschneidung von Jungen ohne unnötige Schmerzen grundsätzlich zulässig ist".[53]

Innerhalb der Bundesregierung begann nach Bekanntwerden des Urteils eine intensive Debatte über die Notwendigkeit einer rechtlichen Regelung der Beschneidung und über die Art derselben. Bundeskanzlerin Angela Merkel legte sich früh auf eine rechtliche Zulässigkeit des Ritus fest. In der *Financial Times Deutschland* wurde Merkels Ausspruch aus einer Sitzung des CDU-Bundesvorstandes zitiert, Deutschland mache sich zu einer „Komikernation", sollte es als einziges Land die rituelle Beschneidung untersagen.[54] Sowohl das

---

50 „Amerika sieht Vorteile in der Beschneidung", *Frankfurter Allgemeine Zeitung*, 29. August 2012.

51 „Juden und Muslime fordern Korrektur des Urteils", *Focus Online*, 30. Juni 2012, http://www.focus.de/politik/deutschland/verbot-der-beschneidung-juden-und-muslime-fordern-korrektur-des-urteils_aid_775212.html (abgerufen am 24.10.2016).

52 Bundesregierung der Bundesrepublik Deutschland, „Entwurf eines Gesetzes über den Umfang der Personensorge bei einer Beschneidung des männlichen Kindes". S. 1.

53 Ebd., ebenso: „Antrag der Fraktionen CDU/CSU, SPD und FDP: Rechtliche Regelung der Beschneidung minderjähriger Jungen", *Deutscher Bundestag. Drucksache 17/10331*, 19. Juli 2012, http://dipbt.bundestag.de/dip21/btd/17/103/1710331.pdf.

54 „Merkel – ‚Wir machen uns zur Komikernation' ", *Welt.de*, 16. Juli 2012, https://www.welt.de/politik/deutschland/article108304605/Merkel-Wir-machen-uns-zur-Komikernation.html (abgerufen am 26.10.2016).

Gesundheitsministerium als auch das Justizministerium prüften mögliche Beschneidungsregelungen. Gesundheitsminister Daniel Bahr brachte Anfang Juli eine mögliche Verankerung der rituellen Beschneidung im Patientenrecht zur Sprache.[55] Andere Politiker wiederum schlugen vor, die rituelle Beschneidung analog des Schwangerschaftsabbruches nach §218 StGB im Strafgesetzbuch zu regeln. Nach dieser Regelung wäre die nicht medizinisch indizierte Beschneidung strafbar gewesen, jedoch nicht rechtlich verfolgt worden.[56]

Das Justizministerium entschied sich für eine Änderung des §1631 BGB, der das Recht der elterlichen Sorge umfasst. Eingefügt wurde ein Absatz d, der klarstellte, dass das Recht der Eltern auch die Einwilligung in eine medizinisch nicht-indizierte Beschneidung „ihres nicht einsichts- und urteilsfähigen Sohnes" umfasste. Eingeschränkt wurde dieses Recht durch den Fall, dass „durch die Beschneidung [das Kindeswohl] auch unter Berücksichtigung ihres Zwecks [...] gefährdet" würde.[57] Durch die Gesetzesänderung wurde auch das Recht der Religionsgemeinschaften ausdrücklich bestätigt, „in den ersten sechs Monaten nach der Geburt" den Eingriff durch einen von der Religionsgemeinschaft bestimmten Beschneider durchführen zu lassen.[58] Das Gesetz vermeidet die Festlegung auf eine „religiöse Motivation" der Beschneidung und bezieht sich auf sämtliche, aus nicht-medizinischen Gründen indizierten frühkindlichen Beschneidungen am männlichen Kind. Die Bundesregierung war offenbar der Ansicht, dass sich die „religiöse Motivation [...] im Einzelfall [...] nur schwer [...] auf ihre Plausibilität hin" überprüfen lasse.[59]

Am 12. Dezember 2012 stimmte der Bundestag für eine Änderung des §1631 d BGB mit folgendem Wortlaut:[60]

---

55 Matthias Kamann, „‚Die Eltern sollen selbst entscheiden'", *Die Welt*, 14. Juli 2012., „Bahr für Regelung der Beschneidung im Patientenrecht", *Frankfurter Allgemeine Zeitung*, 16. Juli 2012.

56 Peter Reinhardt, „‚Straflos' statt ‚zulässig'", *Mannheimer Morgen*, 2012, http://www.morgenweb.de/mannheimer-morgen_artikel,-laender-straflos-statt-zulaessig-_arid,389662.html (abgerufen am 26.10.2016).

57 Bundesregierung der Bundesrepublik Deutschland, „Entwurf eines Gesetzes über den Umfang der Personensorge bei einer Beschneidung des männlichen Kindes". S. 1 u. 5f.

58 Ebd.

59 Kuntze, „Rechtsfragen zur religiösen Knabenbeschneidung". S. 76.

60 Bundesministerium der Justiz und für Verbraucherschutz, „Bürgerliches Gesetzbuch (BGB) § 1631d Beschneidung des männlichen Kindes", *Juristisches Informationssystem für die BRD*, 2016, https://www.gesetze-im-internet.de/bgb/__1631d.html (abgerufen am 26.10.2016).

abs. 1. Die Personensorge umfasst auch das Recht, in eine medizinisch nicht erforderliche Beschneidung des nicht einsichts- und urteilsfähigen männlichen Kindes einzuwilligen, wenn diese nach den Regeln der ärztlichen Kunst durchgeführt werden soll. Dies gilt nicht, wenn durch die Beschneidung auch unter Berücksichtigung ihres Zwecks das Kindeswohl gefährdet wird.

abs. 2. In den ersten sechs Monaten nach der Geburt des Kindes dürfen auch von einer Religionsgesellschaft dazu vorgesehene Personen Beschneidungen gemäß Absatz 1 durchführen, wenn sie dafür besonders ausgebildet und, ohne Arzt zu sein, für die Durchführung der Beschneidung vergleichbar befähigt sind.

Der Besondere Teil der Gesetzesbegründung präzisierte den Begriff der „Regeln der ärztlichen Kunst". Hierzu gehörten eine Durchführung entsprechend geltenden ärztlichen Standards, eine wirkungsvolle Schmerzbehandlung, eine umfassende Aufklärung der Eltern und eine Berücksichtigung des Kindeswillens.[61] Damit deckten sich die Bestimmungen des Gesetzes weitgehend mit den Vorschlägen des Deutschen Ethikrates aus dem August.

Ausführlich ging das Justizministerium in seiner Begründung des Gesetzes auf die historische Entwicklung sowie auf die religiöse und medizinische Bedeutung der Beschneidung ein.

„Die Beschneidung ist einer der ältesten und weltweit am meisten verbreiteten chirurgischen Eingriffe. Sie scheint an verschiedenen Orten der Welt unabhängig voneinander entstanden zu sein und religiöse, kulturelle, soziale und medizinische Motive zu haben. Die frühesten Belege dieser Praxis werden auf die Zeit 4000 v. Chr. in Ägypten datiert."[62]

Der Begründungstext ließ sowohl religiöse als auch säkulare Gründe für den Eingriff gelten.

„Die Motive für die Durchführung einer Beschneidung bei Jungen sind vielfältig. Neben medizinischen können insbesondere religiöse, kulturelle und soziale Gründe heute für Eltern Anlass sein, die Beschneidung ihres Sohnes zu wünschen."[63]

Die Begründungen, denen im Text der meiste Raum eingeräumt wurde, waren die Beschneidung aus religiösen und aus medizinischen Motiven. Die Darlegung der religiösen Begründung nahm dabei besonders auf die Bedeutung des Ritus im Judentum Bezug. Als Quellen wurden Veröffentlichungen des Zentralrates der Juden in Deutschland, die Abhandlung der Bamberger Rabbinerin Antje Deusel und eine Pressemitteilung der „World Union for Progressive Judaism"

61 Bundesregierung der Bundesrepublik Deutschland, „Entwurf eines Gesetzes über den Umfang der Personensorge bei einer Beschneidung des männlichen Kindes". S. 17f.

62 Ebd. S. 6.

63 Ebd.

herangezogen. Letztere versteht sich als Dachorganisation liberaler und reformorientierter Juden weltweit.[64] Die Begründung für den Islam folgte einer ähnlichen Linie. Für die islamische Seite wurden nach Juni 2012 veröffentliche Pressemitteilungen des Zentralrates der Muslime angegeben, die die Bedeutung des Ritus für die Glaubensgemeinschaft verdeutlichten. Mit der Heranziehung von Veröffentlichungen aus den jeweils betroffenen Glaubensgemeinschaften unterstrich das Justizministerium die in der Rechtswissenschaft vertretene Auffassung, dass sich das Grundrecht der Glaubens- und Bekenntnisfreiheit allein an den subjektiven Vorstellungen der Betroffenen auszurichten habe.[65]

Unter kulturellen Gründen verstand der Begründungstext solche, bei denen die religiöse Bedeutung für die Durchführung des Beschneidungsritus nicht ausschlaggebend ist. Als Beispiel wurde die alevitische Gemeinde genannt, die zwar muslimischen Glaubens ist, die Beschneidung jedoch als Form eines *rite de passage* durchführt. Verwiesen wurde auch auf Australien und Teile des südlichen Afrikas, in denen die Beschneidung von Jungen den Übergang zum Mannesalter markiert. Als Quelle diente hierfür die Autobiographie des früheren südafrikanischen Präsidenten Nelson Mandela.[66] Dabei blieb die Abgrenzung von kulturellen zu den nachfolgend aufgeführten sozialen Gründen jedoch unklar. Der Abschnitt der sozialen Motivation verwies ausschließlich auf die weite Verbreitung der Beschneidung in den Vereinigten Staaten, wo Neugeborene auch ohne Verweis auf medizinische Vorteile allein aus Gründen der Tradition beschnitten würden. Wieso diese seit Jahrzehnten praktizierte Praxis, die laut Begründungstext „eine eigene Traditionskraft entwickelt hat“ nicht unter die kulturelle Dimension fiel, wurde nicht erläutert.[67]

Ausführlich ging der Begründungstext auf Beschneidungen ein, bei denen die medizinische Motivation im Sinne von therapeutischem und prophylaktischem Nutzen im Vordergrund stehen. Verwiesen wurde auf sämtliche medizinische Indikationen, auch auf solche, denen laut Aussage der Drucksache für die Gesundheitslage in Deutschland keine Relevanz zukommt.[68] Aufgeführt wurden die Heilbehandlung bei Verengung der Penisvorhaut (Phimose), die von der Weltgesundheitsorganisation (WHO) seit 2007 empfohlene Beschneidung von

---

64 „About the World Union for Progressive Judaism“, *World Union for Progessive Judaism*, 2016, http://wupj.org/about/about.asp (abgerufen am 26.10.2016).

65 Vgl. Kuntze, „Rechtsfragen zur religiösen Knabenbeschneidung“. S. 64.

66 Bundesregierung der Bundesrepublik Deutschland, „Entwurf eines Gesetzes über den Umfang der Personensorge bei einer Beschneidung des männlichen Kindes“. S. 7.

67 Ebd.

68 Ebd. S. 8.

afrikanischen Männern zur Prävention einer HIV-Infektion und die von einigen wissenschaftlichen Studien angegebene niedrigere Rate von Peniskarzinomen und Geschlechtskrankheiten. Der Text erwähnte ausdrücklich, dass die Studienlage zur medizinischen Indikation der Beschneidung innerhalb der Ärzteschaft umstritten sei.

Der Gesetzentwurf stieß innerhalb und außerhalb des Parlamentes auf deutlichen Widerspruch. Kritisiert wurde insbesondere Absatz 2, der es auch Nichtärzten erlaubt, eine Beschneidung vorzunehmen. Dies wurde zum einen als Außerkraftsetzen der Vorschrift, nach der nur medizinisch ausgebildete Fachkräfte körperliche Eingriffe vornehmen dürfen, gesehen, zum anderen als Ungleichbehandlung der Religionsgemeinschaften. „Hinzuweisen ist – in rechtspolitischer Hinsicht – allenfalls darauf, dass mit diesem Gesetz vor allem die Belange der jüdischen Religionsgemeinschaft geschützt werden und zwar deswegen, weil nach jüdischem Glauben die Beschneidung von Knaben am achten Tage nach der Geburt durch einen Beschneider, der kein Arzt sein muss, aber durchaus sein kann, zwingend vorgeschrieben ist, während nach muslimischem Brauch auch die Beschneidung wesentlich älterer Knaben durch rituelle Beschneider üblich ist – Muslime also in Zukunft, wenn sie ältere Knaben beschneiden wollen, anders als Juden, Ärzte hinzuziehen müssen, wodurch eine gewisse Ungleichheit gegenüber den Juden besteht.“[69] Der Rechtswissenschaftler Reinhard Merkel, zugleich Mitglied des Deutschen Ethikrates und einer der profiliertesten Gegner der rituellen Beschneidung während der Debatte, kritisierte vor allem die Begründung des Justizministeriums: „[Die Verfasser] zeigen sich [...] übrigens gut belesen, und zwar in einem für Gesetzentwürfe verblüffend breiten Spektrum von Textgattungen. Nelson Mandelas Memoiren, wonach in seiner Volksgruppe erst die Beschneidung den Mann mache, gehören ebenso dazu wie ein bayerischer Polizeibefehl von 1843, der einen widerspenstigen jüdischen Vater anwies, seinen Sohn beschneiden zu lassen. Mit Neigung und Nachdruck zitiert wird auch jenes jüngste Papier der American Academy of Pediatrics (AAP) vom vergangenen September, das die gesundheitlichen Vorteile der Beschneidung für gewichtiger erklärt als deren Risiken – und das Dutzende kinderärztlicher Verbände im Rest der westlichen Welt inzwischen als das gekennzeichnet haben, was es ist: ein parteiliches, selektiv zitierendes und

69 M. Brumlik, „Die Beschneidungsdebatte: Grenz- und Bewährungsfall einer advokatorischen Ethik“, in *Die „unheimliche“ Beschneidung. Aufklärung und die Wiederkehr des Verdrängten*, hg. von Yigal Blumenberg und Wolfgang Hegener (Frankfurt a.M.: Bandes & Apsel, 2013), 31–50. S. 36.

ignorierendes, mit falschen Schlüssen irreführendes, kurz, wissenschaftlich haltloses Dokument berufsständischer Interessenpolitik."[70]

Nachdem der Gesetzentwurf am 5. November 2012 vom Justizministerium veröffentlicht worden war, erarbeiteten 66 Mitglieder des Bundestages einen alternativen Gesetzentwurf zur Beschneidung. Die Parlamentarier unter der Leitung von Marlene Rupprecht (SPD), Diana Golze (Linkspartei) und Katja Dörner (Die Grünen) stellten am 8. November 2012 einen überparteilichen Gesetzestext vor, der der Vorlage der Bundesregierung deutlich widersprach. Die Parlamentarier sahen im Gesetzentwurf der Bundesregierung die Rechte des Kindes nur unzureichend berücksichtigt. Zwar sah der alternative Entwurf auch eine Ergänzung des Rechtes der elterlichen Sorge im BGB vor und stellt fest, „dass die Personensorge der Eltern grundsätzlich auch das Recht umfasst, bei Einhaltung bestimmter Anforderungen in eine nicht medizinisch indizierte Beschneidung ihres Sohnes einzuwilligen". Jedoch wollten die Parlamentariergruppe die Rechte der Religionsgemeinschaften deutlich eingeschränkt sehen. „Voraussetzung hierfür ist wegen der Schwere und Irreversibilität des Eingriffs aber die Einwilligung des einsichts- und urteilsfähigen Sohnes, der das 14. Lebensjahr vollendet haben muss. Dies soll nur dann nicht gelten, wenn im Einzelfall durch die Beschneidung auch unter Berücksichtigung ihres Zwecks das Kindeswohl gefährdet wird." Die Durchführung der Beschneidung sollte allein Ärzten vorbehalten sein.[71]

Der alternative Gesetzentwurf der Parlamentariergruppe sah das Verbot ritueller Beschneidungen im Neugeborenenalter vor, wie sie vor allem im Judentum und in einigen muslimischen Gemeinschaften praktiziert wird. Deutlich knüpfte der Entwurf die Beschneidung an die Bedingung, dass das betroffene Kind dem Eingriff zustimme: „Es gilt deshalb künftig der Grundsatz: Keine Beschneidung ohne vorherige Zustimmung des männlichen Kindes."[72] Eine damit verbundene Einschränkung der Religionsfreiheit und des Rechts auf religiöse Erziehung sahen die Autoren nicht erfüllt. Das Recht der Eltern erachteten sie in der Maßgabe ausreichend berücksichtigt, dass nach wie vor rein symbolische Akte des religiösen Lebens erlaubt sein sollten, d.h. „für solche Riten, denen es an jeder beeinträchtigenden rechtlichen Relevanz fehlt, wie etwa die Taufe, die

70 Reinhard Merkel, „Minima Moralia", *Frankfurter Allgemeine Zeitung*, 26. November 2012.

71 Marlene Rupprecht u. a., „Entwurf eines Gesetzes über den Umfang der Personensorge und die Rechte des männlichen Kindes bei einer Beschneidung", *Deutscher Bundestag, Drucksache 17/11430*, 8. November 2012. S. 1.

72 Ebd. S. 9–10.

Kommunion, die Fastentage oder die Begehung des Pessach-Festes im jüdischen Ritus, mit selbst gesetzten Einschränkungen mitunter auch das Fasten minderjähriger Muslime im Ramadan." Ausdrücklich verneinten die Autoren das Recht der Eltern, an ihrem neugeborenen Kind eine rituelle Beschneidung vorzunehmen und verwiesen auf körperliche und psychische Auswirkungen des Eingriffes: „Die Ausübung des alleinigen Entscheidungsrechts der Eltern ist hingegen richtigerweise zu verneinen, für solche Riten, die das Kind dauerhaft physisch schädigen oder kennzeichnen, was bei irreversiblen Eingriffen in die körperliche Integrität der Fall ist."[73] Durch den Eingriff sahen die Autoren „das Recht des Kindes auf körperliche Unversehrtheit" verletzt. Die Beschneidung betrachteten sie als Form der Gewalt, die mit der Einführung des §1631 BGB, der das „Recht auf gewaltfreie Erziehung" festlege, kollidiere.[74] Kennzeichnend für den Entwurf ist, dass die Autoren sowohl die medizinisch indizierte als auch die nicht-indizierte Beschneidung als den Tatbestand der Körperverletzung erfüllend ansahen, jedoch allein die medizinische Begründung im Einklang mit dem Kindeswohl und damit als rechtlich erlaubt betrachteten.

Die Abstimmung über beide Gesetzentwürfe erfolgte mittels namentlicher Abstimmung am 12. Dezember 2012 (17/11295). 434 Abgeordnete stimmten für den Entwurf der Bundesregierung, 100 Abgeordnete stimmten dagegen, während 46 Abgeordnete sich der Stimme enthielten. Für den Gegenentwurf stimmten 91 Abgeordnete, 462 dagegen, bei 31 Enthaltungen.[75] Das Gesetz trat am Tag nach der Zustimmung des Bundesrates am 14. Dezember 2012 in Kraft.[76]

---

73 Ebd. S. 8.

74 Ebd. S. 7.

75 „Beschneidung von Jungen jetzt gesetzlich geregelt", *Deutscher Bundestag*, 12. Dezember 2012, http://www.bundestag.de/dokumente/textarchiv/2012/42042381_kw50_de_beschneidung/210238 (abgerufen am 26.10.2016).

76 „Gesetz über den Umfang der Personensorge bei einer Beschneidung des männlichen Kindes", *Deutscher Bundesrat, Drucksache 739/12*, 14. Dezember 2012.

3 Geschichte und Bedeutung der Beschneidung

Die Zirkumzision ist weltweit eine der am häufigsten durchgeführte Operationen bei Männern, bei Kindern sogar die häufigste.[77] Bei dem Eingriff wird die Vorhaut des Penis durch einen „zirkulären Schnitt“ abgetrennt.[78] Die Vorhaut wird über die Eichel gezogen und in Gänze oder teilweise mit einem Skalpell entfernt. „Oft wird der zwischen diesem Schnitt und dem Eichelkranz verbleibende Hautring zusätzlich eingekürzt oder das Vorhautbändchen mitbeschnitten.“[79] Für gewöhnlich heilt die Wunde innerhalb von zwei Wochen ab.[80]

3.1 Säkulare Formen der Zirkumzision

Durchgeführt wird die männliche Beschneidung nicht nur bei Juden und Muslimen, sondern auch in anderen Kulturkreisen. So finden traditionelle Beschneidungen im südlichen Afrika statt, Beschneidungen aus religiösen Gründen zudem bei den koptischen Christen und einigen orthodox-christlichen Gemeinden. Aus präventiv-hygienischen Gründen wurde und wird die Beschneidung seit Beginn des 20. Jahrhunderts in angelsächsischen Ländern durchgeführt. So waren in Großbritannien in den 1930er Jahren etwa 40 % der Kinder beschnitten, in den Vereinigten Staaten bis in die 1990er Jahre bis zu 90 %.[81]

Die Beschneidung als Ritus ist schon für das Alte Ägypten belegt. Auch die meisten anderen semitischen Kulturen der antiken Welt führten die Beschneidung durch, mit Ausnahme der Babylonier, Assyrer und Philister.[82] Belege für die Durchführung der Beschneidung in Ägypten finden sich bei mumifizierten Männerleichen um 4000 v. Chr., wobei die damalige Verbreitung und die Begründung des Ritus immer noch ungeklärt

---

77 Padraig Malone und Henrik Steinbrecher, „Medical aspects of male circumcision.“, *BMJ* 335, Nr. 7631 (2007): 1206–90. S. 1206.

78 „Zirkumzision“, *Pschyrembel* (De Gruyter, 2012). S. 2292–2293.

79 Kuntze, „Rechtsfragen zur religiösen Knabenbeschneidung“. S. 48.

80 Ebd.

81 Laura M Carpenter, „On remedicalisation: male circumcision in the United States and Great Britain“, *Sociology of Health & Illness* 32, Nr. 4 (2010): 613–30. S. 619ff.

82 Tim Hegg, „Circumcision as a sign: the theological significance“, *Evangelical Theological Society Northwest Regional Meeting April 21, 1990* (http://www.torahresource.com/EnglishArticles/CircumcisionETS.pdf, 1990). S. 10.

sind.[83] Bei Herodot gibt es Hinweise auf eine hygienische Funktion, während Inschriften auch andere Konnotationen vermuten lassen.[84] Ursprünglich wurde die Beschneidung wahrscheinlich im Jugendalter durchgeführt und symbolisierte einen „Mannbarkeitsritus". Durch den Eingriff wurde wohl der Übergang vom Kindes- zum Mannesalter markiert. Bewusst wurde das Fortpflanzungsorgan für einen solchen Ritus gewählt, der „der Aufnahme sexueller Beziehungen bzw. der Heirat und Familiengründung voranging".[85]

Insbesondere in den Vereinigten Staaten wurde die Beschneidung seit Ende des 19. Jahrhunderts bis in die 1990er Jahre zunehmend häufiger durchgeführt. Die Gründe hierfür lagen unter anderem in den Hygienevorstellungen des 19. Jahrhunderts. Ärzte wie Lewis Sayre in den Vereinigten Staaten wollten festgestellt haben, dass die Beschneidung sowohl gegen moralische als auch gegen neurologische Krankheiten und Entwicklungsstörungen halfen. Durch diese neuen medizinischen Erkenntnisse und Assoziationen wurde die Beschneidung auch in nicht-jüdischen Kreisen der Gesellschaft als quasi säkulares präventives Element betrachtet. Seine Söhne beschneiden zu lassen, galt als modern und fortschrittlich, zugleich diente es als Differenzierungsstrategie der besseren Gesellschaft.[86]

Die Entfernung der Vorhaut aus säkularer Intention erfolgte unter dem Einfluss der moralischen Vorstellungen des Viktorianischen Zeitalters. Ärzten gelang es zunehmend, die Vorhaut als eine Quelle von moralischer und

83 Joachimg Quack, „Die traditionelle Beschneidung, ihr Verbot und ihre Sondergenehmigung im Alten Ägypten", in *Beschneidung: Das Zeichen des Bundes in der Kritik. Zur Debatte um das Kölner Urteil*, hg. von Johannes Heil und Stephan Kramer (Berlin: Metropol, 2012), 17–22. S. 18.

84 Ebd. S. 18ff.

85 Antje Deusel, *Mein Bund, den ihr bewahren sollt: Religionsgesetzliche und medizinische Aspekte der Beschneidung* (Freiburg: Herder, 2012). S. 49.

86 Vgl. Peter Aggleton, „‚Just a Snip?': A social History of Male Circumcision", *Reproductive Health Matters* 15, Nr. 29 (2007): 15–21. S. 17, und Carpenter, „On remedicalisation: male circumcision in the United States and Great Britain". S. 618.
Für die Kolonialarmeen des Vereinigten Königsreiches hatte die Beschneidung ihrer Rekruten zudem möglicherweise pragmatische Gründe: Man wollte verhindern, dass es im Kampf oder nach einer Niederlage zu einer zwanghaften Beschneidung britischer Soldaten kam, wie dies in Indien und Afrika einigen Berichten zufolge einige Male geschehen war. Siehe Aggleton, „‚Just a Snip?': A social History of Male Circumcision". S. 16–17.

physischer Deterioration zu brandmarken.[87] Die Schrift des amerikanischen Arztes Peter Remondino aus dem Jahr 1891 gibt Aufschluss über die gängigen Vorstellungen: „The prepuce seems to exert a malign influence in the most distant and apparently unconnected manner; [...] it can reach from afar the object of its malignity, striking him down unawares in the most unaccountable manner; making him a victim to all manner of ills, sufferings and tribulations; unfitting him for marriage or the cares of business; [...] calculated to weaken him physically, mentally and morally; to land him, perchance, in jail or even in a lunatic asylum."[88] Der Ausschnitt verdeutlicht, dass zwischen einem unbeschnittenen Zustand und psychischen Erkrankungen bzw. sozial auffälligem Verhalten eine kausale Verbindung hergestellt wurde, deren Ursache zuvorderst in einer durch die Vorhaut gesteigerten Libido gesehen wurde. Die Beschneidung wurde zu einem Mittel gegen den für das Kind schädlichen Brauch der Masturbation und jugendlicher Sexualität im Allgemeinen. Durch das Aufkommen der Keimtheorie verschob sich die Begründung der Beschneidung weg von der Prävention moralischer Übel hin zur Prävention bakterieller Krankheiten. Dem Beschnittenen wurde ein höherer Schutz gegen unheilbare Krankheiten zugeschrieben, insbesondere der Syphilis. Das wachsende Ansehen und der wachsende Einfluss der medizinischen Profession führte dazu, dass die Indikationen gegen die Vorhaut ernst genommen wurden.[89] Mit dem Wandel der öffentlichen Moral und Fortschritten in der Medizin bei der Bekämpfung von Krankheiten ging auch die Rate an Beschneidungen in den Vereinigten Staaten zurück. 1948 strich die britische NHS die Zirkumzision aus ihrem Leistungsprogramm, 1982 Kalifornien die Beschneidung Neugeborener aus dem Katalog der Medicaid.[90]

---

87 Robert Darby, „The Sorcerer's Apprentice: Why can't the United States stop circumcising boys?", *History of Circumcision*, 2005, http://www.historyofcircumcision.net/index.php?option = content&task = view&id = 61 (abgerufen am 16.12.2016).

88 Zit. in Aggleton, „'Just a Snip?': A social History of Male Circumcision". S. 19; Carpenter, „On remedicalisation: male circumcision in the United States and Great Britain". S. 617f.

89 Darby, „The Sorcerer's Apprentice: Why can't the United States stop circumcising boys?".

90 Carpenter, „On remedicalisation: male circumcision in the United States and Great Britain". S. 619;
Darby, „The Sorcerer's Apprentice: Why can't the United States stop circumcising boys?.

Je nach Schätzung sind weltweit etwa 30 % der Männer beschnitten.[91] Die medizinische Indikation zur Beschneidung hat sich dabei in den letzten Jahrzehnten gewandelt. Wurden in den 1960er Jahren noch 95 % der amerikanischen Männer aus den oben genannten Gründen beschnitten, waren es 1999 bereits nur noch 60 %.[92] Heute sind Zirkumzisionen nur in seltenen Fällen medizinisch indiziert. Eine Zirkumzision aus medizinischen Gründen kann dabei mehrere Gründe haben: Notwendig wird eine Beschneidung z. B. bei Vorhautverengungen, sogenannten Phimosen, bei Entzündungen der Vorhaut oder bei einem Peniskarzinom.[93]

Heutzutage ist der häufigste Grund für eine medizinisch indizierte Beschneidung nicht ihre therapeutische, sondern immer noch ihre prophylaktische Funktion. Nach Ansicht vieler Mediziner und Fachverbände erleichtert das Entfernen der Vorhaut die Genitalhygiene und „dient damit vornehmlich der Vermeidung von Krankheiten, indem sie eine Keim- und Pilzbesiedlung an Eichel und Penis erschwert".[94]

3.2 Die Beschneidung im Judentum

Im Judentum wird die rituelle Beschneidung als *Brit Mila* bezeichnet, was übersetzt „Bund der Beschneidung" bedeutet. Mila entstammt dabei der Sprachwurzel „mul", was „gegenübertreten, beschränken" bedeutet.[95] Die jüdische Beschneidung zeichnet im historischen Kontext zwei Besonderheiten aus: Zum einen wird sie an Neugeborenen durchgeführt. Dies steht im Gegensatz zur

---

91 Kuntze, „Rechtsfragen zur religiösen Knabenbeschneidung". S. 48. Die Anzahl der beschnittenen Männer ist dabei nur geschätzt. So unterstellt beispielsweise die WHO, dass alle muslimischen und jüdischen Männer weltweit beschnitten sind und addiert hierzu die aus medizinischen Indikationen Beschnittenen. Siehe Fateh-Moghadam, „Religiöse Rechtfertigung? Die Beschneiung von Knaben zwischen Strafrecht, Religionsfreiheit und elterlichem Sorgerecht." S. 120.

92 Carpenter, „On remedicalisation: male circumcision in the United States and Great Britain". S. 614.

93 Kuntze, „Rechtsfragen zur religiösen Knabenbeschneidung". 48ff., Antja Deusel, „Medizinische Aspekte der Brit Mila", in *Beschneidung: Das Zeichen des Bundes in der Kritik*, hg. von Johannes Heil und Stephan Kramer (Berlin: Metropol, 2012), 181–90. S. 185f.

94 Kuntze, „Rechtsfragen zur religiösen Knabenbeschneidung". S. 48ff.

95 Yigal Blumenberg, „Von Trauma und Tradition", in *Die „unheimliche" Beschneidung. Aufklärung und die Wiederkehr des Verdrängten*, hg. von Yigal Blumenberg und Wolfgang Hegener (Frankfurt a.M.: Brandes & Apsel, 2013), 95–133. S. 110.

historischen Beschneidung in Ägypten und anderen semitischen Völkern – oder auch zum modernen Islam – bei denen die Beschneidung im Jugendalter am Übergang zum Erwachsenenalter durchgeführt wurde bzw. wird.[96] Zum anderen bezieht sich die jüdische Beschneidung ausdrücklich nur auf männliche Neugeborene.[97]

Die Vorschrift der männlichen Beschneidung findet sich in Genesis 17,1–27.[98] Hier werden die wichtigsten Vorschriften des Abschnittes Genesis 17,1–14 zitiert:

> *Als Abram neunundneunzig Jahre alt war, erschien der Herr dem Abram und sprach zu ihm: Ich bin El-Schaddai. Geh vor mir und sei untadelig! Ich will meinen Bund stiften zwischen mir und dir und ich werde dich über alle Maßen mehren […] Siehe, das ist mein Bund mit dir: Du wirst Stammvater einer Menge von Völkern. […] Ich richte meinen Bund auf zwischen mir und dir und mit deinen Nachkommen nach dir, Generation um Generation, einen ewigen Bund. […] Du aber sollst meinen Bund bewahren, du und deine Nachkommen nach dir, Generation um Generation. Dies ist mein Bund zwischen mir und euch und deinen Nachkommen nach dir, den ihr bewahren sollt: Alles, was männlich ist, muss bei euch beschnitten werden. Am Fleisch eurer Vorhaut müsst ihr euch beschneiden lassen. Das soll geschehen zum Zeichen des Bundes zwischen mir und euch. Alle männlichen Kinder bei euch müssen, sobald sie acht Tage alt sind, beschnitten werden in jeder eurer Generationen, seien sie im Haus geboren oder um Geld erworben von irgendeinem Fremden, der nicht von dir abstammt. Beschnitten werden muss der in deinem Haus Geborene und der um Geld Erworbene. So soll mein Bund, dessen Zeichen ihr an eurem Fleisch tragt, ein ewiger Bund sein. Ein Unbeschnittener, eine männliche Person, die am Fleisch ihrer Vorhaut nicht beschnitten ist, soll aus ihrem Stammesverband ausgemerzt werden. Er hat meinen Bund gebrochen.*

Die Textstelle benennt sowohl das Lebensalter des Säuglings zum Zeitpunkt der Beschneidung als auch die Gruppe derjenigen, für die das Beschneidungsgebot gilt. Die Vorschrift bezieht sich nicht nur auf die eigenen Söhne, sondern auch auf diejenigen, die „um Geld erworben von irgendeinem Fremden“ wurden, also auch auf Sklaven und Knechte.[99]

---

96 Hegg, „Circumcision as a sign: the theological significance“. S. 11.; vgl. auch der halbwisenschaftliche, halb esoterische Artikel von Shaul G Massry, „History of circumcision: a religious obligation or a medical necessity.“, *Journal of Nephrology* 24 Suppl 1 (2011): S100–102, http://www.ncbi.nlm.nih.gov/pubmed/21614789. S. S101.

97 Hegg, „Circumcision as a sign: the theological significance“.

98 Die Stellen der Thora werden zitiert nach dem Alten Testament in der Einheitsübersetzung von 2016, gemäss Online-Text der Deutschen Bibelgesellschaft, https://www.die-bibel.de/bibeln/online-bibeln/einheitsuebersetzung/bibeltext/

99 Deusel, *Mein Bund, den ihr bewahren sollt: Religionsgesetzliche und medizinische Aspekte der Beschneidung*. S. 29.

Im Pentateuch wird die Beschneidung an weiteren Stellen erwähnt. So erneuert Levitikus 12,3 das Beschneidungsgebot: „Am achten Tag soll man die Vorhaut des Kindes beschneiden […].“ Die Prominenz des Gebotes erscheint beim Einzug der aus Ägypten geflüchteten Israeliten ins gelobte Land im Buch Josua. Das Erste, das die Israeliten tun, nachdem sie den Jordan überschritten haben, ist die Beschneidung an sich selbst vorzunehmen.[100] In einem metaphorischen Sinne findet die Beschneidung in Deuteronomium 10,16 und 30,6 Erwähnung. Beide Male wird auf die Beschneidung des Herzens Bezug genommen. Deuteronomium 10,12 und 22 sind vom Inhalt her Genesis 17,1 ähnlich, was womöglich die Gleichsetzung der körperlichen Beschneidung und derjenigen des Herzens hervorhebt.[101] Exodus 4,24–26 erwähnt die Beschneidung des Mose durch seine Frau Zippora.

Die Beschneidung gehört im Judentum zu den strengsten religiösen Pflichten, die als göttliches Gebot befolgt werden müssen. Gemäß der Textstelle im Genesis wird das Kind am achten Tag nach Geburt beschnitten. Dies gilt auch dann, wenn der achte Lebenstag auf einen Sabbat fällt. Die Familie steht dabei in der Pflicht, die Beschneidung ihres Sohnes vornehmen zu lassen. Traditionell galt: Kam eine Familie dieser Verpflichtung nicht nach, so ging die Verantwortung für die Durchführung der Beschneidung an das Rabbinatsgericht über. Führte auch das Gericht die Brit Mila nicht durch, so war der Junge im späteren Alter selbst für die Beschneidung verantwortlich. „Falls allerdings ein solcher bis dahin noch nicht beschnittener Mann sich weigerte, seine Brit Mila nachholen zu lassen, ohne dass für seine Ablehnung der Beschneidung gesundheitliche Gründe vorhanden waren, konnte man ihn zwar dazu per Gesetz nicht zwingen; es ergab sich jedoch beträchtliche soziale Nachteile für ihn: Nicht nur dufte er nicht von der Priesterhebe [Abgabe] und vor allem nicht vom Pessachopfer essen, auch sein Hausstand war davon zum Teil ausgeschlossen […] Da zudem jeder Israelit gehalten ist, das Pessachopfer zu begehen, wird der Unbeschnittene damit gleichzeitig zum nicht vollgültigen Angehörigen seines Glaubens und seines Volkes.“[102] Ausnahmen von dieser Pflicht gibt es nur hinsichtlich einer durch

100 Josua, 5, 4–9. Vgl. auch William Propp, „The Origins of Infant Circumcision in Israel“, *Hebrew Annual Review* 11 (1987): 355–70. S. 361f.

101 Hegg, „Circumcision as a sign: the theological significance“. S. 12.

102 Deusel, *Mein Bund, den ihr bewahren sollt: Religionsgesetzliche und medizinische Aspekte der Beschneidung*. S. 63–64.

den Eingriff entstehenden Gesundheitsgefährdung für Neugeborene. In diesem Falle kann die Zeremonie nachgeholt werden.[103]

Ein möglicher Grund für die Festlegung der Beschneidung auf den achten Tag könnten medizinische Gründe sein. Vor dem achten Tag ist die Blutungsgefahr angesichts eines möglichen Abfalls der Vitamin-K abhängigen Gerinnungsfaktoren zu groß.[104] Auch bei Frühgeburten wird die Beschneidung verschoben. „Hier sollte eine Brit Mila erst nach Erreichen eines entsprechenden körperlichen Reifegrades erfolgen […].“[105] Andere angeborene oder erworbene Erkrankungen oder Missbildungen des äußeren Genitales bedingen ebenfalls einen Aufschub oder gar einen Verzicht des Eingriffs.[106]

Die Beschneidung im Judentum erschöpft sich nicht im chirurgischen Akt, sondern umfasst eine Reihe ritueller und traditioneller Bestandteile. Der ausführende Beschneider in der jüdischen Tradition ist der *Mohel*. In Deutschland gab es im Jahr 2012 vier ausgebildete *Mohalim*.[107] Das Gesetz des rechten Verhaltens im Judentum, die *Halacha*, stellt strenge Anforderungen an die rituelle Durchführung und den Ablauf der Beschneidung. Den weiteren während der Zeremonie anwesenden Personen kommen während des Ritus bestimmte Rollen zu. „Verpflichtend ist ihre Anwesenheit jedoch nicht.“[108]

Während der Beschneidung wird das Neugeborene vom sogenannten *Sandak* gehalten, meist ist dies der Großvater. Der Sandak gilt während der Zeremonie als der Repräsentant des jüdischen Stammvaters Abraham.[109] Traditionellerweise sind noch weitere Personen in das Ritual eingebunden, deren Anwesenheit jedoch keine religiöse Notwendigkeit darstellt.[110] Ein leerer Stuhl kann

---

103 Kuntze, „Rechtsfragen zur religiösen Knabenbeschneidung“. S. 52, siehe auch: Hans Wißmann, Otto Betz, und Ferdinand Dexinger, „Beschneidung“, in *Theologische Realenzyklopädie*, Bd. 5 (Berlin, New York: De Gryter, 1980), 714–24.

104 Deusel, *Mein Bund, den ihr bewahren sollt: Religionsgesetzliche und medizinische Aspekte der Beschneidung*. S. 22, siehe auch Isidor Kaminer, „Die Brit-Milah (Bund der Beschneidung) – ein ‚Fortschritt in der Geistigkeit‘ “, in *Die „unheimliche“ Beschneidung. Aufklärung und die Wiederkehr des Verdrängten*, hg. von Yigal Blumenberg und Wolfgang Hegener (Frankfurt a.M.: Brandes & Apsel, 2013), 147–78. S. 153.

105 Deusel, *Mein Bund, den ihr bewahren sollt: Religionsgesetzliche und medizinische Aspekte der Beschneidung*. S. 22.

106 Ebd., siehe auch S. 43.

107 Wolfgang Janisch, „Raus aus der Illegalität“, *Süddeutsche Zeitung*, 5. Oktober 2012.

108 Deusel, *Mein Bund, den ihr bewahren sollt: Religionsgesetzliche und medizinische Aspekte der Beschneidung*. S. 24.

109 Ebd. S. 16 FN 6.

110 Für die Rollen der Kvatterin und des Kvatters siehe Ebd. S. 15–16, hier auch FN 7.

symbolisch die Anwesenheit des Propheten Elias anzeigen.[111] Für das jüdische Recht ist es unerheblich, wo eine rituelle Beschneidung stattfindet. Durchgeführt werden kann der Eingriff sowohl in einer Synagoge, im eigenen Haus oder im Krankenhaus.[112]

Innerhalb des Judentums existieren viele verschiedene Arten der Beschneidung. Sämtliche Arten und Variationen können hier nicht dargestellt werden. Grundsätzlich besteht die rituelle Beschneidung aus drei Schritten: Der erste Schritt ist die *Mila*, die eigentliche Beschneidung, es folgt die *Peria* und als letztes die *Metzitza*.[113] Zu Beginn wird die äußere Vorhaut abgetrennt, anschließend erfolgt das Einschneiden des inneren Vorhautblattes und seine Lösung von der Glans Penis, die *Mila*. Der Schnitt in das innere Vorhautblatt wird mit dem Namen *Peria* bezeichnet. Als letzter Schritt erfolgt die *Metzitza*, was im Hebräischen „Saugen" bedeutet, und bei der Beschneidung das Entfernen des Blutes von der Zirkumzisionswunde beschreibt. Das nach der *Peria* austretende Blut wird vom Mohel abgesaugt. Dies kann im traditionellen Judentum durch Absaugen mit dem Mund geschehen, nachdem der Mohel zuvor einen Schluck Wein in den Mund genommen hat, um die Wunde gleichzeitig zu desinfizieren. Eine andere Möglichkeit, die heute Standard ist, ist das Absaugen des Blutes mit einem sterilen Glasröhrchen. Alternativ kann das Blut auch mit sterilem Verbandsmaterial entfernt werden.[114]

Während des Rituals werden traditionelle Gebetstexte gesprochen. Die Auswahl der Gebete durch den Rabbiner – der zugleich auch der Mohel sein kann – erfolgt gemäß der Religiosität der Eltern.[115] Verpflichtend sind jedoch die sogenannten *Brachot*, die Segenssprüche, in denen auch zum ersten Mal der Name des Kindes offiziell genannt wird.[116]

---

111 Ebd.

112 Ebd. S. 24; Kuntze, „Rechtsfragen zur religiösen Knabenbeschneidung". S. 52.

113 Für eine ausführliche Beschreibung des Beschneidungsablaufes siehe Deusel, *Mein Bund, den ihr bewahren sollt: Religionsgesetzliche und medizinische Aspekte der Beschneidung*. S. 17 ff., siehe hier auch FN 9 auf S. 17. Ebenso: Deusel, „Medizinische Aspekte der Brit Mila". Die hier vorgenommene Beschreibung verlässt sich hauptsächlich auf Deusels Ausführungen.
Für die medizinisch gebräuchlichen Werkzeuge siehe Abdullahi Abdulwahab-Ahmed und IsmailaA Mungadi, „Techniques of male circumcision", *Journal of Surgical Technique and Case Report* 5, Nr. 1 (2013).

114 Deusel, *Mein Bund, den ihr bewahren sollt: Religionsgesetzliche und medizinische Aspekte der Beschneidung*. S. 19–21.

115 Ebd. S. 25.

116 Für die Brachot, siehe Ebd. S. 26f.. Auch Abraham erhielt nach der Beschneidung einen neuen Namen: Dem Namen Abram wurde ein h hinzugefügt. Kaminer weist

Während ihrer dreitausendjährigen Geschichte sind nur wenige Einschränkungen der Beschneidung oder Eingriffe in den Ritus bekannt. So ist überliefert, dass Juden, die an öffentlichen griechischen Turnspielen teilnahmen, versuchten, ihre Beschneidung zu verwischen bzw. rückgängig zu machen, entweder durch eine Dehnung der Vorhaut oder durch eine plastische Operation, einen sogenannten *Epispasmus.*[117] Erwähnt wird dies im Makkabäerbuch, I,14–15: „Sie errichteten in Jerusalem ein Gymnasion, wie es bei den fremden Völkern Brauch ist, und ließen bei sich die Beschneidung rückgängig machen. So fielen sie vom heiligen Bund ab, vermischten sich mit den fremden Völkern und gaben sich dazu her, Böses zu tun." Unter dem König Antiochius Epiphanes (175 – 167 v. Chr.) war die Beschneidung gänzlich verboten. Antiochus suchte die Angleichung des jüdischen Volkes an die nicht-jüdische Umgebung. Der Ritus wurde unter Androhung von Todesstrafe untersagt. Mütter, die ihre Kinder dennoch beschnitten, wurden mitsamt ihrem Säugling hingerichtet.[118] „Dem Verbot der Zirkumzision als dem körperlichen Unterscheidungsmerkmal zwischen Juden und Nichtjuden kam eine Bedeutung von hoher Symbolkraft zu und so ist es nicht verwunderlich, wenn die Verfasser der Makkabäer-Bücher ein besonderes Augenmerk auf die Brit Mila legen […]": Die Beschneidung sollte zum Symbol für ein selbstbewusstes, sich der Unterdrückung widersetzenden Judentums werden.[119] Ob die Beschneidung im Rom des Kaiser Hadrians verboten war, ist bislang nicht eindeutig geklärt.[120]

---

auf die im Hebräischen versteckten weiteren Bedeutungen des Wortes Milah hin, das auch „Wort" bedeuten kann. Kaminer, „Die Brit-Milah (Bund der Beschneidung) – ein ‚Fortschritt in der Geistigkeit' ". S. 165.

117 Vgl. S Kutna, *Sollen wir unsere Knäblein beschneiden?* (Premissel: Robinsohn & Beglückter, 1903). S. 51f.

118 Siehe auch Makkabäer, I, 60. Hierzu auch Barbara Schmitz, „Antiochus Epiphanes und der epiphane Gott. Gefühle, Emotionen und Affekte im Zweiten Makkabäerbuch", in *Emotions from Ben Sira to Paul,* hg. von Renate Egger-Wenzel und Jeremy Corley (Berlin: De Gruyter, 2012), 21–42, https://opus.bibliothek.uni-wuerzburg.de/frontdoor/index/index/docId/10891#? (abgerufen am 15.09.2017). S. 255ff.

119 Deusel, *Mein Bund, den ihr bewahren sollt: Religionsgesetzliche und medizinische Aspekte der Beschneidung.* S. 97.

120 Vgl. Ebd. S. 100–103 und Ra'Anan Abusch, „Circumcision and Castration unter Roman Law in the Early Empire", in *The Covenant of Cirumcision: New Perspectives on an Ancient Jewish Rite,* hg. von Elizabeth Wyner Mark (Hanover, London: Brandeis University Press, 2003), 75–86.

Mitte des 19. Jahrhunderts formierte sich innerhalb der deutschen jüdischen Gemeinde Widerstand gegen den Beschneidungsritus.[121] Mit der jüdischen Aufklärung, der *Haskala*, hatte auch eine Forderung nach Anpassung der jüdischen Gebote an die moderne Zeit eingesetzt. Jüdische Ärzte notierten um 1844 die zunehmende Sorge von Eltern, den Schmerz ihrer Kinder bei der Prozedur so gering wie möglich zu halten. Viele jüdische Gemeinden reagierten auf diese Vorbehalte, indem sie bei der Beschneidung die Anwesenheit von Ärzten vorschrieben.[122] Der Wiesbadener Reformrabbiner Abraham Geiger nannte die Beschneidung einen barbarischen Akt.[123] In Frankfurt am Main wurde bereits 1843 die Anwesenheit eines Arztes bei allen jüdischen Zirkumzisionen vorgeschrieben, nachdem ein Kind mutmaßlich an den Folgen des Eingriffs gestorben war. Zwischen 1843 und 1860 kam es zu mindestens 20 Fällen, in denen jüdische Väter die Beschneidung ihrer Söhne verweigerten, sowohl aus medizinischen als auch aus assimilatorischen Gründen.[124] 1866 unterschrieben 66 jüdische Ärzte in Wien einen Aufruf gegen die Zirkumzision und verdächtigten sie, jüdische Männer anfälliger für Infektionen zu machen.[125] Ähnliche Tendenzen gab es um dieselbe Zeit in Frankreich. Die *Consistoire Israelite de Paris* erkannte die „demands of science and of humanity" in Bezug auf den Ritus und ordnete die Überwachung der Einhaltung medizinischer Standards bei jeder Brit Mila durch einen Arzt an. Insbesondere die Metzitza geriet in die Kritik.[126]

---

121 Siehe die Arbeiten von Judd und Wolff. Robin Judd, *Contested Rituals* (Ithaca: Cornell University Press, 2007). Eberhard Wolff, „Medizinische Kompetenz und talmudische Autorität: Jüdische Ärzte und Rabbiner als ungleiche Partner in der Debatte um die Beschneidungsreform zwischen 1830 und 1850", in *Judentum und Aufklärung: Jüdisches Selbstverständnis in der bürgerlichen Öffentlichkeit*, hg. von Arno Herzig, Hans-Otto Horch, und Robert Jütte (Göttingen: Vandenhoeck und Ruprecht, 2002), 119–49.

122 Elizabeth Wyner Mark, *Covenant of Circumcision*, hg. von Elizabeth Wyner Mark (Hanover, London: Brandeis University Press, 2003). S. xxi.

123 Lorenz Beckhardt, „Beschnitten und traumatisiert. Die Schoah unterbrach den Weg der Juden in die Moderne, auch darum halten sie an der Beschneidung fest.", *Frankfurter Rundschau*, 23. August 2012.

124 Shaye J D Cohen, *Why aren't Jewish Women Circumcised* (Berkeley/Los Angeles/London: University of California Press, 2005). S. 208f.

125 Ebd. S. 208–09.

126 Elizabeth Wyner Mark, „Crossing the Gender Divide: Public Ceremonies, Private Partes, Mixed Feelings", in *The Covenant of Cirumcision: New Perspectives on an Ancient Jewish Rite*, hg. von Elizabeth Wyner Mark (Hanover, London: Brandeis University Press, 2003), xiii–xxiv. S. xxi.

Die Ablehnung der Beschneidung war dabei nur Teil eines größeren Streites zwischen einem neuen Reformjudentum und der orthodoxen Lehre. Vertreter des Reformjudentums hielten einige Gebote der Religion mit der Moderne nicht mehr vereinbar und strebten eine Anpassung an, während sich Orthodoxe diesen Veränderungen widersetzten. „Das war ein Widerspruch, hatten in der Geschichte des Judentums doch viele Neuerungen Eingang in die Tradition gefunden."[127] Die Orthodoxen sahen sich veranlasst, „to invent a tradition by which to defend a tradition".[128] Befürworter der Beschneidung versuchten anhand der religiösen Texte zu belegen, dass ein Jude, der die Brit Mila zurückwies, kein Jude mehr sei. Zuvor war ein solcher Jude der Religion abtrünnig, aber dennoch Jude gewesen.[129]

Die Zirkumzisionsfrage wurde jedoch nicht nur innerhalb des Judentums gestellt, sondern ihr auch von außen zugetragen. Nichtjuden hatten den Ritus schon lange kritisiert, mit der zunehmenden Bedeutung der medizinischen Wissenschaften erhielt ihre Sichtweise neuen Auftrieb. Kant hatte die jüdische Beschneidung für ein Integrationshindernis gehalten.[130] Dominant war das Kastrationsargument: Ärzte behaupteten, dass die Beschneidung das sexuelle Empfinden schädige und somit jüdische Jungen ihrer Männlichkeit berauben würden, ein Vorwurf, der nicht nur in der antisemitischen Presse, sondern auch in wissenschaftlichen Veröffentlichungen erschien.[131] Solche Behauptungen standen unter dem Einfluss der Schriften Freuds und der damit in den Fokus gerückten Möglichkeit – und Gefahren – sexueller Frustration. „Such frustration allegedly would result either in the abstention from any type of sexual contact, or, on the contrary, in excessively passionate behavior and sexual deviance."[132] Der beschnittene Jude war den Anschuldigungen zufolge mal Kastrat, mal durch

---

127 Deusel, *Mein Bund, den ihr bewahren sollt: Religionsgesetzliche und medizinische Aspekte der Beschneidung*. S. 125.

128 Cohen, *Why aren't Jewish Women Circumcised*. S. 210.

129 Deusel, *Mein Bund, den ihr bewahren sollt: Religionsgesetzliche und medizinische Aspekte der Beschneidung*. S. 125f.; siehe auch S. 37.

130 Daniel Krochmalnik, „Mila und Schoa", in *Beschneidung: Das Zeichen des Bundes in der Kritik*, hg. von Johannes Heil und Stephan Kramer (Berlin: Metropol, 2012), 41–50. S. 49.

131 Robin Judd, „Circumcision and Modern Jewish life: A German Case Study, 1843–1914", in *The Covenant of Cirumcision: New Perspectives on an Ancient Jewish Rite*, hg. von Elizabeth Wyner Mark (Hanover, London: Brandeis University Press, 2003). S. 149f.

132 Ebd.

seine pervertierte Sexualität eine Gefahr für die Gesellschaft. Im Gegensatz zur oben erwähnten englischen Debatte wurde auch die Masturbation als eine Folge der Beschneidung angesehen. „Impossibly categorizing the Jewish man as both undersexed and supersexual and his penis as both unresponsive and hyperactive, medical writings suggested that there was indeed something abnormal about the Jewish man."[133]

Vertreter des Judentums wehrten sich nicht, indem sie die Adäquanz der medizinischen Argumentation zurückwiesen, sondern ihrerseits einen Gesundheitsvorteil der Beschneidung zu belegen suchten. Jüdische Ärzte und Rabbiner legten präventive Wirkung der Zirkumzision gegen Masturbation und Homosexualität dar. So legte der deutsche Arzt und Rabbiner S. Kutna in seiner Schrift „Sollen wir unsere Knäblein beschneiden?" aus dem Jahr 1903 dar, dass die Schutzfunktion der Vorhaut in der Moderne nicht mehr gebraucht werde – im Gegenteil sei ihr heutiger Verbleib ein gesundheitlicher Schaden.[134] Die Zirkumzision hingegen schütze vor Phimosis und Paraphimosis, Balanopostithis und einer Hypertrophie der Vorhaut.[135] Kutna warf den Anhängern des Reformjudentums vor, die Beschneidung nur aus Gründen der Assimilierung aufgeben zu wollen.[136]

Der jüdische Arzt Carl Alexander erläuterte in seiner Schrift „Die hygienische Bedeutung der Beschneidung", dass beschnittene jüdische Jungen seltener an neurologischen und psychischen Krankheiten litten.[137] Zudem würde die Beschneidung vor Entzündungen, Enuresis (nächtlichem Bettnässen) und sexuellen Exzessen schützen.[138] Der Sammelband Abraham Glassbergs zur Beschneidung versuchte, mithilfe ärztlicher Stellungnahmen zum medizinischen Nutzen der Beschneidung dem Ritus Legitimität und Autorität zu verleihen.[139] Der Schriftsteller Alfred Nossig sah in der Beschneidung sowohl den Schlüssel zur Mäßigung als auch zur Fruchtbarkeit: „So erscheint denn die Beschneidung [...] als eine jener Massregeln, welche, wie die Kastrierung bei Tieren, durch

133 Ebd.

134 Kutna, *Sollen wir unsere Knäblein beschneiden?* S. 98ff.

135 Ebd. S. 104ff.

136 Ebd. S. 6.

137 Carl Alexander, *Die hygienische Bedeutung der Beschneidung* (Breslau: Th. Schatzky, 1902).

138 Vgl. Judd, „Circumcision and Modern Jewish life: A German Case Study, 1843–1914".S. 149f.

139 Abraham Glassberg, „Die Beschneidung in ihrer geschichtlichen ethnographischen religiösen und medicinischen Bedeutung" (Berlin: Boas Nacht, 1896).

Regulierung der Geschlechtsfunktion das männliche Individuum von seinen stärksten, verzehrenden Trieben befreit und es für ein ruhiges und nützliches Leben brauchbar macht. [...] Andererseits jedoch wurde durch denselben Akt der Beschneidung dafür gesorgt, dass die Ehe recht fruchtbar sei [...]: ‚Man sagt, dass (infolge der Beschneidung) der Samen ganz geraden Weges ejaculiert werde, ohne versprengt zu werden [...]'."[140]

Radikale Vertreter des Reformjudentums hingegen strebten nicht nur eine Veränderung, sondern eine Abschaffung des Beschneidungsritus an. Abraham Geiger, ein reformorientierter Rabbiner, schlug als Ersatz eine Zeremonie mit dem Namen „Heiligung des achten Tages" vor, mit dem die Aufnahme des Kindes in den göttlichen Bund vollzogen werden und das Kind seinen Namen erhalten sollte. „Damit hätte die Hauptbedeutung der Zeremonie, ähnlich wie bei der christlichen Taufe, in der Namensgebung gelegen [...]."[141]

Doch auch das orthodoxe Judentum führte Veränderungen am Beschneidungsritus durch. Die Feststellung, ob das Kind gesund war oder nicht, oblag den Ausführungen zur Brit Mila von Schelomo Ganzfried aus den 1850er Jahren zufolge nicht mehr dem Mohel, sondern der zuständigen Hebamme. Der Mohel war fortan auf fachkundigen Rat angewiesen.[142]

Auch die Erfahrung des Holocaust beeinflusste den Umgang vieler Juden mit der rituellen Beschneidung. War die Beschneidung während des Nationalsozialismus ein Zeichen der Zugehörigkeit zum Judentum gewesen und für viele Juden ein Todesurteil, ist im Judentum der Nachkriegszeit sowohl ein demonstratives Hinwenden zur Beschneidung als auch ein Abwenden von dieser nun als Markierung verstandenen Tradition zu beobachten. Kovacs und Vajda weisen darauf hin, dass insbesondere osteuropäische Juden nach dem Holocaust bewusst auf die Beschneidung verzichteten.[143] Lipman Snaijder berichtet in seinen Erinnerungen darüber, was es bedeutete, während des Nationalsozialismus als Beschnittener erkannt zu werden.[144] Eine fehlende Vorhaut wurde als Dokument

140 Afred Nossig, „Die Sozialhygiene der Juden und des altorientalischen Völkerkreises" (Stuttgart: Deutsche Verlags-Anstalt, 1894). S. 52–53.

141 Deusel, *Mein Bund, den ihr bewahren sollt: Religionsgesetzliche und medizinische Aspekte der Beschneidung*. S. 91.

142 Ebd. S. 90.

143 Eva Kovács und Julia Vajda, „Circumcision in Hungary after the Shoah", in *The Covenant of Circumcision. New Perspectives on an Ancient Jewish Rite*, hg. von Elizabeth Wyner Mark (Lebanon, NH: Brandeis University Press, 2003), 177–93.

144 Lipman Sznajder, *Wladek war ein falscher Name. Die wahre Geschichte eines dreizehnjährigen Jungen* (München: Snajder Lipman Verlag, 1991). Für die Bedeutung der

des Jüdischseins betrachtet.[145] Deusel weist auf die daraus erwachsene Symbolkraft der Beschneidung hin: „Dieses […] Phänomen einer deutlichen Bejahung der rituellen Beschneidung entstand insbesondere unter dem Nachhall der Schoa und des Zweiten Weltkrieges, wodurch jüdische Eltern in ihrem tiefen Bedürfnis, die Zugehörigkeit zum Judentum auch in den nachfolgenden Generationen zu erhalten, der Brit Mila eine neue Symbolkraft beimessen."[146]

Das Christentum übernahm den Ritus der Beschneidung nicht, anerkannte jedoch die Beschneidung Christi. Bis 1969 feierte die katholische Kirche die Beschneidung Jesu am 1. Januar. Das Christentum prägte im Gegensatz zum Judentum jedoch eine gewisse „Gesetzesdistanz".[147] Paulus formuliert im Galaterbrief, dass der Ritus nicht entscheidend, ja sogar überflüssig sei.[148] Nicht mehr die in der Beschneidung ausgedrückte physische Verbundenheit mit Gott, „sondern der Glaube an den Erlöser wird nun heilsbestimmend".[149] Das Christentum wollte den Gläubigen nicht körperlich an das göttliche Gesetz binden, sondern setzte allein auf eine spirituelle Bindung.[150] Deutlich wird dies in den Schriften der Frühkirche, in den Werken des Origines (ca. 185 – 254 n.Chr.), des Ambrosius (339 – 397 n. Chr.) und des Augustinus (354 – 430 n. Chr.), wie Hegener darlegt.[151] Die Kirchenlehrer erkannten die Beschneidung zwar als Teil des Heilswerkes Jesu an, hielten sie aber für obsolet. In den Adversus-Judaeos-Texten der ersten frühchristlichen Jahrhunderte wird die Ablehnung der Beschneidung nicht nur weiter rationalisiert, sondern erhält ihre Funktion als pars pro toto in der Ablehnung des jüdischen Religionsgesetzes bzw. des Judentums überhaupt.

Beschneidung bei der Selektion von Juden siehe auch Christian Bommarius, „Rechtsschutz für die Beschneidung", *Frankfurter Rundschau*, 26. September 2012.

145 Krochmalnik, „Mila und Schoa". S. 43ff.

146 Deusel, *Mein Bund, den ihr bewahren sollt: Religionsgesetzliche und medizinische Aspekte der Beschneidung*. S. 92f.

147 Johannes Heil, „Beschneidung als Motiv in Alteritätsdiskursen und Judenfeindschaft", in *Beschneidung: Das Zeichen des Bundes in der Kritik*, hg. von Johannes Heil und Stephan Kramer (Berlin: Metropol, 2012), 23–35. S. 24.

148 Galater 5, 6: „Denn in Christus Jesus vermag weder die Beschneidung noch die Unbeschnittenheit etwas, sondern der Glaube, der durch die Liebe wirkt."

149 Wolfgang Hegener, „Blutbeschuldigungen oder die Gleichzeitigkeit von Ungleichzeitigem. Kulturgeschichtliche und psychoanalytische Anmerkungen zur aktuellen Beschneidungsdebatte", in *Die „unheimliche" Beschneidung. Aufklärung und die Wiederkehr des Verdrängten*, hg. von Yigal Blumenberg und Wolfgang Hegener (Frankfurt a.M.: Brandes & Apsel, 2013), 51–93. S. 60.

150 Ebd. S. 60.

151 Ebd. 62ff.

Die Beschneidung wurde profanisiert und zu einem Strafzeichen des Judentums umgedeutet. „So erklärt Justinos der Märtyrer (um 100 – 165 n. Chr.), und gibt damit ein bestimmendes und durchgängiges Deutungsmuster vor, dass die fleischliche Beschneidung ein Erkennungszeichen der Juden sei, damit ihr von den Übrigen Völkern und uns abgesondert seid, damit ihr allein erleidet, was ihre jetzt mit Recht erduldet, damit ‚euer Land verwüstet werde, die Städte vom Feuer niedergebrannt werden, Fremde vor euch die Früchte verzehren' (Is, 1,7) und keiner von euch Jerusalem betrete. Denn durch nichts anderes als durch eure fleischliche Beschneidung unterscheidet ihr euch von den übrigen Menschen."[152] Auch Tertullian griff dieses antijüdische Verständnis später auf. Statt einer physischen Beschneidung suchte das Christentum eine Beschneidung des Herzens zu betonen, d.h. eine rein moralische Mäßigung und Reinigung. „Als Beleg dafür, dass Gott nicht eine Beschneidung im wörtlichen, sondern im übertragenen Sinne wolle, werden in der christlichen Literatur die Textstellen aus den Prophetenbüchern des [...] Alten Testaments zitiert, die von der Beschneidung von Herzen, Lippen und Ohren sprachen."[153]

Dennoch ist die Beziehung des Christentums zur Beschneidung heute eher durch einen „affirmativen Umgang" geprägt.[154] Die Beschneidung Christi wurde nicht geleugnet, sondern in die christliche Heilsgeschichte eingebettet. Sie zeigte die Herkunft Jesu aus dem Judentum und gleichzeitig die Überwindung desselben. Vielen christlichen Kommentatoren blieb die Zirkumzision jedoch ein Mysterium. Die Verwunderung über sie wurde in die christliche Dialektik eingebettet: „Die Juden werden nur an einem Körperteil beschnitten und verstehen trotzdem nicht, weshalb sie beschnitten werden. Die Christen dagegen, die den Sinn der Beschneidung verstehen, beschneiden nicht nur ein Körperteil, sondern den ganzen Körper."[155]

---

152 Ebd. 63–64, zit. aus Heinz Schreckenberg, *Die christlichen Adversus-Judaeos-Texte und ihr literarisches und historisches Umfeld* (1.-11. Jh.) (Frankfurt a.M., Peter Lang, 1982). S. 196. Zitierung aus dem Buch Jesaja gemäss Quelle.

153 Deusel, *Mein Bund, den ihr bewahren sollt: Religionsgesetzliche und medizinische Aspekte der Beschneidung*. S. 109.

154 Heil, „Beschneidung als Motiv in Alteritätsdiskursen und Judenfeindschaft". S. 24f.

155 Ebd. 26. Hier zitiert und übersetzt aus Bruno von Segni, Commentaria in Lucam, in *Migne, Pateologia Latina, Bd. 165*, cols. 356–357B.

3.3 Die theologische Bedeutung der jüdischen Beschneidung

Aus der Sicht des Judentums ist die Brit Mila nicht nur eine medizinische Maßnahme, sondern sie ist eine der wichtigsten *Mitzwot*, der religiösen Gebote, „mit einer hohen symbolischen Bedeutung, beinhaltet sie doch eine besondere Beziehung zum Ewigen und ist gleichzeitig Ausdruck der Zugehörigkeit zum jüdischen Volk.“[156] Der Umstand, dass nicht nur jüdische Neugeborene, sondern auch Knechte und Sklaven beschnitten werden sollten, deutet darauf hin, dass die Beschneidung im Judentum über die Funktion einer bloßen Volkszugehörigkeit hinausging.

Die zitierten Stellen aus dem Pentateuch verlegen die Bedeutung der Beschneidung weitgehend ins Mystische.[157] Die Beschneidung wird als Zeichen des Bundes angemahnt. Wie die Entfernung der Vorhaut jedoch diesen Bund impliziert, blieb den talmudischen Schriften zu verstehen vorbehalten. Der Umstand, dass die Beschneidung zum zentralen Zeichen des Gottesbundes gehört, jedoch an relativ wenigen Stellen des Alten Testamentes Erwähnung findet, hat zu ihrer Bedeutung innerhalb der jüdischen Mystik beigetragen. Der Ritus wurde zu einem „Akt der Selbstvergewisserung über das eigene Judensein“ – eine Abkehr von der Beschneidung implizierte über die Jahrhunderte eine Abkehr vom Judentum.[158]

Ursprünglich fand die rituelle Zirkumzision wohl im Erwachsenenalter statt. „Was nun die Israeliten von anderen Völkern, insbesondere von den Ägyptern, unterscheidet, ist eine Modifikation des Rituals, nicht nur durch eine andere Form der Beschneidung, sondern insbesondere auch durch die Verlegung der Zirkumzision ins Neugeborenenalter, womit die Verschiebung vom ursprünglich sexuell belegten, soziologischen Hintergrund hin zur spirituellen, d. h. religiösen Bedeutung der Aufnahme in den göttlichen Bund erfolgte.“[159]

Propp weist darauf hin, dass der Beschneidungsritus kein reines Zeichen der Volkszugehörigkeit war, da der Brauch auch in anderen, nicht-jüdischen

---

156 Deusel, *Mein Bund, den ihr bewahren sollt: Religionsgesetzliche und medizinische Aspekte der Beschneidung*. S. 19.

157 Heil, „Beschneidung als Motiv in Alteritätsdiskursen und Judenfeindschaft“. S. 24.

158 Ebd. S. 24f.

159 Deusel, *Mein Bund, den ihr bewahren sollt: Religionsgesetzliche und medizinische Aspekte der Beschneidung*. S. 55; Hierzu: Cohen, *Why aren't Jewish Women Circumcised*. S. 21: Einen Hinweis auf die Verlagerung der Bedeutung ist in den Texten des Rabbis Jose ben Halfta aus dem 2. Jahrhundert n. Chr., der die Beschneidung nur dann für gültig erklärte, wenn sie von einem Juden, nach jüdischem Ritus und unter Beachtung ihrer religiösen Bedeutung durchgeführt werde.

Völkern praktiziert wurde. „Rather, the act of circumcising on the eighth day is made unique by the religious value [God] places upon it."[160] Die Beschneidung ist für das männliche Neugeborene der Zugang zur Gnade Gottes. Propp merkt an, dass die Israeliten erst dann ins gelobte Land einziehen dürfen, nachdem sie sich haben beschneiden lassen.[161]

Die Brit Mila gehört auch unter säkularen Juden zu den Fixpunkten des Judentums. Selbst liberale, progressive Juden, die im Alltag nicht nach den traditionellen Regeln des Judentums leben und viele religiöse Vorschriften nicht beachten, lassen ihre Söhne zumeist beschneiden. Immer noch ist in den meisten jüdischen Gemeinden die Beschneidung Bedingung der Verbundenheit zur Kultusgemeinschaft.[162] „So ist die Brit Mila zu einem Symbol der Zugehörigkeit zum Judentum schlechthin geworden."[163]

Es ist naheliegend, die ursprüngliche Bedeutung der Beschneidung in hygienischen Begründungen zu suchen. Die mosaische Gesetzgebung, im Alten Testament das Buch Levitikus, enthält viele Vorschriften, die die Hygiene der Juden betreffen. Hierzu gehören Vorschriften über die Wohnung, Kleidung, Hautpflege, Nahrung, Geschlechtsleben und der Umgang mit Infektiösen.[164] Doch nimmt die Beschneidung im Judentum eine derartige Bedeutung ein, dass sich ihre religiöse Bedeutung in den Hygienevorschriften nicht erschöpft. Zumindest erfährt kein anderes hygienisches Gebot eine solche Betonung und die Forderung der strikten Einhaltung. Auch im Buch Numeri, wo es um Reinheit und Unreinheit des Menschen geht, ist die Beschneidung als Vorschrift nicht erwähnt.[165] Das Alte Testament schreibt der Beschneidung keine eindeutigen Eigenschaften hinsichtlich Reinheit zu. Der Beschnittene kann sowohl rein als auch unrein sein.[166]

Gegenüber allen anderen rituellen Geboten kommt der Beschneidung zumindest ein Vorrang zu.[167] Zu diesem Vorrang gehört die ihr zugeschriebene unumgängliche Bedingungsqualität, um in den Bund mit Gott eingeschlossen zu sein. Diese Bedingung ist Verbunden mit dem Hinweis, dass ein Unterlassen der Vorschrift den Bruch dieses Bundes bedeutet. Die Beschneidung wird damit

160 Propp, „The Origins of Infant Circumcision in Israel". S. 356.

161 Ebd. S. 361f.

162 Kuntze, „Rechtsfragen zur religiösen Knabenbeschneidung". S. 53.

163 Deusel, *Mein Bund, den ihr bewahren sollt: Religionsgesetzliche und medizinische Aspekte der Beschneidung*. S. 11.

164 Kutna, *Sollen wir unsere Knäblein beschneiden?*. S. 55.

165 Numeri, 19.

166 Kutna, *Sollen wir unsere Knäblein beschneiden?* S. 55f.

167 Vgl. Ebd. S. 56.

zur Grundlage der Kultfähigkeit im Judentum, zur Bedingung der Zugehörigkeit zur jüdischen Gemeinschaft und zur Teilnahme am Pessachfest.[168] Gespiegelt wird diese Bedeutung in dem Umstand, dass die Beschneidung die Gesetze des Sabbat außer Kraft setzt. Neben der Beschneidung gilt in den jüdischen Texten nur noch für Heileingriffe eine Ausnahme, was eine gewisse inhaltliche Nähe zwischen beiden herstellen mag.[169]

Der Brit Mila zugrunde liegt der Gedanke, dass der Eingriff einen moralischen Wandel im jüdischen Kind vornimmt und es gleichsam religionsfähig macht. Die Autoren des Pentateuchs legten großen Wert darauf, in der Beschneidung nicht nur eine physische Modifikation, sondern zugleich eine seelische und moralische zu sehen. Die Einleitung des Genesis-Kapitels, das die Beschneidung einführt, stellt den ethischen Sinn in den Mittelpunkt. Abraham wird aufgefordert, rechtschaffen zu sein. Diese Komponente wird dabei eng an den Bund der Beschneidung geknüpft.[170]

Die Beschneidung kann daher als Sanktifikationsmechanismus betrachtet werden, als Maßnahme, den bei Geburt unvollständigen Zustand des Menschen zu verbessern.[171] Diese Verbesserung liegt dabei nicht nur aktiv auf Seiten des Gläubigen, sondern bringt ihm auch den Schutz Gottes ein. So weist Cohen darauf hin, dass mit dem Bündnis mit Gott auch eine eschatologische Komponente im Sinne einer Bewahrung vor nachzeitiger Bestrafung verbunden ist. So werde in den von der Halacha vorgeschriebenen Gebetstexten während der Beschneidung auf die endzeitliche Protektion eindeutig Bezug genommen, der Beschnittene unter den Schutz Gottes gestellt.[172] Cohen zitiert zudem einen rabbinischen Text, nach dem Juden, die zu sehr gesündigt haben, ihre Vorhaut wieder erlangen und aus dem Bund mit Gott ausgeschlossen werden.[173] Jenseits

168 Erhard Blum u. a., „Beschneidung", hg. von Hans-Dieter Betz, *Religion in Geschichte und Gegenwart Online* (Tübingen: Mohr Siebeck, 2015). für das Pessach-Fest, siehe Exodus, 12.

169 Vgl. Gesa Ederberg, „‚Durch dein Blut sollst du leben.'", in *Beschneidung: Das Zeichen des Bundes in der Kritik*, hg. von Johannes Heil und Stephan Kramer (Berlin: Metropol, 2012), 199–204. S. 212–13.

170 Genesis, 17, 1–2.

171 Vgl. Michael Wyschogrod, *The Body of Faith: God in the People Israel* (Northvale, New Jersey / London: Jason Aronson Inc., 1996). S. 67.

172 Cohen, *Why aren't Jewish Women Circumcised*. S. 17, vgl. auch S. 30, sowie Deusel, *Mein Bund, den ihr bewahren sollt: Religionsgesetzliche und medizinische Aspekte der Beschneidung*. S. 26–27.

173 Cohen, *Why aren't Jewish Women Circumcised*. S. 17–18.

des mystischen Gehaltes dieser Textstelle führt Jeremias 9,24–25 die körperliche Beschneidung als Bedingung für die Beschneidung des Herzens an.

Der Pentateuch nimmt auf die moralische Bedeutung der Beschneidung deutlich Bezug. Hegg weist auf die Ähnlichkeit von Deuteronium 10,12 zur bereits zitierten Stelle Genesis 17,1 hin. Beide Textstellen enthalten die Aufforderung, vor Gott rechtschaffen zu sein. Auf beide Stellen folgt in Parallelität die Aufforderung zur Beschneidung der Vorhaut, einmal derjenigen des Fleisches, einmal derjenigen des Herzens. Die Vorhaut erscheint beide Male als Makel, das einer moralischen Vollkommenheit im Wege steht.[174] Ähnlich verhält es sich mit der Stelle Deuteronomium 30,6, in der zur Beschneidung des Herzens aufgerufen wird.[175] In beiden Textstellen aus Deuteronomium wird das Beschnittensein mit der Festigkeit und Vollkommenheit des Glaubens in Verbindung gebracht.

Der hellenistische Philosoph Philon von Alexandrien (ca. 15 v. Chr. – 40. n. Chr.) greift diesen Gedanken über die Beschneidung in seinem Werk *De Specialibus Legibus* auf. Zwar weist Philon ausführlich auf die gesundheitlichen Vorteile der Zirkumzision hin, betont aber auch ihre moralische Dimension, indem er unter Bezug auf den Pentateuch eine Parallelität zwischen äußerer und innerer Beschneidung feststellt: „Thirdly, there is the resemblance of the part that is circumcised to the heart; for both parts are prepared for the sake of generation; for the breath contained within the heart is generative of thoughts, and the generative organ itself is productive of living beings. Therefore, the men of old thought it right to make the evident and visible organ, by which the objects of the outward senses are generated, resemble that invisible and superior part, by means of which ideas are formed."[176] Die Beschneidung als Symbol des göttlichen Bundes fördere die Ehrfurcht vor Gott und mache dem Menschen bewusst, dass er nicht aus sich allein heraus bestehe und entstehe.[177] Die medizinischen Aspekte des Eingriffes sind für Philon eher gewünschter Nebeneffekt als Grund für seine Durchführung.[178]

Ähnlich wie Philon argumentiert der jüdische Philosoph des 12. Jahrhunderts Maimonides, der jedoch die gesundheitlichen Aspekte für irrelevant

174 Hegg, „Circumcision as a sign: the theological significance". S. 12.

175 Ebd. 12–13, ebenso Kaminer, „Die Brit-Milah (Bund der Beschneidung) – ein ‚Fortschritt in der Geistigkeit'". S. 162f.

176 Philo, „De Specialibus Legibus" (http://www.earlyjewishwritings.com/text/philo/book27.html (abgerufen am 12.12.2016), o. J.). I, 6.

177 Vgl. Deusel, *Mein Bund, den ihr bewahren sollt: Religionsgesetzliche und medizinische Aspekte der Beschneidung*. S. 104–05.

178 Ebd. S. 106–106.

erachtet und sie daher, anders als Philon, nicht erwähnt.[179] In seinem Text *Führer der Unschlüssigen* bezieht er sich stattdessen allein auf die Texte der Halacha, um die Beschneidung zu begründen. Im Ritus selbst erkennt er einen klaren Zweck: „The object of these laws is apparent; they all prescribe actions which firmly establish the love of God in our minds, as also the right belief concerning Him and His attributes."[180] Explizit erwähnt er den Effekt der moralischen Verbesserung: „This commandment [circumcision] has not been enjoined as a complement to a deficient physical creation, but as a means for perfecting man's moral shortcomings."[181] Die Zirkumzision ist für Maimonides ein Mittel für die spirituelle Vervollkommnung des Kindes, das das Zeichen des Bundes als Bestätigung seines Glaubens an einen Gott trägt. Für Maimonides ist die Brit Mila „the intellectual obligation to believe in the unity of God" und bereitet damit die Grundlage für das intellektuelle Wachstum des Kindes.[182] Er formuliert hierin einen zentralen Gedanken, nämlich die Zurückweisung der vollkommenen Ausgeglichenheit der Schöpfung; während der Mensch für Maimonides körperlich vollkommen ist, mangelt es ihm an spiritueller bzw. moralischer Perfektion.[183] Für die Beschneidung im Kindesalter plädierte Maimonides aus eher pragmatischen Gründen: Kinder empfänden weniger Schmerzen als Erwachsene. Zudem meinte er zu wissen, dass Eltern den Sohn am achten Lebenstag noch nicht zu sehr lieben würden und die Prozedur leichter ertragen könnten.[184] Auffallend ist, dass sowohl Maimonides als auch Philon eine Verbesserung der moralischen Integrität durch die Beschneidung unter anderem im gezügelten Sexualverhalten

---

179 Vgl. Ebd. S. 116–17.

180 Moses Maimonides, *Guide to the Perplexed*, hg. von M Friedlander (http://www.teachittome.com/seforim2/seforim/the_guide_for_the_perplexed.pdf, 1904). Part III. XXXV.

181 Ebd. Part III. XLIX. Maimonides' Argument dreht sich dabei um eine andere Art der moralischen Verbesserung als im heutigen Diskurs vertretbar wäre. Er betrachtet die Beschneidung als nützlich, weil sie das sexuelle Verlangen des Mannes reduziere. Die moralische Verbesserung liegt also u.a. in seiner sexuellen Zurückhaltung. Siehe auch Josef Stern, „Maimonides on the Covenant of Circumcision and the Unity of God", in *The Midrashic Imagination*, hg. von Michael Fishbane (Albany: State University of New York Press, 1993). S. 132–35 "The intact penis presents [to Maimonides] the danger of 'violent concupiscence and lust'. [...] Sexual moderation will be the desirable outcome of this genital.", Mark, *Covenant of Circumcision*. S. xix.

182 Stern, „Maimonides on the Covenant of Circumcision and the Unity of God". S. 143.

183 Vgl. Ebd. S. 133.

184 Maimonides, *Guide to the Perplexed*. Part III. XLIX.

sehen. Dies mag auch als Reaktion auf antijüdische Polemik der Zeit zu verstehen sein, die im Beschnittensein Ursache für sexuelle Perversion sah.

Das Buch Exodus wiederum weist auf einen weiteren Effekt der Beschneidung, nämlich den apotropäischen, hin. Hierunter versteht man ihre Funktion, Schaden vom beschnittenen Kind abzuwenden, indem man es in den Bund mit Gott stellt. Die Textstelle Exodus 4, 24–26 berichtet, wie Mose, nachdem er von Gott den Auftrag erhalten hat, die Israeliten aus dem Land zu führen, nach Ägypten zurückkehrt. Auf seinem Rückweg versucht Gott, Mose zu töten. Zippora, die Frau Moses, unternimmt nun einen ungewöhnlichen Schritt: Sie nimmt einen Feuerstein und schneidet dem gemeinsamen Sohn die Vorhaut ab. Mit derselben berührt sie die Beine des Moses, Gott lässt sodann von Moses ab. Aus dieser Passage lässt sich herauslesen, dass nicht der Beschneidungsakt an sich, sondern das Beschnittensein selbst protektive Funktion hat.[185] Die Brit Mila besiegelt dabei das Bündnis zwischen Gott und Moses, der es bislang offenbar unterlassen hatte, seinen Sohn der Prozedur zu unterziehen. Weitere Erklärungen dazu bietet der Pentateuch jedoch nicht.

Weitere Hinweise auf das religiöse Verständnis der Brit Mila gibt der *Zohar*, ein bedeutendes Schriftstück der Kabbala, der jüdischen Mystik. Geschrieben im Spanien des 13. Jahrhunderts, versucht der Zohar, eine neue Theologie des Judentums zu etablieren und die Befolgung religiöser Vorschriften rational zu begründen. Für den Zohar ist die Beschneidung nicht nur ein physisches Zeichen des Bundes, sondern ein Merkmal für einen grundsätzlichen und nicht mehr auslöschbaren Charakterwandel des Beschnittenen. „[…] for we separate the *Orlah* (foreskin) from *Yesod* [Fundament] through the work of our hands. But this only concerns the period up to the end of correction. And at the end of correction, *the work of his hands* will be revealed. In other words, the Creator Himself will detach the *Orlah* from us, and *the heavens declare the work of his hands*. But until that state comes, we are entrusted with the correction of the circumcision."[186] Nach diesem Verständnis ändert die Beschneidung das Wesen des Neugeborenen von einem der Offenbarung gegenüber verschlossenem zu einem offenen Stadium. „Circumcision […] effects a change in the very substance of the individual – and not only in his ethicoreligious stature – which prepares

185 Christopher Hays, „'Lest Ye Perish in The Way': Ritual and Kinship in Exodus 4:24–26", *Hebrew Studies* 48 (2007): 39–54.

186 Michael Laitman, „The Zohar", *Bnei Baruch*, 2014, http://www.kabbalah.info/eng/content/view/frame/2842?/eng/content/view/full_list/2842&main (abgerufen am 26.02.2019). Hervorhebungen in Originalquelle.

him for the visionary experience."[187] Diese Einschätzung bezieht sich dabei auf die Stelle in Genesis, in der Abraham nach seiner Beschneidung Gott sehen kann (Genesis 18,1 f.). Bis zur erfolgten Zirkumzision trennt die Vorhaut nach Ansicht des Zohar Mensch und Gott. Aufgrund dessen wird die Beschneidung nicht als eine Vorschrift unter anderen angesehen, sondern als der Schlüssel zum Zugang zu Gott. „The thing is that a male baby is circumcised on the eighth day after *Shabbat. […]* Because of this gift, it stops complaining and accusing man. On the contrary, it begins to advocate him before the Creator."[188] Die Vorhaut als trennendes Moment zwischen dem Menschen und Gott muss entfernt werden.[189] Für den Zohar liegt die Bedeutung des Ritus somit in der metaphysischen Ebene. Sie öffnet den Jungen für das Erscheinen Gottes und damit für den göttlichen Schutz:[190] „[I]f closed [uncircumcised], then the vision [of God] is obscured; if opened [circumcised], then the vision is complete. It is highly significant that comprehension is here linked especially to the phallus: when Abraham was uncircumised, and therefore closed, he lacked comprehension of the divine; when he was circumcised, and therefore opened, all was revealed to him."[191] Somit ist die Erkenntnis Gottes in der Thora an die Beschneidung geknüpft; nur wer beschnitten ist, kann die Thora verstehen.[192] Wolfson weist auf die sprachliche Verwandtschaft zwischen den hebräischen Worten für Phallus (Yesod) und Geheimnis der Schrift (sod) hin.[193]

Aus diesen Textstellen und Erklärungsansätzen kristallisiert sich eine Bedeutung der Beschneidung heraus, die auf eine Verbesserung bzw. Vervollkommnung des Menschen abzielt. „Der Beschnittene steht nicht als ein ‚Reiner' im Gegensatz zum ‚Unreinen', sondern als ein ‚Vollkommener' im Gegensatz zu einem, mit einem Leibesfehler Behafteten."[194] So weist Goldingay darauf

187 Cohen, *Why aren't Jewish Women Circumcised*. S. 45, hier zitiert aus Elliot Wolfson, „Circumcision, Vision of God, and Textual Interpretation", *History of Religions* 27 (1987): 189–215. S. 196.

188 Laitman, „The Zohar". 225.

189 Wolfson, „Circumcision, Vision of God, and Textual Interpretation". S. 197.

190 Vgl. Cohen, *Why aren't Jewish Women Circumcised*. S. 53.

191 Wolfson, „Circumcision, Vision of God, and Textual Interpretation". S. 198, siehe auch Elliot Wolfson, *Circumcision, Vision of God, and Textual Interpretation: From Midrashic Trope to Mystical Symbol, Circle in the Square: Studies in the use of gender in Kabbalistic symbolism* (Albany, NY: State University of New York Press, 1995). S. 29ff.

192 Wolfson, „Circumcision, Vision of God, and Textual Interpretation". S. 211.

193 Ebd. S. 214.

194 Kutna, *Sollen wir unsere Knäblein beschneiden?*. S. 72.

hin, dass die Zirkumzision für das Judentum stets mehr war als ein bloßes Zeichen der Religionszugehörigkeit.[195] Passagen wie Levitikus 26,41 weisen auf die Bedeutung einer physischen und moralischen Beschneidung für die Zuwendung Gottes hin. Dem Unbeschnittenen, so impliziert die Passage, fehle die spirituelle Disziplin und Demut, um die menschlichen Sünden zu überkommen.[196] Aus diesem Grund weist Mose die Israeliten mehrfach an, sich beschneiden zu lassen, um sich für eine höhere Moral zu öffnen, die es ohne das körperliche Zeichen nicht gebe.[197] Auch Abraham wird – wie erwähnt – erst vollkommen, nachdem er beschnitten ist. Damit erhält die Beschneidung nach jüdischem Verständnis eine transformative Bedeutung bzw. Wirkung.[198] Der Vorhäutige wird zum Synonym für eine mangelnde Selbstkontrolle. Das Bundeszeichen wird zum „Zeichen der Beschränkung, die Sittlichkeit sich entfalten lässt".[199]

Die Beschneidung ist somit weniger Zeichen als Bedingung und Auslöser einer religiösen Transformation. Goldingay liefert einen Erklärungsansatz, wieso diese Verbesserung nur an männlichen Säuglingen vorgenommen wird, während Mädchen vom Ritus ausgeschlossen sind. Er weist darauf hin, dass mit der Beschneidung nicht die Zugehörigkeit zum Judentum verbunden sei, andererseits müssten auch Frauen beschnitten sein. „But it becomes [...] a sign of a disciplinedness, which the Israelite community actually lacks. The very fact that it is the males who bear this sign means that it is the males who embody spiritual and mental unfitness to belong to the people of promise. [...] It draws attention to the fact that men in particular lack the moral and spiritual commitment and discipline that make holiness possible [...]."[200] Unklar bleibt, wieso gerade dem Mann die moralische Reife mangelt. Überzeugender ist hier Ederberg, die darauf hinweist, dass dem Mann von Natur aus seine Teilhabe am Schöpfungsakt fehlt – und diese in einem Ritus nachgeholt werden muss. Zudem sei die Symbolik des

195 Goldingay nennt es einen "act of bodily purification and dedication". John Goldingay, „The Significance of Circumcision", *Journal for the Study of the Old Testament* 88 (2000): 3–18. S. 14.

196 Vgl. Judd, „Circumcision and Modern Jewish life: A German Case Study, 1843–1914". S. 146.

197 Darauf weist zumindest Deuteronomium, 30,6 hin.

198 Jeremy Cohen, *Why aren't Jewish Women Circumcised? Gender and Covenant in Judaism* (Berkeley: University of California Press, 1999). S. 43.

199 Kaminer, „Die Brit-Milah (Bund der Beschneidung) – ein ‚Fortschritt in der Geistigkeit'". S. 164.

200 Goldingay, „The Significance of Circumcision". S. 16.

vergossenen Tropfen Blutes von Bedeutung: „Frauen vergießen das Blut der Geburt, Männer das der Beschneidung, und beides ist ein Symbol des Bundes mit Gott.“[201]

Der Beschneidung liegt damit eine zentrale anthropologische Prämisse zugrunde, nämlich die Absage an den unveränderten und unmanipulierten menschlichen Körper. Die jüdische Theologie verweist auf seine Unvollkommenheit und den Bedarf eines Eingriffes durch den Menschen selbst.[202] „For this [Judaism] is a theology that in general sees human beings as born with a powerful appetite for evil, one that must be restrained, retrained, and redirected by a challenging and unending process of subordination to God's covenantal will. It is therefore, by definition, diametrically opposed to the Romantic affirmation of natural man and his raw instincts [...].“[203] Das Judentum, so Levenson, präferiere die innere Vollkommenheit gegenüber einer äußeren Ästhetik.[204] Der Zweck eines verbesserten moralischen Urteilsvermögens rechtfertigt für Levenson auch den kurzzeitigen Schmerz während der Beschneidung: „[T]he classical Jewish texts value the willingness to suffer for a worthy cause, [...] and elevate self-control over self-expression.“[205] Den Naturalismus des Christentums kenne das Judentum nicht.[206] Dass der Mensch das Zeichen selbst an sich anbringen lassen muss, geht dabei einher mit der Vorstellung, sich als Teil der Schöpfung selbst vervollkommnen zu müssen und „die eigene körperliche und geistige Begrenztheit“ anzuerkennen.[207] Der Mensch selbst ist nicht vollkommen geschaffen. Im Midrasch Pesikta Rabbati ist diese Überzeugung erwähnt: „Allein alles, was in den sechs Tagen erschaffen worden ist, bedarf einer Vervollkommnung [...] so bedarf auch der Mensch einer Vervollkommnung.“[208] Der Mensch erkennt sich selbst als jemanden, der die Schöpfung vollenden muss.

---

201 Ederberg, „‚Durch dein Blut sollst du leben.‘ “.

202 Jon Levenson, „The New Enemies of Cirumcision“, *Commentary* 109, Nr. 3 (2000): 29–36, https://www.commentarymagazine.com/articles/the-new-enemies-of-circumcision/ (abgerufen am 03.04.2016).

203 Ebd.

204 Ebd.

205 Ebd.

206 Vgl. Jeffrey H Burack, „Jewish reflections on genetic enhancement“, *Journal of the Society of Christian Ethics* 26, Nr. 1 (2006): 137–61. S. 137.

207 Blumenberg, „Von Trauma und Tradition“. S. 110.

208 Midrasch Pesikta Rabbati, 23, III, zit. nach Ebd. S. 108.

Erwähnung findet dieser Ansatz auch in den Schriften des Rabbi Akiva, der im 1. Jahrhundert n. Chr. lebte. Im Midrasch Tanchuma referiert der Rabbi einem Römer das Prinzip der Vollendung der Schöpfung durch den Menschen und stellt einen Vergleich mit Ähren und Brot an.[209] Auch werde ein Neugeborenes durch den Menschen nach der Geburt von der Nabelschnur getrennt. Der Mensch partizipiert also an der Vollendung der Schöpfung, „wobei das Gebot der Beschneidung seinerseits als pars pro toto für den ganzen Komplex der von Gott an den Menschen [...] ergangenen Gebote steht". Der Mann erfährt nach diesem Verständnis des Midrasch durch das Gebot der Beschneidung eine Läuterung und wird Ausführender der Schöpfung.[210]

Nach jüdischem Verständnis stellt die Beschneidung eines Jungen am achten Lebenstag somit einen „unverzichtbaren Eckpfeiler"[211] dar. Die Bedeutung des Eingriffes geht über den Aspekt des Differenzierungsverständnisses sowie der Identität und Volkszugehörigkeit hinaus, da dieses Verständnis den transformativen Prozess des Eingriffes missachtet. Nicht der Beschneidungsakt, sondern der Zustand des Beschnittenseins wird zum Kern des religiösen Gebotes.[212] Da die Beschneidung einen physischen wie metaphysischen Bund zwischen den Juden und Gott nicht nur besiegelt, sondern herstellt, greift ein Verbot des Ritus im Verständnis der Religion in das transzendente Wesensmerkmal der Religionsfähigkeit ein, sofern man bereit ist, die jüdische Auffassung der Beschneidung ernst zu nehmen. Das mosaische Judentum setzt die Annahme und Durchführung der Beschneidung als die Grundlage seines Bestehens voraus.[213]

In der Thora und anderen kommentierenden Texten des Judentums werden der Beschneidung keine gesundheitlichen Vorteile zugewiesen.[214] Ein Diskurs über die Brit Mila, die allein auf die Abwägung der Existenz medizinischer

---

209 Wiedergegeben in Alfred Bodenheimer, *Haut ab! Die Juden in der Beschneidungsdebatte* (Göttingen: Wallstein Verlag, 2012). S. 33–35

210 Ebd. S. 35. Für eine andere Lesart unter Berücksichtigung christlicher Überlieferungen, siehe Ebd., S. 35ff.

211 Kuntze, „Rechtsfragen zur religiösen Knabenbeschneidung". S. 53.

212 Vgl. Leopold Zunz, *Gutachten über die Beschneidung* (Frankfurt a.M.: Bach, 1844), http://sammlungen.ub.uni-frankfurt.de/freimann/content/titleinfo/409152 (Zugriff 22.9.2016). S. 11.

213 Vgl. Kutna, *Sollen wir unsere Knäblein beschneiden?* S. 57f.; Deusel, *Mein Bund, den ihr bewahren sollt: Religionsgesetzliche und medizinische Aspekte der Beschneidung.* S. 15ff.

214 Miriam Pollack, „Circumcision: Identity, Gender, and Power.", *Tikkun* 26, Nr. 3 (2011): 97–104.

Vor- und Nachteile aus ist, verkennt daher die Natur des Eingriffes.[215] Möglichen medizinischen Nachteilen bzw. Risiken steht ein spezifischer Sinnhorizont gegenüber, der sich erst aus der Akzeptanz bzw. Kenntnisnahme der jüdischen Wissensordnungen und Vorstellungen ergibt.[216]

215 Vgl. Bonna Devora Haberman, „Foreskin Sacrifice: Zipporah's Ritual and the Bloody Bridegroom", in *The Covenant of Cirumcision: New Perspectives on an Ancient Jewish Rite*, hg. von Elizabeth Wyner Mark (Hanover, London: Brandeis University Press, 2003). S. 26.

216 vgl. Fateh-Moghadam, „Religiöse Rechtfertigung? Die Beschneiung von Knaben zwischen Strafrecht, Religionsfreiheit und elterlichem Sorgerecht." S. 119.

4 Die Beschneidung im bisherigen Diskurs

4.1 Der rechtliche Diskurs über die Beschneidung

Eine detaillierte Darstellung der rechtlichen Auffassungen zur rituellen Beschneidung würde den Anspruch dieser Arbeit übersteigen. Es soll daher lediglich eine Übersicht über die wichtigsten Stellungnahmen und Autoren gegeben werden. Bis Juni 2012 war das Thema der Beschneidung in der deutschen Rechtsprechung ein Randthema. Rechtliche Bedenken gegen die grundsätzliche Zulässigkeit der rituellen Zirkumzision wurden von deutschen Gerichten nicht erhoben.[217] Nur vereinzelt gab es Urteile, in denen die Beschneidung eine Rolle spielte.

So entschied im Jahre 2004 das Landgericht Frankenthal über die Zirkumzision eines muslimischen Jungen durch einen Beschneider, bei der nicht nur die Vorhaut, sondern auch ein Teil des Penisschafts entfernt worden war. Der Junge litt an starken Blutungen und musste im Krankenhaus nochmals operiert werden. Dabei wurde ein Teil der Skrotalhaut transplantiert, um die Wunde am Penisschaft zu decken. Das Gericht entschied, dass die Einwilligung des Jungen in die Beschneidung unwirksam war, da er die Tragweite des Eingriffes nicht überblicken konnte. Den Eltern wiesen die Richter keine Mitschuld am Geschehen zu, da sie auf die Qualifikation eines rituellen Beschneiders vertrauen dürften. Das Gericht sah die elterliche Einwilligung in die Vorhautentfernung selbst nicht als Verletzung der Personensorge an.[218]

Ebenfalls im Jahre 2004 verurteilte das Amtsgericht Düsseldorf einen aus der Türkei stammenden rituellen Beschneider wegen gefährlicher Körperverletzung in sieben Fällen. Der Mann hatte in seiner Wohnung ohne Beachtung der hygienischen und medizinischen Mindestanforderungen Beschneidungen an Jungen durchgeführt. Das Gericht sah den Eingriff als gefährliche Körperverletzung an (§§ 223 Absatz 1, 224 Absatz 1 Nr. 2 StGB), da die Beschneidung mittels eines Messers vorgenommen worden war. Durch die Einwilligung der Eltern sah das Gericht den Eingriff aber als grundsätzlich gerechtfertigt an. Eine generelle Strafbarkeit stellte das Gericht nicht fest.[219]

---

217 Vgl. Frank Schramm, „Ist die rituelle Zirkumzision grundsätzlich strafbar?", *Uro-News* 1, Nr. 38–40 (2010). S. 38.

218 „Einwilligung in die rituelle Beschneidung eines Neunjährigen", *Medizinrecht* 23, Nr. 4 (2005): 243–45.

219 „Amtsgericht Düsseldorf, 411 Ds 60 Js 3518/00", 2004, https://openjur.de/u/654823.html (abgerufen am 03.11.2017).

Einen anderen Fall behandelte das Oberlandesgericht (OLG) Frankfurt im Jahr 2007. Hier hatte ein „nicht sorgeberechtigter Vater ohne Zustimmung der sorgeberechtigten Mutter“ eine Beschneidung an seinem 12 Jahre alten Sohn vornehmen lassen, ohne die Mutter davon in Kenntnis zu setzen.[220] Da das Kind offenbar versucht hatte, sich der Beschneidung zu widersetzen und die Einwilligung der Mutter fehlte, stufte das Gericht die durchgeführte Beschneidung als widerrechtlich und die Persönlichkeitsrechte des Kindes verletzend ein.[221]

Eine wirksame Einwilligung der Eltern fehlte auch beim Fall, den das Amtsgericht Erlangen im Jahr 2002 zu verhandeln hatte.[222] Ein muslimischer Vater hatte die Beschneidung seines bei Pflegeeltern lebenden Sohnes gefordert, da diese für ihn aus religiösen Gründen geboten sei. Das Gericht untersagte dem Vater auf Antrag des Jugendamtes den Eingriff mit Verweis auf die Risiken des Eingriffs.[223]

Einen gänzlich anderen, den Ritus bejahenden Schwerpunkt setzte das niedersächsische Oberverwaltungsgericht Lüneburg im Jahr 2002.[224] Behandelt wurde der Fall eines muslimischen Jungen, dessen Eltern Sozialhilfeempfänger waren. Das Gericht stellte fest, dass die Beschneidung als nicht-medizinische Behandlung zu bewerten sei und somit nicht von den Krankenkassen zu übernehmen sei. Jedoch habe der Ritus „im muslimischen Kulturkreis eine der Taufe im christlichen Kulturkreis vergleichbare religiöse und gesellschaftliche Bedeutung“, für den die im Einzelfall notwendigen Sozialleistungen gewährt werden müssten.[225] Die Leistungen müssten nicht nur die Kosten für die Operation umfassen, sondern auch die den Ritus begleitenden Feierlichkeiten. Eine Nichtdurchführung der Beschneidung aus finanziellen Gründen brächte für die Familie erhebliche soziale Nachteile mit sich, urteilte das Gericht.[226] Ähnlich hatte das

220 „OLG Frankfurt a.M., 21. 8. 2007 – 4 W 12/07: Schmerzensgeld für Jungen wegen Beschneidung“, *NJW*, 2007, 3580–81.

221 Ebd.

222 AG Erlangen, Beschluss vom 30.7.2002 (4 F 1092/01), siehe Putzke, „Die strafrechtliche Relevanz der Beschneidung von Knaben. Zugleich ein Beitrag über die Grenzen der Einwilligung in Fällen der Personensorge.“ S. 700.

223 Zit. auch bei Ebd.

224 „Niedersächsisches OVG, Az. 4 ME 336/02“, 2002, https://openjur.de/u/213718.html (abgerufen am 03.11.2017).

225 Ebd.

226 Ebd.

Gericht in einem Fall aus dem Jahr 1993 entschieden.[227] Die Zirkumzision wurde demnach als zwar medizinisch nicht notwendig, kulturell bzw. religiös aber als essentiell für die Entwicklung des Kindes eingestuft.

Für die Rechtsprechung erfüllt die Beschneidung, sowohl die medizinisch indizierte als auch die rituelle, den Tatbestand der Körperverletzung nach §223 StGB. Körperverletzungen mit medizinischer Indikation sind nur dann nicht strafbar, wenn der zu Behandelnde dem Eingriff zustimmt. Innerhalb der Rechtswissenschaft gibt es jedoch eine Auseinandersetzung darüber, ob wirklich jeder ärztliche Eingriff den Tatbestand nach §223 StGB erfüllt. Ein großer Teil der Literatur geht davon aus, dass zumindest der Heileingriff, d. h. der Eingriff in therapeutischer Absicht, tatbestandlich keine Körperverletzung darstellen kann.[228] „Begründet wird dies mit der Erwägung, dass durch den erfolgreichen Heileingriff der Körperzustand nicht verschlechtert, sondern im Gegenteil verbessert oder zumindest bewahrt werde. Entscheidend sei nicht ein Abstellen auf den Einzelakt […], sondern auf das Gesamtergebnis."[229] Ob unter der Verbesserung bzw. Erhaltung des körperlichen Wohles nur der physische Zustand gemeint ist, ist strittig.

In der deutschen Strafwissenschaft wurde die Zulässigkeit der rituellen Beschneidung seit einem Artikel von Holm Putzke in einer Festschrift für den Strafrechtler Rolf Dietrich Herzberg aus dem Jahr 2008 diskutiert.[230] Mit dem Artikel von Putzke beendete die Strafwissenschaft „eine Phase der juristischen Selbstbeschränkung, in der die Praxis der Beschneidung von Knaben bemerkenswerterweise überhaupt nicht als Rechtsproblem thematisiert wurde".[231] Bis zum Juni 2012 fand die wissenschaftliche Diskussion um die Beschneidung in der Presse keinen Widerhall.

Putzke war an dem Prozess des Landgerichts Köln weder als Gutachter beteiligt, noch gab er eine rechtliche Stellungnahme ab, dennoch kann angenommen

---

227 „OVG Lüneburg, 4 L 5670 / 92", 1993, Kurzversion des Urteils auf: http://www.ievr-db.uni-trier.de/htdocs/ievr/main.cgi?action = search&lang = de (abgerufen am 26.10.2016).

228 Wolfgang Joecks, „StGB § 223 Körperverletzung", in *Münchener Kommentar zum Strafgesetzbuch*, hg. von Wolfgang Joecks; Klaus Miebach, 4. §§ 185, 2012, Rn 42–54., Satz 133.

229 Ebd., Satz 134.

230 Putzke, „Die strafrechtliche Relevanz der Beschneidung von Knaben. Zugleich ein Beitrag über die Grenzen der Einwilligung in Fällen der Personensorge."

231 Fateh-Moghadam, „Religiöse Rechtfertigung? Die Beschneiung von Knaben zwischen Strafrecht, Religionsfreiheit und elterlichem Sorgerecht." S. 115.

werden, dass das Urteil ohne seine Veröffentlichungen zur Beschneidung nicht zustande gekommen wäre.[232] Das Landgericht selbst nahm in seinem Urteil ausführlich auf die Schriften Putzkes Bezug. Der Jurist selbst sorgte im Anschluss dafür, dass das Urteil Ende Juni in der *Financial Times Deutschland* Erwähnung fand. Putzke schickte das Urteil an den US-Korrespondenten der Zeitung, dessen Bekanntschaft er laut einem Bericht des Berliner *Tagesspiegel* im Studium gemacht hatte. Putzke erwähnt ihn dankend in seiner Doktorarbeit. „So kommt es, dass am 26. Juni ein Journalist aus dem fernen San Francisco auf der Titelseite des Blatts die Deutschen erstmals über ein angeblich wegweisendes Urteil informiert [...].“ Auch die *Frankfurter Allgemeine Zeitung* war vorab in die Veröffentlichung des Urteils involviert. Der einzige Fachkundige, der im Artikel der FTD befragt wurde, war Putzke.[233]

Putzke vertritt in seinem Artikel – und in zahlreichen Folgeartikeln – die Auffassung, dass medizinisch nicht-indizierte Beschneidungen unabhängig von der Zustimmung der Sorgeberechtigten als rechtswidrige Körperverletzung einzustufen sei. Er sieht den Ritus als „körperliche Misshandlung“ des Kindes an.[234] Als Begründung nennt er zum einen den Sensibilitätsverlust der Eichel durch den fehlenden Schutz der Vorhaut.[235] Zum anderen erachtet er die Risiken der Beschneidung insbesondere für Neugeborene als beträchtlich. Die Komplikationsrate des Eingriffes gibt er mit bis zu 32 % bei Säuglingen an.[236] Als dritten Punkt nennt er die psychischen Auswirkungen der Beschneidung. Unter Verweis auf die im Vergleich zu Erwachsenen „deutliche niedrigere“ Schmerzschwelle bei Neugeborenen sieht er durch den Beschneidungsschmerz „biometrische Strukturen im Rückenmark und Gehirn verändert“.[237] Da die Verletzung der körperlichen Integrität mit einem Skalpell durchgeführt wird, klassifiziert Putzke die Beschneidung als gefährliche Körperverletzung und damit als in

232 Vgl. Mark Swatek-Evenstein, „Limits of Enlightenment and the Law – On the Legality of Ritual Male Circumcision in Europe today“, *Merkourios* 29, Nr. 77 (2013): 42–50. S. 47.

233 Jost Müller-Neuhof, „Die herrschende Meinung ... und die, die sie machten: Wie ein Rechtsprofessor, eine Staatsanwältin und ein Richter die Debatte umBeschneidung steuerten, über die diese Woche auch der Deutsche Ethikrat debattiert.“, *Der Tagesspiegel*, 20. August 2012.

234 Putzke, „Die strafrechtliche Relevanz der Beschneidung von Knaben. Zugleich ein Beitrag über die Grenzen der Einwilligung in Fällen der Personensorge.“ S. 681.

235 Ebd. S. 677.

236 Ebd.

237 Ebd. S. 678.

jedem Fall von der Staatsanwaltschaft zu verfolgen.[238] Putzke plädiert daher für eine Verschiebung der Beschneidung, bis das Kind volljährig ist.

Am schwersten wiegt für Putzke jedoch die Irreversibilität des Eingriffes.[239] Diese Feststellung ist für seine Argumentation essentiell, da die Frage der Schwere und Zulässigkeit der Körperverletzung des Kindes mit den medizinischen Vor- und Nachteilen steht und fällt. Putzke selbst erwähnt die umstrittene Studienlage innerhalb der medizinischen Disziplin.[240] Doch ist ein irreversibler körperlicher Eingriff aus seiner Sicht nur dann erlaubt, wenn es eine Rechtfertigung gibt – die der Strafrechtler nur auf dem Gebiet der kurativen Medizin verorten kann. Putzke knüpft den Begriff der Rechtfertigung eng an das Konzept des „Wohles", unter dem er einen „Gewinn, Nutzen, Vorteil" für das Kind versteht.[241] Eine Rechtfertigung könne es nur dann geben, wenn die Beschneidung für das Kind einen nachgewiesenen, messbaren, therapeutischen Nutzen hätte.[242]

Die Entscheidung für oder wider die Zirkumzision erhält bei Putzke somit eine kalkulatorische Komponente, die sie inhärent instabil macht. So ist er einerseits gezwungen, jegliche angeführten medizinischen bzw. prophylaktischen Vorteile der Beschneidung zurückzuweisen, die Rechtfertigung damit aber zugleich unter den Wissensvorbehalt der Medizin zu stellen. Kämen neue Erkenntnisse hinzu, käme die Rechtfertigungskalkulation womöglich zu einem anderen Ergebnis. Zum anderen muss sich Putzke auf die rein messbaren Elemente der Beschneidung reduzieren. Er verwirft eine religiös motivierte Entfernung der Vorhaut mit dem Argument, dass sie keine medizinischen Vorteile brächte. Sein Argument ist in seiner Wirksamkeit daher beschränkt.

Interessant an Putzkes Vorgehen ist, dass er auch eine Einwilligung der Betroffenen Kinder und auch Jugendlichen in den Eingriff – sonst eine Rechtfertigung einer tatbestandsmäßigen Körperverletzung – verneint, da sie unter dem Einfluss ihrer Religionsgemeinschaften stünden und die Konsequenzen nicht

238 Ebd. S. 681. Einfache Körperverletzungen werden nur auf Antrag des Geschädigten verfolgt.

239 Ebd. S. 678.

240 Ebd. S. 679.

241 Ebd. S. 687.

242 Siehe auch Werner Beulke und Annika Dießner, „‚(…) ein kleiner Schnitt für einen Menschen, aber ein großes Thema für die Menschheit': Warum das Urteil des LG Köln zur religiös motivieren Beschneidung von Knaben nicht überzeugt.", *Zeitschrift für internationale Strafrechtsdogmatik* 7 (2012): 338–46, http://www.zis-online.com/dat/artikel/2012_7_685.pdf (abgerufen am 27.10.2016). S. 341.

einschätzen könnten.[243] Putzke stellt die Einwilligung in eine rituelle Beschneidung damit unter strengere Bedingungen als die vergleichbare Einwilligung in eine medizinisch indizierte. Dies gilt für ihn jedoch wiederum nicht auf dem Gebiet der geringfügigen kosmetischen Eingriffe, wie zum Beispiel dem Ohrlochstechen. Hier sieht Putzke auch eine Einwilligung eines Minderjährigen als unkritisch an, da der Eingriff „minimal, risikoarm und kaum schmerzhaft" sei.[244] Im Widerspruch zu seiner Behandlung der Beschneidung lässt er beim Ohrlochstechen auch nicht-kurative Gründe gelten: Gründe der Sozialadäquanz versprächen für das Kind einen „Nutzen". Für die religiöse Beschneidung verneint Putzke eine solche mögliche Rechtfertigung und legt einen anderen Maßstab an. Anders als bei den Ohrlöchern lässt er bei der Beschneidung den Grund der Sozialadäquanz nicht zu, sondern verlangt einen messbaren und rational begründbaren Nutzen, um einem möglichen Missbrauch der Religionsfreiheit vorzugreifen.[245] Die Zugehörigkeit bzw. Festigung der Zugehörigkeit zur Religionsgemeinschaft stellt für ihn dabei keinen probaten Nutzen dar. Zum einen verneint er die Bedeutung der Zirkumzision für das Judentum, zum anderen sieht er die Entfernung der Vorhaut als Bedingung der Zugehörigkeit als repressiven Zwang der Religionsgemeinschaften, den es zu überkommen gelte.[246]

In seinem Artikel führt Putzke den Begriff des „Schadens" ein, der für die öffentliche Debatte vier Jahre später eine wichtige diskursive Bedeutung erhält. Schaden definiert er als den irreversiblen Verlust von Körpersubstanz, die psychischen Folgen und die möglichen Risiken.[247] Der Schadensbegriff wird bei

---

243 Putzke, „Die strafrechtliche Relevanz der Beschneidung von Knaben. Zugleich ein Beitrag über die Grenzen der Einwilligung in Fällen der Personensorge." S. 685.

244 Ebd. S. 696.

245 Ebd. S. 701.

246 Ebd. S. 701f.

247 Ebd. S. 700 u. 705. Vgl. hierzu auch Bodenheimer, „Verletzung von Körper und Würde. Beobachtungen einer Begriffskontingenz". S. 138–139, der Putzkes Einschätzung in Frage stellt: „Dem [Beschneiden] steht einerseits die nach Putzke „höchst subjektive" Sicht hinsichtlich der Ästhetik des Aktes gegenüber [...] und dessen religiöse Bedeutung (nicht primär ästhetische) Begründung andererseits. Denn im Gegensatz zu ästhetischer Verschönerung kann religiöse Verortung durch die Eltern dem Kind keinen Mehrwert bringen und dient deshalb nicht seinem Wohl. Der Nutzen ‚muss messbar und rational begründbar sein' [...] und das ist er offenbar dann, wenn ein Eingriff einer Mehrheit von Menschen in einer Bevölkerung als ästhetisch gelungen erscheint, aber nicht dann, wenn er für eine Minderheit der Bevölkerung religiöse Bedeutung hat. Auch soll die Individualität durch ein Ohrloch gestärkt werden, durch eine Beschneidung jedoch offenbar nicht."

Putzke zu einem negativen Substanzbegriff, d. h., dass dem Kind von seinem Naturzustand aus gesehen messbar etwas weggenommen wird, ohne ihm messbare Verbesserungen zu bringen. Verbesserungen bringt Putzke dabei allein mit medizinischen Eingriffen in Verbindung. Damit ergibt sich eine seine Argumentation bestimmende Konkordanz: Was medizinisch indiziert ist, ist dem Wohle des Kindes zuträglich.

Putzkes Artikel ist geprägt von einem empirischen Rationalismus, bei dem allein der empirischen Überprüfbarkeit von Positionen Gewicht zukommt.[248] Nicht falsifizierbare, religiöse Argumente haben daher für ihn im Rechtsdiskurs keine Bedeutung, da sie sich nicht dem Schema der „völlige[n] Annahme oder vollständige[n] Ablehnung" zuordnen lassen.[249] Putzke selbst betrachtet seinen juristischen Maßstab der evidenzbasierten Rationalität dabei als „Fackel der Wahrheit", die er durch eine Reihe Geblendeter trägt.[250] Widerstand gegen seine These von Seiten der Religion klassifiziert er als den Widerwillen der Nicht-Aufgeklärten, die Maßgaben der Moderne zu akzeptieren.

In einem weiteren Artikel in der Zeitschrift *Medizinrecht* aus demselben Jahr ging Putzke über seine ursprüngliche Intention der Qualifizierung der Beschneidung als Körperverletzung hinaus und stellte den Eingriff als „üble und unangemessene" Behandlung des kindlichen Körpers, d. h. als Misshandlung, dar.[251] Die religiöse Identifikation bzw. die Identitätsstiftung, die der Beschneidung zugrunde liege, ließe einen solch weitreichenden Eingriff in das Recht des Kindes nicht zu. Putzke plädiert auch hier für eine Verschiebung des Ritus, bis die Kinder volljährig sind und einem Eingriff selbst zustimmen. Unklar bleibt, wie Putzke den Tatbestand der körperlichen Misshandlung mit einer erlaubten Einwilligung der Betroffenen im Erwachsenenalter miteinander in Einklang bringt. Denn eine Misshandlung einer anderen Person – in diesem Falle durch einen Arzt oder einen rituellen Beschneider – wäre auch mit deren Zustimmung nach §228 StGB möglicherweise strafbar, wenn die Handlung sittenwidrig ist. Putzkes Argumentation läuft hier also nicht auf einen Aufschub, sondern auf ein gänzliches Verbot der rituellen Beschneidung hinaus.

---

248 Putzke, „Die strafrechtliche Relevanz der Beschneidung von Knaben. Zugleich ein Beitrag über die Grenzen der Einwilligung in Fällen der Personensorge." S. 709.

249 Ebd.

250 Ebd. S. 670.

251 Holm Putzke, „Rechtliche Grenzen der Zirkumzision bei Minderjährigen. Zur Frage der Strafbarkeit des Operateurs nach § 223 des Strafgesetzbuches", *Medizinrecht* 26 (2008): 268–72. Zitat auf S. 269.

Putzke verschärfte diese Einschätzung weiter in einem Artikel, den er gemeinsam mit den Münchner Kinderchirurgen Maximilian Stehr und Hans-Georg Dietz im selben Jahr im *Deutschen Ärzteblatt* veröffentlichte.[252] Demnach seien auch an die medizinische Indikation strenge Vorschriften zu knüpfen und nur im Ausnahmefall ein Eingriff nach medizinischen Standards rechtmäßig. Der Artikel greift die wesentlichen Argumente aus Putzkes erstem Artikel wieder auf und wägt den empirischen „Substanzverlust" der Beschneidung gegen fehlende medizinische Vorteile ab. „Der Nutzen überwiegt die Nachteile allerdings nur dann, wenn eine Zirkumzision das Risiko einer späteren Erkrankung nicht nur unerheblich verringert."[253] Die Einwilligung der Eltern in einen Eingriff, der dem Kind nur schade, aber nicht nutze, sei daher rechtswidrig. Die Einschätzungen der Autoren insinuiert eine „nahezu vollständigen Kriminalisierung der Zirkumzision von Knaben unter 18 Jahren".[254]

In der Sache schloss sich der rechtlichen Auffassung Putzkes nur eine kleine Anzahl an Rechtswissenschaftlern an. Hierzu gehörten insbesondere Rolf Herzberg und Günter Jerouschek.[255] Herzberg pflichtete seinem Schüler Putzke in der Einschätzung der Beschneidung als Körperverletzung und Misshandlung bei, ging allerdings noch einen Schritt weiter und fügte den Begriff der

---

252 Maximilian Stehr, Holm Putzke, und Hans-Georg Dietz, „Strafrechtliche Konsequenzen auch bei religiöser Begründung", *Deutsches Ärzteblatt* 105, Nr. 34–35 (2008): 1778–80. Weitere Artikel: Putzke, „Rechtliche Grenzen der Zirkumzision bei Minderjährigen. Zur Frage der Strafbarkeit des Operateurs nach § 223 des Strafgesetzbuches". Reinhard Merkel und Holm Putzke, „After Cologne: male circumcision and the law. Parental right, religious liberty or criminal assault?", *Journal of Medical Ethics* 39, Nr. 7 (2013): 444–49.

253 Stehr, Putzke, und Dietz, „Strafrechtliche Konsequenzen auch bei religiöser Begründung". S. 1779.

254 Fateh-Moghadam, „Religiöse Rechtfertigung? Die Beschneiung von Knaben zwischen Strafrecht, Religionsfreiheit und elterlichem Sorgerecht." S. 115.

255 Rolf Dietrich Herzberg, „Religionsfreiheit und Kindeswohl: Wann ist die Körperverletzung durch Zirkumzision gerechtfertigt?", *Zeitschrift für internationale Strafrechtsdogmatik* 7-8/2010 (2010): 471–75, http://www.zis-online.com/dat/artikel/2010_7-8_468.pdf; Rolf Dietrich Herzberg, „Steht dem biblischen Gebot der Beschneidung ein rechtliches Verbot entgegen?", *Medizinrecht* 30 (2012): 169–75; Rolf Dietrich Herzberg, „Die Beschneidung gesetzlich gestatten?", *Zeitschrift für internationale Strafrechtsdogmatik* 10/2012 (2012): 486–505, http://www.zis-online.com/dat/artikel/2012_10_705.pdf; Rolf Dietrich Herzberg, „Rechtliche Probleme der rituellen Beschneidung", *Juristenzeitung* 64 (2009): 332–39.Günter Jerouschek, „Beschneidung und das deutsche Recht Historische, medizinische, psychologische und juristische Aspekte", *Neue Zeitschrift für Strafrecht* 6 (2008): 313–22.

„Genitalverstümmelung" hinzu.[256] Seine Einschätzung gründete sich auf der Einschätzung „mehrere[r] türkischstämmige Studenten, die ich befragt habe" und die „die eigene Beschneidung als Verstümmelung empfinden".[257] Herzberg sah in der rituellen Zirkumzision eine „seelische Verletzung" der Kinder, die dadurch noch vermehrt werde, dass zur „‚richtigen' Beschneidung die Qualen" dazugehörten.[258] Unter dieser Prämisse wehrte sich Herzberg gegen den Versuch Putzkes, dem Eingriff überhaupt einen Abwägungsraum zwischen Schaden und potentiellem – identitätsstiftendem – Nutzen eingeräumt zu haben: „Der Aktivposten der religiösen Einbindung und Stigmavermeidung, den er, wenn auch nicht als ausschlaggebend, in seine Abwägung einstellt, ist null und nichtig."[259] Der Grund für die Nichtigkeit dieser Abwägung war Herzberg zufolge die Gefahr, dass die Befürworter der Beschneidung sie „für eine ergebnisorientierte Argumentation" ausnutzen könnten.[260] Er vertrat die Ansicht, dass „elterliche Entscheidungen, welche die [religiöse Erziehung] des Kindes betreffen, [...] als kindeswohlneutral anzusehen" seien; sie könnten also weder im positiven noch im negativen Sinne für die Zulässigkeit der Beschneidung herangezogen werden.[261] Auffallend ist Herzbergs fast „missionarischer Eifer" in seinem Kampf gegen die rituelle Beschneidung.[262] Juden, die den Eingriff an ihrem Kind durchführen, beschuldigte er des Missbrauchs und der Missachtung fundamentaler Menschenrechte und verglich die Beschneidung mit Kindesopfern.[263] Jüdische Eltern betrachtete er als unaufgeklärt und unvernünftig; über die Konsequenzen des Ritus und über den Schaden, den sie anrichten, seien sie sich nicht im Klaren.[264]

Der Strafwissenschaftler und Psychologe Günter Jerouschek pflichtete Putzke in einem 2008 in der *Neuen Zeitung für Strafrecht* erschienen Artikel bei. Er

---

256 Herzberg, „Rechtliche Probleme der rituellen Beschneidung". S. 333.

257 Ebd.

258 Ebd.

259 Ebd. S. 335.

260 Beulke und Dießner, „‚(...) ein kleiner Schnitt für einen Menschen, aber ein großes Thema für die Menschheit': Warum das Urteil des LG Köln zur religiös motivieren Beschneidung von Knaben nicht überzeugt." S. 341.

261 Ebd.; Herzberg, „Rechtliche Probleme der rituellen Beschneidung". S. 335f.

262 Deusel, *Mein Bund, den ihr bewahren sollt: Religionsgesetzliche und medizinische Aspekte der Beschneidung*. S. 146.

263 Herzberg, „Rechtliche Probleme der rituellen Beschneidung". S. 337, siehe ebenso Herzberg, „Religionsfreiheit und Kindeswohl: Wann ist die Körperverletzung durch Zirkumzision gerechtfertigt?" S. 472 f.

264 Herzberg, „Rechtliche Probleme der rituellen Beschneidung". 338f.

bezeichnete den Akt einen schmerzhaften, gefährlichen und traumatischen Eingriff, der rechtlich unzulässig sei.[265] Dabei bemühte Jerouschek das Beispiel einer Mutter, die die Beschneidung ihres Sohnes als unerträglich empfand, und die Aussagen des Maimonides, der sich keiner medizinischen Indikation des Ritus bewusst war: „Wie dies bereits Maimonides hellsichtig erkannt hat, lässt sie [die Beschneidung] sich auf keinerlei medizinische Indikationen stützen und ist insofern ärztlicherseits nicht zu verantworten."[266]

Mehr als ihre Unzulässigkeit aufgrund einer fehlenden medizinischen Indikation sah Jerouschek jedoch in der Beschneidung vorsätzlich schädigende Motivationen; die von der Psychotraumatologie angelegten Kriterien an ein „pathogen wirkendes Trauma" sah er erfüllt. „Die schutzlose Preisgabe an bedrohliche Umweltfaktoren, die auf der Erlebnisseite mit einer basalen Hilflosigkeit einhergeht; ein beziehungstraumatischer Aspekt, da die Verletzung den Eltern zuzurechnen ist; je nach Alter der Circumcidenten ein Kindheitstrauma, da die Beschädigung am Penis als Sexualorgan vorgenommen wird, zugleich ein Sexualtrauma."[267] Aufgrund dieser Merkmale erkannte Jerouschek in der rituellen Beschneidung einen „Strafcharakter" und verwies auf ihre „zumeist unbewusste aggressive Motivationen" der Eltern gegenüber dem Kind. Verwirklicht sah er diesen Tatbestand auch in dem Umstand, dass die Beschneidung zumeist am Säugling vorgenommen werde. „Die so im Kindesalter erzwungene Beschneidung stellt, vergleichbar mit einer ‚Brandmarkung', eine lebenslange sinnfällige Zuordnung zur jeweiligen Religionsgemeinschaft dar [...]."[268] Ebenso sah Jerouschek das beschnittene Kind lebenslang in seiner physischen Zugehörigkeit zur Religion gefangen. Den Tatbestand einer gefährlichen Körperverletzung samt Erzeugung eines „pathologischen Zustandes" erachtete Jerouschek damit eindeutig als erfüllt.

Die Rolle der Beschneidungsbefürworter sah Jerouschek kritisch und wähnte diese, wie die Eltern, in einer unterbewussten Zwangslage: „Nachdem keine der medizinischen Indikationen einer kritischen wissenschaftlichen Überprüfung standhielt, ging man vermehrt dazu über, ‚social benefits' zu bemühen, um die Routinebeschneidung samt der mit ihr verbundenen Pfründe zu retten. Man gewinnt den Eindruck, dass, wie es auch dem psychotraumatologischen

265 Jerouschek, „Beschneidung und das deutsche Recht Historische, medizinische, psychologische und juristische Aspekte". S. 314.

266 Ebd. S. 316.

267 Ebd.

268 Ebd. S. 319.

Erfahrungswissen entspräche, hat man sich einmal der Beschneidung befleißigt, es äußerst schwer fällt, ihr wieder zu entraten."[269] Eine solche, traumatologisch bedingte und an die Kinder weitergegebene aggressive Motivation, dem eigenen Sohn Schaden zuzufügen, könne es im Bereich des Grundgesetzes nicht geben: „Im Geltungsbereich des Grundgesetzes aber wiegen die Menschenwürde und das Recht auf körperliche Unversehrtheit schwerer als das Recht der Eltern, ihre Kinder zu verletzen, um der Religion, und sei es auch nur vermeintlich, Genüge zu tun."[270] Das religiöse Gebot im Judentum könne hierbei kein Maßstab sein, sei aber auch für die religiöse Zugehörigkeit der Jungen nicht relevant. Einschließlich fast antisemitisch klingender Untertöne, die bei seiner Beschreibung der „unappetitlichen" Prozedur[271] mitschwingen, ist Jerouschek als einer der aggressivsten Befürworter der Kriminalisierung der rituellen Beschneidung anzusehen.

Den Gegnern der rechtlichen Zulässigkeit der rituellen Beschneidung stellten sich – unter anderem – die Juristen Schwarz, Fateh-Moghadam und Valerius entgegen. Letzterer bezog die religiöse Dimension des Ritus und die Bedeutung kultureller Wertvorstellungen mit in die Abwägung ein und hielt den Befürwortern der Strafbarkeit eine verengte Sicht auf das Kindeswohl vor.[272] Das Wohlbefinden des Kindes bestimme sich nicht allein durch sein körperliches Befinden, sondern könne auch nach religiösen oder seelischen Maßstäben bemessen werden.[273]

Im Einklang mit Valerius sah der Rechtswissenschaftler Fateh-Moghadam das Problem der Beschneidung nicht in ihren medizinischen Vor- und Nachteilen erschöpft.[274] Unter Bezugnahme auf Paradigmenumkehr innerhalb der

---

269 Ebd. S. 315.

270 Ebd. S. 319.

271 Ebd. S. 313. Hinsichtlich der antisemitischen Untertöne vgl. auch Kap. 6.3 dieser Arbeit.

272 Brian Valerius, „Die Berücksichtigung kultureller Wertvorstellungen im Strafrecht", *Juristische Arbeitsblätter* 7 (2010): 481–86.

273 Ebd. S. 484f., vgl. auch Kommentar von Beulke und Dießner, „‚(…) ein kleiner Schnitt für einen Menschen, aber ein großes Thema für die Menschheit': Warum das Urteil des LG Köln zur religiös motivieren Beschneidung von Knaben nicht überzeugt." S. 343.
Für eine aktuelle rechtliche Bewertung der Beschneidung und eine Diskussion des Kindeswohl-Begriffes siehe: Katharina Suhr, *Der medizinisch nicht indifzierte Eingriff zur kognitiven Leistungssteigerung aus rechtlicher Sicht, Schriftenreihe Medizinrecht* (Heidelberg: Springer, 2016). S. 189ff.

274 Fateh-Moghadam, „Religiöse Rechtfertigung? Die Beschneiung von Knaben zwischen Strafrecht, Religionsfreiheit und elterlichem Sorgerecht."

medizinischen Disziplin hinsichtlich des Säuglingsschmerzes wie auch des präventiven Nutzens der Beschneidung legte Moghadam dar, wieso die rechtliche Bewertung „nicht unmittelbar an scheinbar deskriptiv-medizinische Kriterien wie die sogenannte medizinische Indikation“ gekoppelt werden könne.[275] Die Indikation selbst unterliege dem Wechsel wissenschaftlicher Einschätzungen, weswegen aus ihr keine dauerhaft rechtlich verbindliche Regelung abgeleitet werden könne. Moghadam sah die rituelle Beschneidung unter dem Gesichtspunkt der elterlichen Sorge als gerechtfertigt an. Unter Berücksichtigung des Umstandes, dass die körperlichen Integrität – allein für medizinische Eingriffe – „als Individualrechtsgut“ als disponibel anzusehen sei, unterliege die Entscheidung für den Eingriff grundsätzlich den Eltern, solange das Kind entgegen der guten Sitten keiner Gefahr ausgesetzt werde.[276] Aufgrund der Geringfügigkeit des Eingriffes und der zu vernachlässigenden Komplikationsrate sah Moghadam keine Verletzung der Fürsorgepflicht oder eine Gefährdung des Kindeswohls gegeben.[277] Hierbei ist interessant, dass Moghadam die Religionsfreiheit bei der Zulässigkeit der rituellen Beschneidung als irrelevant erachtete. Vielmehr sei mit einem Verweis auf den Umfang des elterlichen Sorgerechts der Nichtstrafbarkeit genüge getan.[278] Eine Strafbarkeit ergäbe sich nur bei Unvertretbarkeit des Eingriffes aufgrund schwerer Gesundheitsverletzungen oder bei erniedrigenden Praktiken. Moghadam verweist auf „das Fehlen von spezifisch kindeswohlverletzenden Eingriffsmodalitäten, insbesondere körperliche[r] Bestrafungen, seelische[r] Verletzungen, Demütigungen, Diskriminierung und andere[r] entwürdigende[r] Maßnahmen“ bei der Beschneidung, die insbesondere Elemente der weiblichen Beschneidung seien. Jedoch bezieht er sich trotz der betonten Mehrdimensionalität des Eingriffes hauptsächlich auf die in der Wissenschaft vertretenen medizinischen Vorteile der Beschneidung, die einer Strafbarkeit entgegenstünden. Er führt folglich seine eingangs erwähnte Position ad absurdum.[279]

Sowohl die Beschneidungsgegner als auch die Beschneidungsbefürworter verkannten jedoch die Essenz der jüdischen Beschneidung, die nicht nur im Zustand des Beschnittenseins, sondern auch im Akt der Zirkumzision liegt.

---

275 Ebd. S. 118, FN 14.

276 Ebd. S. 124f.

277 Ebd. S. 133.

278 Ebd. S. 139.

279 „Die Beschneidung ist aber auch dann mit nicht unerheblichen gesundheitlichen, insbesondere präventiv-medizinischen und hygienischen Vorteilen verbunden, wenn sie nicht der unmittelbaren Behebung von Krankheiten dient.“ Ebd. S. 134ff.

In Abgrenzung zu anderen Positionen, die die Bedeutung des Ritus in seiner religiösen Identitätsstiftung erschöpft sahen, erkannte Schwarz in seinem 2008 erschienen Artikel die religiöse Dimension der Beschneidung an.[280] Während insbesondere Putzke und Herzberg die Beschneidung, ohne darin triftige Nachteile für den Gläubigen zu erkennen, auf einen späteren Zeitpunkt im Leben verschieben wollten, erachtete Schwarz diese Lösung als unvereinbar mit den religiösen Überzeugungen: „Der Akt der Beschneidung ist damit auch eine entscheidende Voraussetzung für die Teilnahme am religiösen Leben und damit an der Möglichkeit, das Judentum zu praktizieren. Ein erwachsener Jude, der ohne zwingenden Grund (z. B. wegen medizinischer Kontraindikation) unbeschnitten ist, ist daher seit jeher kein vollwertiges Mitglied der Jüdischen Gemeinschaft." Die Beschneidung sei damit für „das gesamte religiöse Leben und Agieren und damit für die grundrechtlich geschützte Religionsausübungsfreiheit von Bedeutung".[281] Wiewohl sich der religionsneutrale Staat nicht in die Bewertung oder Deutung der jeweiligen religiösen Überzeugungen einmischen dürfe, sei die Bedeutungszumessung durch die Religionsgemeinschaften durchaus zu berücksichtigen. Schwarz bezog sich hier auf das Bundesverfassungsgericht: „Wo aber in einer pluralistischen Gesellschaft die Rechtsordnung gerade das religiöse oder weltanschauliche Selbstverständnis wie bei der Kultusfreiheit voraussetzt, würde der Staat die den Kirchen, den Religions- und Weltanschauungsgemeinschaften nach dem Grundgesetz gewährte Eigenständigkeit und ihre Selbständigkeit in ihrem eigenen Bereich verletzen, wenn er bei der Auslegung der sich aus einem bestimmten Bekenntnis oder einer Weltanschauung ergebenden Religionsausübung deren Selbstverständnis nicht berücksichtigen würde."[282] Der Staat habe also das von den Religionsgemeinschaften vertretene Verständnis des Ritus primär als „Anknüpfungspunkt" zu nehmen.[283]

Um daraus entstehendem eventuellem Missbrauch vorzubeugen, nach dem beliebige Gruppen für sich invasive Riten aus religiösen Gründen beanspruchen können, verwies Schwarz auf die Rechtsprechung, die formelle wie inhaltliche Mindestanforderungen an Religionen stellt: „Vielmehr muss es sich auch tatsächlich, nach geistigem Gehalt und äußerem Erscheinungsbild, um eine Religion und Religionsgemeinschaft handeln. Dies im Streitfall zu prüfen

280 Kyrill Schwarz, „Verfassungsrechtliche Aspekte der religiösen Beschneidung", *Juristenzeitung* 23 (2008): 1125–29. S. 1126.

281 Ebd.

282 Ebd. S. 1127, zit. aus BVerfGE 24, 236 (Urteil vom 16.10.1968, 1 BvR 241/66). Zitat Korrigiert nach https://opinioiuris.de/entscheidung/1568.

283 Ebd. S. 1127

und zu entscheiden, obliegt – als Anwendung einer Regelung der staatlichen Rechtsordnung – den staatlichen Organen, letztlich den Gerichten […].“[284] Da die Beschneidung von dargelegter „zentraler Bedeutung für das kulturell-religiöse Selbstverständnis der Betroffenen“ sei, könne zudem eine Strafbarkeit auf Grundlage widerstreitender Interessen zwischen Kind und Eltern angezweifelt werden.[285]

Das Risiko des körperlichen Eingriffes war für Schwarz kein primäres Kriterium für ein Verbot, solange er lege artis durchgeführt würde. Ansonsten müssten auch medizinisch indizierte Operationsverfahren mit hoher Letalität strafrechtlich sanktioniert werden. Den Tatbestand der Kindesmisshandlung sah Schwarz anders als Putzke und Herzberg nicht erfüllt. Die dafür notwendige dahinterstehende „rohe Gesinnung“ könne bei diesem religiösen Ritus ausgeschlossen werden.[286]

Kuntze stimmte der Rechtsauffassung von Schwarz weitgehend zu, stellte bei der letztendlichen Bewertung der Beschneidung jedoch auch auf eine Abwägung der Vor- und Nachteile ab: „Entscheidend ist also nicht der durch die Operation hervorgerufene Wundrand, sondern eine mögliche Funktionseinbuße als Taterfolg der Zirkumzision. Wegen des unklaren Diskussionsstandes in der Medizin kommt es bei der Zirkumzision darauf an, welchen Forschungen man mehr Gewicht und Autorität zubilligt. Sieht man im Fehlen der Vorhaut einen pathologischen Zustand, weil man den beschriebenen Folgen einer Zirkumzision normativ den Nutzen und die Vorteilhaftigkeit ganz oder teilweise abspricht, lässt sich eine Gesundheitsschädigung annehmen. Wertet man die Vorteile gegenüber den Operationsrisiken stärker, liegt nur eine Gesundheitsbeeinträchtigung, wenn nicht gar eine Gesundheitsförderung vor.“[287] Ob er damit auch die seelische bzw. religiöse Komponente des Ritus ansprach, ist unklar. Es wurde deutlich, dass sich auch die Rechtsprechung bei der Deutung des Ritus auf die medizinische Einschätzung berufen muss.

4.2 Anmerkungen zum Forschungsstand und zur bisherigen Literatur zur rituellen Beschneidung

Eine sprachliche Analyse der Beschneidungsdebatte des Jahres 2012 liegt bislang nicht vor. Bezug genommen werden kann daher hier nur auf Literatur zur Rolle

284 Ebd. S. 1128, zit. aus BVerfGE 83, 341 (Urteil vom 05.02.1991, 2 BvR 263/86).
285 Ebd. S. 1128.
286 Ebd.
287 Kuntze, „Rechtsfragen zur religiösen Knabenbeschneidung“. S. 59.

medizinischer Sprache in vergleichbaren öffentlichen Diskursen sowie auf Literatur zur rituellen Beschneidung. Dabei ist anzumerken, dass Literatur, die das Thema aus einer hermeneutischen Distanz angeht, rar ist. Dies mag der Natur der Sache geschuldet sein. Jedoch sind Abhandlungen, die mit den Befürwortern oder Gegnern der rituellen Beschneidung noch eine Rechnung offen haben, dominierend. Insbesondere jüngere Arbeiten zum Thema sind selten *sine ira et studio* geschrieben und von einem gewissen Affekt geprägt.[288]

Eine erste Deutung des Diskurses entstand noch im Jahr 2012 auf Basis eines Heidelberger Symposiums zum Kölner Urteil.[289] Robert Jütte thematisierte in seinem Aufsatz die wachsende Bedeutung der Medizin für rechtliche bzw. ethische Entscheidungen. Darunter verstand Jütte jedoch eher einen Abriss historischer Rechtfertigungen des Ritus als eine semantische Analyse der zeitgenössischen Debatte.[290] Alexander Kissler dekonstruierte in einem Artikel in der Jüdischen Allgemeinen die Aussagen zur Beschneidung in deutschen Medien und thematisierte unterschwellige Stigmatisierungen von Juden.[291]

In der noch relativ jungen Forschung zum Thema der *Medikalisierung* lassen sich nur wenige verwertbare Beiträge finden. Der Begriff beschreibt eine zunehmende Infiltration von der Medizin ursprünglich fremden Sphären durch ebendiese. Das Thema scheint sich noch im Wandel zu befinden, von einem einst von der linksalternativen Forschung zur Kritik an der technisierten Medizin verwendeten Formel hin zu einem ernstzunehmenden Analyseinstrument. In der ursprünglichen Literatur zur Medikalisierung, maßgeblich durch die Arbeiten Ivan Illichs und Peter Conrads geprägt, geht es mehr um eine Interessensvertretung des Patienten gegenüber einer institutionalisierten, zu schnell pathologisierenden Medizin als um eine kritische Dechiffrierung medizinischer Referenzen in der Regulierung des täglichen Lebens. Problematisch ist zudem, dass dem Terminus der Medikalisierung meist eine Kritik an herrschenden politischen Bedingungen zugrunde liegt. Neutrale analytische Beiträge sind auch hier selten.

---

288 Vgl. die Selbstbezichtigung in: Krochmalnik, „Mila und Schoa". S. 41; als eindrückliches Beispiel insbesondere Franz, „Ritual Trauma Kindeswohl".

289 Johannes Heil und Stephan Kramer (Eds.), *Beschneidung: Das Zeichen des Bundes in der Kritik* (Berlin: Metropol, 2012); Heil, „Beschneidung als Motiv in Alteritätsdiskursen und Judenfeindschaft".

290 Robert Jütte, „Die Medikalisierung eines religösen Rituals – oder: von der wachsenden Deutungsmacht der Ärzte im Beschneidungsdiskurs", in *Beschneidung: Das Zeichen des Bundes in der Kritik*, hg. von Johannes Heil und Stephan Kramer (Berlin: Metropol, 2012), 173–80.

291 Alexander Kissler, „Ausgegrenzt und abgewertet", *Jüdische Allgemeine*, 9. August 2012.

Gemeinsam ist der Literatur, dass sie die Wahrnehmung der Medizin als Synonym von Rationalität, Humanität und Verantwortungsbewusstsein kritisch hinterfragen.[292] Neuere Fallstudien wenden die These der Expansion der Medizin auf verschiedene Diskursbereiche an.[293]

Unter dem Titel „Haut ab!" brachte der in Basel lehrende Professor für jüdische Literatur- und Religionsgeschichte Alfred Bodenheimer noch 2012 ein pamphletähnliches Buch in die Beschneidungsdebatte ein.[294] Bodenheimer sieht in der Kritik an der Beschneidung einen Paradigmenwechsel, den er als Hinwendung der modernen Gesellschaft zu einer rein „humanistischen Ethik" ausmacht.[295] Mit diesem Paradigmenwechsel ziehe ein neuer Diskurs in die Gesellschaft ein, den er jedoch in Richtung einer säkularen Dominanz entgleisen sieht.[296] Bodenheimer äußert sich in seinem Buch ausweislich nicht als Professor, sondern als persönlich betroffener Jude.[297] Neben den antisemitischen Tendenzen, die er in den Meinungsartikeln vieler deutscher Tageszeitungen und in Leserbriefen und Online-Kommentaren zum Ausdruck kommen sah, sind vor allem seine diskurstheoretischen Überlegungen interessant. Bodenheimer geht es insbesondere darum, einer zunehmend auf die Naturwissenschaften fokussierten Gesellschaft den Kern religiöser Überzeugungen deutlich zu machen. Die Position, aus der heraus er dies tun kann, sah er jedoch durch die Dominanz des säkularen Diskurses beeinträchtigt.[298] „Zudem wird den Juden die Autonomie des Sprechens darüber streitig gemacht, ob und unter welchen Bedingungen sie in einem Land bleiben."[299] Argumente von Tradition und transzendent tradierten Werten sieht er in einem Diskurs, der die Freiheit des Individuums „überdeterminiert", als nicht mehr sagbar. Als gefährlich erachtet er, dass der neue Diskurs das Judentum quasi entnaturalisiert in der Absicht, seine Gläubigen zu retten. Durch den medizinischen Diskurs über den Körper oder die Psyche werde der Körper des jüdischen Kindes „kolonisiert", schrieb Bodenheimer, und lehnt sich damit an

292 Vgl. Wolfgang Schneider, „Medikalisierung sozialer Prozesse", *Psychotherapeut* 58, Nr. 3 (2013): 219–36, http://link.springer.com/10.1007/s00278-013-0977-5. S. 220.

293 Carpenter, „On remedicalisation: male circumcision in the United States and Great Britain"., Martin Dinges, „Männergesundheit im Wandel : Ein Prozess nachholender Medikalisierung ?", *Bundesgesundheitsblatt* 59 (2016): 925–31.

294 Bodenheimer, *Haut ab! Die Juden in der Beschneidungsdebatte.*

295 Ebd. S. 7.

296 Ebd. S. 60.

297 Ebd. S. 12.

298 Ebd. S. 45f.

299 Ebd. S. 46.

die Biopolitik Foucaults an, ohne diese explizit zu erwähnen.[300] „Der Diskurs über die Beschneidung nicht urteilsfähiger Knaben ist, zumal mit der Zielsetzung einer verbindlichen Gesetzgebung, der Machtdiskurs einer unbeschnittenen Mehrheit […].“[301]

Ebenfalls noch im Verlauf der Debatte veröffentlichten Zülfukar Çetin und Salih Wolter eine selbstverfasste Intervention gegen die deutsche Beschneidungsdebatte. Die überwiegend im journalistischen Stil gehaltenen Aufsätze verstehen sich als aktiver Debattenbeitrag und setzen sich mit den gängigen Argumenten gegen die rituelle Beschneidung auseinander. Über den Hintergrund der beiden Autoren ist wenig bekannt. Interessant ist jedoch ihre diskurstheoretische Analyse des Funktionierens der deutschen Debatte. Çetin und Wolter setzen an, um „hegemoniale Elemente“ innerhalb des Diskurses auszumachen und erkennen in der Beschneidungsdebatte die Manifestation der Medizin als neue autoritäre und gegenüber der Religion quasi repressive Macht.[302] „Der Verweis der […] pädiatrischen Fachgesellschaft, dass Zirkumzisionen stets ‚robust und blutig‘ seien, wenn sie nicht von medizinischem Fachpersonal durchgeführt würden, deutet auf eine Art hegemonialer ‚Religion‘ hin, nämlich die Medizin. Sobald es eine medizinische Indikation für etwas gibt, wird derzeit verbreitet eine Intervention als gerechtfertigt angesehen. […] Eine solche dominante Etablierung medizinischer Norm, vermittelt über Definitionsmacht und Technik, gerät notwendig in Konflikt mit weiteren Faktoren, die Menschen wichtig sein können.“[303] Im Diskurs identifizieren die Autoren die Medizin nach Foucault als „diffuse Macht“, die den Subjekten die Verfügungsmacht über ihren eigenen Körper entziehe.[304] Die Deutungshoheit der Medizin sehen sie in immer mehr gesellschaftliche Bereiche vordringen und – illustriert am Beispiel des Kölner Urteils – auch in der Rechtswissenschaft „Leerstellen“ füllen.[305] Interessant sind die Erarbeitung der in der Debatte wirksamen Konstrukte „der Anderen“, die die Befürworter der Beschneidung als unmodern, unzivilisiert und unaufgeklärt charakterisieren.[306]

300 Ebd. S. 51.

301 Ebd. S. 58.

302 Zülfukar Cetin, Heinz-Jürgen Voß, und Salih Wolter, *Intervention gegen die deutsche „Beschneidungsdebatte“* (Münster: Assemblage, 2012). S. 5ff., Zitat auf S. 13.

303 Ebd. S. 13.

304 Ebd. S. 26.

305 Ebd. S. 26–27.

306 Ebd. S. 42ff.

Im Verlauf wenden sich die Autoren gegen die „Medizinisierung und Psychiatrisierung des Menschen" durch die Medizin im öffentlichen Diskurs.[307] Ein breiterer diskurstheoretischer Ansatz bleibt jedoch aus. Vielmehr versuchen die Autoren, die von ihnen ausgemachte Interventionsmacht der Medizin mit ihren eigenen Waffen zu schlagen. Anstatt die Debatte selbst, wie in Aussicht gestellt, in Frage zu stellen, bemühten sie sich, die Vorwürfe der gesundheitlich schädlichen rituellen Zirkumzision mit Studien zu widerlegen, die das Gegenteil behaupten. Ebenso verkennen Çetin und Wolter in ihrer Argumentation – möglicherweise aufgrund ihrer eigenen Betroffenheit als Muslime – die zentrale Rolle, die das Judentum in der Beschneidungsdebatte einnimmt und gehen fehl in der Annahme, dass sich der Beschneidungsstreit einreihe in den gesellschaftlichen Diskurs über „Integration".[308]

In die Reihe der Sammelbände zur Beschneidung gehört auch die eher tiefenpsychologisch orientierte Aufsatzsammlung von Blumenberg und Hegener.[309] Die Herausgeber setzen sich vor allen Dingen mit den Aussagen des Psychoanalytiker Matthias Franz auseinander, der in der *Frankfurter Allgemeinen Zeitung* beschnittenen Kindern ein unbewusstes Trauma attestiert hatte.[310] Blumenberg

307 Ebd. S. 36; Franz, „Ritual Trauma Kindeswohl".

308 Vgl. Cetin, Voß, und Wolter, *Intervention gegen die deutsche „Beschneidungsdebatte"*. S. 20–21.

309 Yigal Blumenberg und Wolfgang Hegener, *Die „unheimliche" Beschneidung: Aufklärung und Wiederkehr des Verdrängten* (Frankfurt am Main: Brandes & Apsel, 2013). In der Zeitschrift Psyche entwickelte sich in der Folgezeit ein Streitdiskurs zwischen Hegener und Blumenberg einerseits und Franz und dem Psychoanalytiker Wolfang Schmidbauer andererseits: Yigal Blumenberg und Wolfgang Hegener, „Geschichtsvergessenheit? – Eine Antwort auf die Entgegnungen von Wolfgang Schmidbauer und Matthias Franz", *Psyche – Z Psychoanal* 67 (2013): 483–89; Wolfgang Hegener, „Beschneidung und Monotheismus – Kritische Überlegungen zu einem Buch von Franz Maciejewski", *Psyche – Z Psychoanal* 58 (2004): 61–76; Yigal Blumenberg und Wolfgang Hegener, „Juristischer und psychoanalytischer Furor gegen die Beschneidung – oder das alte Lied vom ausgeschlossenen Dritten", *Psyche – Z Psychoanal* 66 (2012): 1118–28; W. Schmidbauer, „Geschichtsklitterung? Eine Antwort auf die Entgegnung von Yigal Blumeberg und Wolfgang Hegener", *Psyche – Z Psychoanal* 67 (2013): 490–94.
Matthias Franz, „Individuelle Binnendifferenzierung versus kollektive Differenz. Ein Projekt der Psychoanalyse", *Psyche – Z Psychoanal* 67 (2013): 495–98; Matthias Franz, „Zur Verleugnung der Gewaltaspekte der rituellen Beschneidung kleiner Jungen – oder: Dürfen deutsche Nichtjuden deutsche Juden analysieren?", *Psyche – Z Psychoanal* 67, Nr. 183–193 (2013).

310 Yigal Blumenberg und Wolfgang Hegener, „Einleitung: Von der Wiederkehr des Verdrängten", in *Die „unheimliche" Beschneidung. Aufklärung und die Wiederkehr des*

und Kaminer sehen in der Behandlung der rituellen Beschneidung durch die wissenschaftsgeleitete deutsche Öffentlichkeit das wiederkehrende Trauma des Nationalsozialismus, von dem es nur durch die Diffamierung des Anderen ein Entkommen gebe.[311] Kaminer, der sich durch eine rein religiöse Begründung der Beschneidung dem medizinischen Diskurs eigentlich entziehen will, kommt nicht umhin, den Beschneidungsgegnern ihrerseits Unwissenschaftlichkeit vorzuwerfen: „Die Beschneidungsgegner sind es, die von ‚unwissenschaftlichen Momenten' angetrieben werden […]". Als einer der wenigen Autoren kontert er Vorwürfe des körperlichen Schadens nicht mit anderslautenden Studien, die die Vorteile der Beschneidung betonten, sondern versucht, den Begriff des Schadens zu relativieren. Komplikationen seien im Promillebereich, die Schmerzen seien nicht traumatisierend. Dass der Eingriff Schmerzen verursacht, leugnete Kaminer nicht: „Es ist nicht zu bezweifeln, dass das Neugeborene Schmerzen empfindet. Wenn dies von einigen Juden bestritten wird, so handelt es sich um eine Verharmlosung und Verleugnung."[312] Dem aus seiner Sicht geringen Nachteilen der Beschneidung setzt Kaminer die religiösen Vorteile für den Gläubigen entgegen. Wenig überzeugend ist angesichts der religiösen Quellen sein Versuch, die Beschneidung rein als eine humanisierte Form des Menschenopfers darzustellen.

Das wohl bekannteste Werk über die Geschichte der Beschneidung stammt vom amerikanischen Historiker David Gollaher, der im Jahr 2000 *Circumcision: A History of the World's Most Controversial Surgery* veröffentlichte.[313] Im Beschneidungsdiskurs ist Gollahers Buch seit Jahren omnipräsent und wird vielfach zitiert, insbesondere von Beschneidungsgegnern.[314] Angesichts der Position, die Gollaher in seinem Buch vertritt, ist das nicht weiter verwunderlich. Gollaher sieht in der Beschneidung einen überholten Ritus, der sich teils auf nichtfundierte religiös-mythische Aussagen, teils auf überholte Aussagen von Ärzten aus dem 19. Jahrhundert beruft, die die Vorhaut als Quelle für Erkrankungen des

Verdrängten, hg. von Yigal Blumenberg und Wolfgang Hegener (Frankfurt a.M.: Bandes & Apsel, 2013), 11–30.

311 Ebd.

312 Kaminer, „Die Brit-Milah (Bund der Beschneidung) – ein ‚Fortschritt in der Geistigkeit'". S. 153.

313 David Gollaher, *Circumcision – A History of the World's Most Controversial Surgery* (New York: Basic Books, 2000).

314 Siehe Jerouschek, „Beschneidung und das deutsche Recht Historische, medizinische, psychologische und juristische Aspekte"., der fast ausnahmslos aus Gollahers Buch zitiert.

Nervensystems ansahen. Gollaher selbst betrachtet den Ritus als „mutilation", als Genitalverstümmelung, und interessierte sich in seinem Buch weniger für den Ursprung und die Begründung der Beschneidung als dafür, wieso der Ritus heute noch durchgeführt wird.[315]

Zu den vielfach zitierten Autoren über die Beschneidung gehört auch der amerikanische Psychologe Ronald Goldman, der sich ebenfalls zu den Beschneidungsgegnern zählt. Goldman sieht durch die rituelle Beschneidung ein Trauma im Kind verursacht und das Verhältnis zwischen Mutter und Sohn nachhaltig gestört. Der Sohn würde, selbst wenn ihm das nicht bewusst sei, die Mutter aufgrund der ihm zugefügten Qual hassen. Zudem tendiere er im Verhältnis zu Unbeschnittenen vermehrt zu Gewalt.[316]

Weitaus seriöser ist das Werk der Bamberger Rabbinerin und Urologin Antje Deusel aus dem Jahr 2012, das noch vor dem Bekanntwerden des Kölner Urteils erschien. Qua Amt geht Deusel neben den gesundheitlichen und medizinischen Aspekten der Beschneidung auch ausführlich auf ihre religiöse Bedeutung im Judentum ein und erläutert den Ablauf der Zeremonie. Die medizinischen Aspekte erachtet sie als Nebeneffekt: „Nicht nur der Akt der Beschneidung selbst, sondern auch das daraus resultierende Beschnittensein […] weist medizinisch relevante Aspekte auf, auch wenn dies vom religiösen Standpunkt ohne Relevanz für die Durchführung einer Brit Mila ist."[317] So weist Deusel unter anderem auf die niedrigeren Raten von Harnwegsinfekten und Balanoposthitis im Kindesalter hin. Hier führt sie als Argument an, dass eine schwere Balanitis zu Narbenbildung und somit zu Sensibilitätsstörungen an der Eichel führen kann, zu Schmerzen bei der Erektion und Problemen beim Geschlechtsverkehr.[318] Sie stellt dem Vorwurf der Beschneidungsgegner, die Entfernung der Vorhaut habe

---

315 Gollaher, *Circumcision – A History of the World's Most Controversial Surgery.*

316 Ronald Goldman, „The psychological impact of circumcision", *BJU International* 83, Nr. 1 (1999): 93–102. Siehe auch seine weiteren Schriften zum selben Thema: Ronald Goldman, *Questioning Circumcision: A Jewish Perspective* (Boston: Vanguard, 1998); Ronald Goldman, „The Growing Circumcision Debate", in *Flesh and Blood – Perspectives on the Problem of Circumcicion in Contemporary Society*, hg. von George Denniston, Frederick Hodges, und Marilyn Milos (New York: Kluwer, 2004); Ronald Goldman, *Circumcision, the hidden trauma: How an American cultural practice affects infants and ultimately us all.* (Boston: Vanguard, 1997); Ronald Goldman, „Circumcision policy: A psychosocial perspective", *Paediatrics and Child Health*, 2004.

317 Deusel, *Mein Bund, den ihr bewahren sollt: Religionsgesetzliche und medizinische Aspekte der Beschneidung.* S. 137.

318 Ebd. S. 138.

einen negativen Einfluss auf die sexuelle Empfindung und Leistung, die Gefahren einer Unterlassung gegenüber.

Deusels Kapitel über die Geschichte der Beschneidung gehört zu den ausführlichsten des Buches, bleibt beim eigentlichen theologischen Fundament göttlichen Bundes jedoch vage. Anders als das Buch von Shayhe Cohens, *Why aren't Jewish Women Circumcised*, aus dem Jahr 2005, fehlt Deusels Bericht der explorative Ansatz. Während Cohen tief in die Schriften der jüdischen Mystik eindringt, um über verschiedene Interpretationen Zugang zum Ritus zu erlangen, kann sich Deusel zwischen der Beschneidung als Symbol für eine innere Einstellung und einer transzendenten Bedeutung nicht recht entscheiden.

Auch die moderne Diskussion um die Beschneidung stellt Deusel eingehend dar, sowohl den innerjüdischen Diskurs als auch die externe Kritik. Dabei weist sie auf die unterschwelligen antisemitischen Tendenzen aus der nicht-jüdischen Gesellschaft hin. Kritikern der Beschneidung gesteht sie zu, dass eine adäquate Schmerzbehandlung auch im orthodoxen Judentum wünschenswert wäre und erachtet eine solche auch durch die *Halacha*, den jüdischen Rechtsschriften, als gestattet.[319] Es verwundert nicht, dass die Rabbinerin die Argumente der Kritiker zu widerlegen versucht. Die jüdische Beschneidung ist für sie „nicht verhandelbar".[320]

Historische Vergleiche zu früheren Beschneidungsdebatten zieht Deusel nicht. Möglicherweise wäre das anders gewesen, wäre ihr Buch später erschienen. Dennoch wäre ein Blick in Robin Judds *Contested Rituals* wertvoll gewesen, um – unabhängig von der eigenen Position zur Beschneidung – deutliche Parallelen in Kritikpunkten und Wortwahl zwischen dem heutigen Diskurs und der zweiten Hälfte des 19. Jahrhunderts zu erkennen.[321] Judds sorgfältig recherchiertes Buch untersucht den Umgang mit umstrittenen jüdischen Bräuchen wie Zirkumzision und Schächten in den Jahren 1843 bis 1933. Leider macht Judd die Beschneidung jedoch nur bis zur Jahrhundertwende zum Thema und erwähnt danach nur noch das Schächten als Streitthema. Für die Jahre davor wird jedoch die Zwangslage der Juden dargestellt, die einerseits an Traditionen festhalten und andererseits dem Assimilierungsdruck nachgeben wollten und nach einer Modernisierung der Religion strebten. Während zu Beginn für innerjüdische und jüdische Kritiker noch gesundheitliche Aspekte im Vordergrund standen, ändert sich dies im Falle der Nichtjuden ab den 1890er Jahren deutlich

319 Ebd. S. 134.
320 Ebd. S. 152.
321 Judd, *Contested Rituals.*

in Richtung eines offenen Antisemitismus: Juden werden der Brutalität, der Misshandlung und nachhaltigen Schädigung ihrer Kinder beschuldigt. Anhand von Material aus Zeitungen, Gerichtsurteilen und Fachjournalien gelingt Judd eine Skizze der Darstellung des „andersartigen“ Juden. Zuvorderst geht es Judd jedoch um eine Geschichte der Toleranz in einem Land, in dem liberale Kräfte um die Jahrhundertwende immer schwächer wurden. Jüdische religiöse Riten sind dafür nur das pars pro toto. Auf die innerjüdische Bedeutungsdimension der Beschneidung oder auf die Asymmetrie der religiösen und säkularen Diskurse geht Judd nicht ein. Diese erwähnt jedoch Brämer in seinem Aufsatz im bereits genannten Heidelberger Sammelband.[322] Krochmalnik wiederum nimmt in seinem Artikel auf den Streit aus dem 19. Jahrhundert Bezug und erkennt in der heutigen Debatte zwar nicht ubiquitär Antisemitismus, jedoch wiederkehrende parallele Muster der Kritik, die sich aus alten antisemitischen Klischees speisen.[323]

Interessante Parallelen zum heutigen Diskurs weist der Aufsatz Eberhard Wolffs über das Spannungsverhältnis von (jüdischer) Medizin und Rabbinat im Beschneidungsdiskurs des 19. Jahrhunderts auf.[324] Wolff legt dar, wie aufkommende Reformströmungen innerhalb des Judentums zu einem Dissens über religiöse Bräuche führten, die den medizinischen Bereich betrafen. Das Verhältnis zwischen medizinischer und religiöser Rationalität musste neu verhandelt werden. Wolffs Untersuchung zeigt ein ungleiches Verhältnis zwischen den beiden Parteien; während sich die Mediziner, deren „Bedeutung und Selbstbewusstsein“[325] im Vergleich zu den Rabbinern deutlich zunahm, auf medizinische und religiöse Argumente beriefen, um Reformen des Beschneidungsritus einzufordern, sahen sich die Rabbiner in der Defensive. Ihr religiöses Argument kam gegen die Autorität der medizinischen Wissenschaft nicht an. Sie beriefen sich direkt auf Ärzte, um die Ungefährlichkeit des Ritus zu belegen. Die Untersuchung arbeitet den Bedeutungsverlust des Religiösen gegenüber dem

322 Andreas Brämer, „Die jüdische Beschneidungsfrage in Deutschland um 1850“, in *Beschneidung: Das Zeichen des Bundes in der Kritik*, hg. von Johannes Heil und Stephan Kramer (Berlin: Metropol, 2012), 36–40.

323 Krochmalnik, „Mila und Schoa“. S. 41.

324 Wolff, „Medizinische Kompetenz und talmudische Autorität: Jüdische Ärzte und Rabbiner als ungleiche Partner in der Debatte um die Beschneidungsreform zwischen 1830 und 1850“.

325 Ebd. S. 148.

Medizinischen im Diskurs heraus und weist den Arzt als „Meinungsführer“ im Reformprozess aus.[326]

4.3 Bisherige ethische Erwägungen

In der medizinischen Ethik ist die rituelle Beschneidung spätestens seit einer Sonderausgabe des *Journal of Medical Ethics* aus dem Jahre 2004 ein Thema. Im Frühjahr 2013 veröffentlichte das Journal anlässlich der deutschen Debatte eine erneute Sonderausgabe zur Beschneidung. Auch andere Publikation aus der medizinischen Ethik haben sich mit der Beschneidung befasst. Die Meinungen zur Zulässigkeit des Ritus waren mehrheitlich ablehnend. Als Gründe wurden die Invasivität des Ritus, die Irreversibilität, Schmerz und Risiken des Eingriffes und das Recht des Kindes auf eine offene Zukunft betont. Wiewohl insbesondere der „Call for Papers“ des *Journal of Medical Ethics* die Aufforderung enthielt, auch „non-medical goods“ des Eingriffes zu berücksichtigen, kamen die Autoren dem nur eingeschränkt nach. Positive Aspekte wurden in einer erfolgreichen Sozialisierung und Identitätsbildung gesehen. Die Abwägung erfolgte innerhalb des Rahmens der medizinischen Indikation.[327] Die Bewertung der Beschneidung ist daher überwiegend ablehnend. Aurenque und Wiesing kommen in einem Aufsatz in *Bioethics* ebenfalls zu dem Schluss, dass die rituelle Beschneidung aufgrund der damit verbundenen Risiken ethisch unzulässig sei.[328]

Zwei Autoren, die sich des Themas der Beschneidung aus medizinisch-ethischer Sicht annahmen und mögliche Vorteile gegen Nachteile abwogen, waren Benatar und Benatar im Jahr 2003.[329] Die Autoren kommen zu dem Schluss, dass die Beschneidung auch aus nicht-medizinischen Beweggründen zulässig sein kann. Sie beziehen sich dabei insbesondere auf kulturelle Faktoren, die für die Prozedur von entscheidender Bedeutung seien, ohne jedoch im Detail darauf einzugehen, was sie unter diesen Faktoren verstehen. Diesen Vorteilen gegenüber schätzen sie den Schaden („harm“), den die Beschneidung anrichte,

---

326 Ebd.

327 Vgl. Bennett Foddy, „Medical, religious and social reasons for and against an ancient rite.“, *Journal of medical ethics* 39, Nr. 7 (2013): 415, http://www.ncbi.nlm.nih.gov/pubmed/23781076. S. 415.

328 Diana Aurenque und Urban Wiesing, „German law on circumcision and its debate: How an ethical and legal Issue turned political.“, *Bioethics* 29, Nr. 3 (2015): 203–10.

329 Michael Benatar und David Benatar, „Between Prophylaxis and Child Abuse: The Ethics of Neonatal Male Circumcision“, *American Journal of Bioethics* 3, Nr. 2 (2003): 35–48.

als gering ein und erachten die frühkindliche Zirkumzision als elterliches Erziehungsrecht. Auf ihr Argument der kulturellen Vorteile allein scheinen sich die Autoren jedoch nicht gänzlich verlassen zu wollen. Als Nebeneffekt der nichtmedizinisch indizierten Beschneidung werden die medizinischen Vorteile angeführt, die der Eingriff mit sich bringe: Geringe Raten an Harnwegsinfektionen und Geschlechtskrankheiten und eine protektive Wirkung gegenüber einigen Karzinomen und HIV.[330]

Tobias Hainz nahm sich des Themas Beschneidung im Rahmen des *Human Enhancements* an.[331] Für diesen Zweck vergleicht er den Eingriff mit anderen Formen der versuchten körperlichen Verbesserung, wie dem gentechnischen Eingriff in den Menschen. Ähnlich wie Putzke nimmt er eine kalkulatorische Bewertung vor: „Given this state of epistemic uncertainty, circumcision could either count as an enhancement – if the benefits outweigh the risks – or not – if the risks outweigh the benefits."[332] Die Enhancement-Qualitäten der Beschneidung sieht Hainz lediglich in Schutz vor Infektionen und Malignomen. Aufgrund der Studienlage, die einen solchen Schutz nicht eindeutig beweist, und des Rechtes des Kindes auf eine offene Zukunft („right to an open future") lehnt er den Eingriff unter ethischen Gesichtspunkten ab. Auf die nicht-physischen Vorstellungen bzw. Zielsetzungen der Beschneidung geht er nicht ein, was erstaunlich ist, da er den Eingriff als religiös motiviert ansieht. Das Konzept des „moral enhancement" ist im abstrakten Sinne seit Savulescu und Persson zumindest keine Unbekannte mehr.[333]

4.4 Beschneidungsdebatten in anderen Ländern

Im Jahr 2012 gab es nicht nur in Deutschland, sondern auch in den Vereinigten Staaten eine Kontroverse um die rituelle Beschneidung. Im März geriet der orthodoxe Ritus der *metzitha b'peh*, bei dem der Mohel mit dem Mund das Blut von der Beschneidungswunde saugt, in New York in die Kritik, nachdem bekannt geworden war, dass im September 2011 ein Kind an den Folgen einer

---

330 Ebd. S. 39ff.

331 Tobias Hainz, „The Enhancement of Children versus Circumcision: A Case of Double Moral Standards?", *Bioethics* 29, Nr. 7 (2015): 507–15.

332 Ebd. S. 514.

333 Vgl. bspw. Ingmar Persson und Julian Savulescu, *Unfit for the Future: The Need for Moral Enhancement* (Oxford University Press, 2012).

Herpes Typ 1-Infektion gestorben war.[334] Die Gesundheitsbehörden fanden heraus, dass sich zwischen dem Jahr 2000 und 2011 elf Kinder durch den Ritus mit Herpes infiziert hatten. Die New Yorker Verwaltung beschloss daher im September 2012, dass Eltern, deren Sohn nach dem Ritus der *metzizah b'peh* beschnitten werden, vorab schriftlich über die Gefahren einer Infektion und deren Folgen informiert werden müssen.[335] Der Leiter der New Yorker Gesundheitsbehörde, Thomas Farley, begründete diesen Schritt mit dem Verweis auf die erheblichen Gefahren für das Kind, die durch das Absaugen des Blutes mit dem Mund vom Penis des Jungen entstünden.[336] Orthodoxe Rabbiner widersetzten sich der Auflage. Im Jahr 2011 hatte die Beschneidung bereits in San Francisco für Aufsehen gesorgt, nachdem Beschneidungsgegner mit ihrem Vorhaben gescheitert waren, eine Volksbefragung über den Ritus abzuhalten. Die Aktivisten verlangten ein gesetzliches Verbot und eine Einstufung als Genitalverstümmelung.[337]

Schweden führte im Jahr 2001 eine gesetzliche Regelung für die rituelle Beschneidung ein. Der Eingriff selbst darf nur von Ärzten durchgeführt werden, eine Ausnahme gibt es für Jungen unter zwei Monaten; hier dürfen auch von der Religionsgemeinschaft bestimmte Beschneider die Zirkumzision ausführen. Diese müssen sich jedoch vorher bei der Gesundheitsbehörde registrieren lassen. Die meisten jüdischen Mohels in Schweden haben eine solche Legitimation. Damit ähnelt die schwedische Lösung derjenigen in Deutschland. Die Zahl illegaler Beschneidungen gerade in der muslimischen Gemeinde wird als hoch eingeschätzt.[338]

In Großbritannien ist die rituelle Beschneidung grundsätzlich legal. Die Situation, wiewohl bislang nicht rechtlich eindeutig geklärt, wird meist mit Verweis auf Art. 9 der Europäischen Konvention für Menschenrechte erklärt, „which is held to include the parental right to have a male infant circumcised as part of the parental right of religious childbearing".[339] Die britische jüdische Gemeinde erlaubt nur registrierten Beschneidern die Durchführung der Zirkumzision.[340]

---

334 Liz Robbins, „Baby's Death Renews Debate Over a Circumcision Ritual", *New York Times, 7.3.2012*, 2012, http://www.nytimes.com/2012/03/08/nyregion/infants-death-renews-debate-over-a-circumcision-ritual.html, abgerufen am 04.11.2017.

335 Matthias Rüb, „Der Kampf des Rabbis", *Frankfurter Allgemeine Zeitung, 4.10.20102*, 2012.

336 „NYC Health Commish Slams Metzitzah B'peh", *The Jewish Voice, 13.06.2012*, 2012.

337 Silke Tittel, „Gegen den Bund", *Jüdische Allgemeine, 28.07.2011*, 2011.

338 Reinhard Wolff, „‚Das Beste für die Jungen'", *Die Tageszeitung*, 12. Juli 2012.; „In Israel die Regel, in Schweden geregelt", *Frankfurter Allgemeine Zeitung*, 28. Juni 2012.

339 Swatek-Evenstein, „Limits of Enlightenment and the Law – On the Legality of Ritual Male Circumcision in Europe today". S. 44.

340 Ruth Reichstein, „Verbot undenkbar", *Die Tageszeitung*, 12. Juli 2012.

In Finnland urteilte der Oberste Gerichtshof im Jahre 2008, dass die religiös motivierte Zirkumzision erlaubt sei, solange sie nach aktuellem Stand der medizinischen Wissenschaft erfolge. Das Gericht bezog sich ebenfalls auf die Europäische Menschenrechtskonvention, hier aber nicht nur auf Art. 9, sondern auch auf Art. 8, der das „Recht auf Achtung des Privat- und Familienlebens" anerkennt.[341]

341 Swatek-Evenstein, „Limits of Enlightenment and the Law – On the Legality of Ritual Male Circumcision in Europe today". S. 44.

5 Quellenkorpus und Methodik

5.1 Umfang der Analyse, Quellenauswahl und Quellenkorpus

Untersuchungsgegenstand der vorliegenden Diskursanalyse sind alle Artikel in ausgewählten Print- und Onlinemedien, die zwischen dem 26. Juni 2012 und dem 15. Dezember 2012 zum Thema Beschneidung und Beschneidungsdebatte erschienen sind bzw. das Thema erwähnen. Die Stichtage der Untersuchung sind dabei durch den Verlauf der Debatte selbst vorgegeben. Am 26. Juni 2012 stieß die *Financial Times Deutschland* mit einem Artikel über das Beschneidungsurteil des Landgerichts Köln vom 7. Mai 2012 die öffentliche Debatte an. Noch am selben Tag begannen die Online-Portale zahlreicher Tageszeitungen und Nachrichtenmagazine in Deutschland und im Ausland, über das Urteil zu berichten. Das Enddatum der Untersuchung orientiert sich am durch die Debatte angestoßenen Gesetzgebungsverfahren. Am 12. Dezember 2012 stimmte der Bundestag für eine Gesetzesänderung, die die Beschneidung Minderjähriger aus religiösen Gründen als Erziehungsrecht der Eltern anerkannte. Am 14. Dezember 2012 stimmte der Bundesrat der Gesetzesänderung zu. Die Analyse bezieht den Tag nach der Verabschiedung des Gesetzes mit ein, um die Berichterstattung über die Entscheidung des Gesetzgebers zu berücksichtigen. Für wöchentlich bzw. nicht täglich erscheinende Medien ist der auf den 15. Dezember 2012 folgende Erscheinungstag ebenfalls im Quellenkorpus berücksichtigt.

Ziel der Quellenauswahl war es, Medien zu identifizieren, denen aufgrund ihrer Meinungsführerschaft ein großer Einfluss auf die Debatte zugeschrieben werden kann. Zum anderen sollte ein möglichst großes politisches Meinungsspektrum abgebildet werden. Für eine Debatte mit breiter öffentlicher Partizipation sind neben Rundfunk und Fernsehen die gedruckten und zunehmend online erscheinenden Massenmedien das Hauptorgan der Meinungsäußerung. Zeitungen und Nachrichtenmagazine fungieren dabei nicht nur als Vermittler von Informationen und Berichten über eine stattfindende Debatte, sondern sind durch die selektive Vermittlung von Informationen und Wissen und durch konkrete Positionsbeziehung selbst Teilnehmer am Diskurs. Zudem bieten sie durch Gastbeiträge und Interviews ein Diskursforum, in dem unterschiedliche Meinungen ausgetauscht und kommentiert werden können.

Obwohl die überregionalen Tageszeitungen und Nachrichtenmagazine durch das Internet und die Pluralisierung der Nachrichtenquellen ihr Vermittlungsmonopol in der Berichterstattung verloren haben, konnten sie ihre Rolle und ihr Gewicht bei der gesellschaftlichen Meinungsäußerung und -bildung bislang halten.[342] Sinkende Auflagenzahlen und durch fehlende Einnahmen aus dem Online-Geschäft verkleinerte Redaktionen haben bislang nicht zu einer wesentlichen Verschiebung des öffentlichen Diskursforums geführt. Seriöse politische, wirtschaftliche, wissenschaftliche und ethische Fragestellungen von gesamtgesellschaftlicher Bedeutung werden nach wie vor in den einzelnen Ressorts der überregionalen Tageszeitungen geführt und kommentiert. Der Begriff der Leitmedien hat sich hierfür etabliert.[343]

Kennzeichnend für Leitmedien bzw. Meinungsführermedien ist dabei eine hohe Auflage und Reichweite und breite Rezeption in den jeweiligen gesellschaftlichen Milieus, die sie anzusprechen suchen.[344] Sie zeichnen sich durch das frühe Aufgreifen neuer Themen und Diskurse (sog. *Agenda-Setting*) und durch das Schaffen eines Bezugsrahmens aus (sog. *Framing*).[345] Durch ihre Reichweite und gesellschaftliches Ansehen haben sie zudem eine Thematisierungsfunktion; ihre Artikel werden in anderen Medien rezipiert, wodurch ein Artikel in einem meinungsführenden Medium eine öffentliche Debatte anzustoßen vermag. Ebendies geschah durch die Berichterstattung der *Financial Times Deutschland* im Juni 2012.

Zugute kommt den überregionalen Medien dabei, dass die Kluft zwischen Politikvermittlung und Politikgestaltung zunehmend größer wird.[346] Die Ergebnisse politischer Diskurse sind nicht zwangsweise kongruent mit dem Ergebnis der konkreten Gesetzgebungsverfahren. Öffentliche Diskurse führen über die konkrete Politik hinaus, auch um die öffentliche Meinung zu beeinflussen. Die Politik, die bei politischen Vorhaben sich auf die Zustimmung einer Mehrheit der Öffentlichkeit angewiesen sieht, ist von der Vermittlungsfunktion der großen Medien abhängig.[347] Wiewohl vor allen Dingen die jüngere Generation der

---

342 Michael Haller, „Die ‚Flüchtlingskrise' in den Medien. Tagesaktueller Journalismus zwischen Meinung und Information.", OBS-Arbeitsheft 93 (Frankfurt a.M., 2017). S. 24–25.

343 Christine Drentwett, *Vom Nachrichtenvermittler zum Nachrichtenthema. Metaberichterstattung bei Medienereignissen.* (Wiesbaden: VS Verlag für Sozialwissenschaften, 2009). S. 69.

344 Ebd. S. 69; Julian Schärdel, „‚Ein Schelm, wer Böses dabei denkt'", *Zeitschrift für Vergleichende Politikwissenschaft* 10, Nr. 2 (2016): 131–63, http://link.springer.com/10.1007/s12286-016-0301-1.

345 Drentwett, *Vom Nachrichtenvermittler zum Nachrichtenthema. Metaberichterstattung bei Medienereignissen.* S. 69.

346 Vgl. Joachim Degenhard, *Konformitätsverhalten und Medien-Kampagnen der Leitmedien in der Politik-Berichterstattung.* (Dissertation. Universität Dortmund, 2010). S. 17.

347 Ebd.

am politischen Geschehen Partizipierenden diese Informationen zunehmend über neue Quellen wie das Konglomerat der sozialen Medien erhält, haben diese die Verlässlichkeit, Ursprünglichkeit und Seriosität der alten Medien noch nicht ersetzt. Die Bedeutung der meinungsführenden Medien ergibt sich dabei aus einer Dualität: Zum einen aus ihrer faktischen Reichweite und Leserschaft, zum anderen aus der – möglicherweise einer Trägheit unterliegenden – Wertschätzung der gesellschaftlichen und politischen Eliten. Das Aufgreifen bestimmter Themen durch die führenden Medien ist daher ein selbstreferentieller Kreislauf: Artikel und Kommentare finden Beachtung bei Journalisten und Politikern, die wiederum auf die Leitmedien zurückgreifen, um ihre zustimmende oder widersprechende Position zu äußern. Nach wie vor gilt, dass „was die Medien nicht thematisieren, […] in der Öffentlichkeit nicht" stattfindet.[348] Somit haben die klassischen Printmedien ihre Deutungshoheit im öffentlichen Diskurs bislang behalten. Ein Quellenkorpus aller überregional erscheinenden deutschen Tageszeitungen ist somit in der Lage, ein Abbild eines öffentlichen Diskurses zu geben, wie er von Akteuren aus Politik, Wissenschaft und Gesellschaft geführt wird.[349]

Die Auswahl der Quellen erfolgte anhand der folgenden Kriterien: Die Quelle muss überregional erscheinen und einen direkten Einfluss auf die öffentliche und politische Problemwahrnehmung haben.[350] Es wurden sowohl Qualitätsmedien ausgewählt, d. h. solche, denen ein besonders hohes Niveau der Berichterstattung nachgesagt wird, als auch solche, die aufgrund ihrer besonders hohen Auflage und Reichweite in der Lage sind, die öffentliche Meinung über ein Thema nachhaltig zu beeinflussen. Neben der Printausgabe der Zeitungen wurde auch die jeweilige Online-Ausgabe berücksichtigt. Online-Angebote der klassischen Leitmedien erlangen eine immer größere Bedeutung für die Beziehung zwischen Zeitung und Leser.[351] Mit der Ausnahme von *Spiegel Online* stellen sie jedoch meist keine eigenständige Redaktion dar, sondern übernehmen weitgehend Artikel aus der gedruckten Ausgabe. Vereinzelt erscheinen Berichte

348 Ebd.

349 Vgl. Jürgen Gerhards, „Diskursanalyse als systematische Inhaltsanalayse. Die öffentliche Debatte über Abtreibungen in den USA und in der Bundesrepublik Deutschland im Vergleich", in *Handbuch sozialwissenschaftliche Diskursanalyse. Band 2: Forschungspraxis* (Wiesbaden: VS Verlag für Sozialwissenschaften, 2008). S. 338f.

350 Vgl. Martin Schröder und Florian Vietze, „Mediendebatten über soziale Ungleichheit, Armut und soziale Gerechtigkeit seit 1946 und wie sie mit Einkommensungleichheit zusammenhängen", *Zeitschrift für Soziologie* 44, Nr. 1 (2015): 42–62. S. 45.

351 Schärdel, „‚Ein Schelm, wer Böses dabei denkt'". S. 137.

ausschließlich online, wobei hierbei rein berichtende Artikel überwiegen. Bei identischen Artikeln wurde nur die gedruckte Ausgabe berücksichtigt.

Eine Einschränkung ergibt sich aus der Zugänglichkeit der Medienarchive. Um in die Untersuchung mit einbezogen zu werden, mussten die Archive der Zeitungen und Magazine digital verfügbar sein, um die Daten für das Untersuchungsprogramm aufarbeiten zu können. Da die *Financial Times Deutschland* ihr Erscheinen am 7. Dezember 2012 einstellte und kein online verfügbares Artikelarchiv der Zeitung mehr zugänglich ist, ist sie nicht im Quellenkorpus enthalten. Ähnlich verhält es sich mit der *Bild-Zeitung*. Bislang stellt der Springer-Verlag kein Archiv zur Verfügung, in dem die Artikel der gedruckten Ausgabe digital einsehbar wären. Auf Rechercheanfragen reagierte die *Bild-Zeitung* nicht. Für die *Bild-Zeitung* ist daher nur die Online-Ausgabe berücksichtigt. Aufgrund der vielfach vorhandenen Überschneidungen von Online- und Printausgabe ist ein Abbild der gedruckten Ausgabe zumindest partiell möglich. Bei Publikationen, die kein eigenes Online-Archiv besitzen, wurde auf die Online-Datenbank WISO zurückgegriffen.

Als Untersuchungsobjekte wurden folgende überregional erscheinende Tageszeitungen und Nachrichtenmagazine ausgewählt:

Süddeutsche Zeitung (SZ), inklusive Online-Ausgabe
Frankfurter Allgemeine Zeitung (FAZ), inklusive Online-Ausgabe
Handelsblatt (HB), inklusive Online-Ausgabe
Die Tageszeitung (TAZ), inklusive Online-Ausgabe
Frankfurter Rundschau (FR), inklusive Online Ausgabe
Die Zeit (Zeit), inklusive Online-Ausgabe
Der Tagesspiegel (TS), inklusive Online-Ausgabe
Die Welt (Welt), inklusive Online-Ausgabe
Bild-Zeitung (Bild), nur Online-Ausgabe
Der Focus (Focus), inklusive Online-Ausgabe
Der Spiegel (Spiegel), inklusive Online-Ausgabe
Neue Zürcher Zeitung (NZZ), inklusive Online-Ausgabe

Zusätzlich wurden folgende fach- bzw. themenspezifischen Medien in den Quellenkorpus einbezogen:

Jüdische Allgemeine (JA), inklusive Online-Ausgabe
Deutsches Ärzteblatt (DÄ), inklusive Online-Ausgabe

Ausgeschlossen wurden Artikel in Lokalbeilagen, da der Diskurs auf der nationalen Ebene untersucht werden sollte.

Der Quellenkorpus beinhaltet somit leitende überregionale Medien aus dem linken sowie konservativen politischen Bereich, als auch aus dem Spektrum der Qualitäts- und Boulevardpresse. Tabelle 1 zeigt die Auflagen der überregionalen

Tageszeitungen in Deutschland im 3. Quartal 2016 sowie die Zuordnung der Quellen zu den genannten Subkategorien und ihre inhaltliche Ausrichtung.[352] Tabelle 2 zeigt die Besucherzahlen der entsprechenden Online-Auftritte. Die Zahlen für die gedruckte Auflage und Besucherzahlen der Online-Auftritte werden laufend durch die Informationsgesellschaft zur Feststellung der Verbreitung von Werbeträgern e. V. (IVW) erhoben.

Plattform	Zeitungsart	Ausrichtung	Gedruckte Auflage*
Bild	Boulevardzeitung	eher konservativ	1.858.085
Süddeutsche Zeitung	Qualitätszeitung	linksliberal	358.365
Frankfurter Allgemeine Zeitung	Qualitätszeitung	konservativ	255.198
Frankfurter Allgemeine Sonntagszeitung	Wochenzeitung	konservativ	245.128
Handelsblatt	Wirtschaftszeitung	wirtschaftsliberal	122.004
Tageszeitung	Qualitätszeitung	links	51.006
Frankfurter Rundschau	Qualitätszeitung	linksliberal	54.553
Die Zeit	Wochenzeitung	linksliberal	490.974
Tagesspiegel	Qualitätszeitung	linksliberal	108.364
Focus	Nachrichtenmagazin	liberal	474.453
Der Spiegel	Nachrichtenmagazin	linksliberal	789.062
Die Welt	Qualitätszeitung	konservativ	182.131
Die Welt am Sonntag	Wochenzeitung	konservativ	380.522
Neue Zürcher Zeitung	Qualitätszeitung	konservativ	104.532
Jüdische Allgemeine	Wochenzeitung	--	6.231
Deutsches Ärzteblatt	Verbandsorgan	--	301.910

Quelle: ivw.eu, burdanews.de, mediaimpact.de, aerzteverlag-media.de *Die Auflage der Frankfurter Rundschau wird zusammen mit der Regionalauflage der Frankfurter Allgemeinen und der Frankfurter Neuen Presse ausgewiesen. Die Auflage der NZZ umfasst die Schweizer und die internationale Auflage.

Tabelle 1: Auflage der untersuchten Printmedien

352 Vgl. Florian Liesching, Thorsten Meyer, und Heiner Raspe, „Eine Analyse des nationalen öffentlichen Priorisierungsdiskurses in deutschen Printmedien", *Zeitschrift fur Evidenz, Fortbildung und Qualitat im Gesundheitswesen* 106, Nr. 6 (2012): 389–96, doi:10.1016/j.zefq.2012.06.007. S. 392. Siehe auch: Katja Hanke, „Tageszeitungen in Deutschland. Eckpfeiler der Demokratie.", *Goethe Institut*, 2011, https://www.goethe.de/de/kul/med/20364797.html (abgerufen am 16.12.2016).
Für die Einteilung der Zeitung nach redaktioneller Ausrichtung vgl. auch Simon Teune, Moritz Sommer, und Dieter Rucht, „Zwischen Emphase und Aversion. Großdemonstrationen in der Medienberichterstattung", *Forschungsbericht des Instituts für Protest- und Bewegungsforschung*, 2017, https://protestinstitut.eu/wp-content/uploads/2017/07/ipb-Forschungsbericht-Großdemonstrationen-in-der-Medienberichterstattung.pdf (abgerufen am 04.11.2017). S. 9.

Anzumerken ist die Sonderstellung der *Bild-Zeitung* innerhalb des Quellenkorpus. Sie ist das einzige in die Analyse einbezogene Boulevardmedium. Die Besonderheit dieser Medienkategorie besteht in ihrer relativ kurzen Artikellänge und ihrer oftmals emotionalen Darstellung. Sie muss dem Leser in knapper, jedoch präziser Form Nachrichten und die Positionierung der Zeitung zu bestimmten Themen übermitteln.[353] Von allen im Quellenkorpus enthaltenen Publikationen hat die *Bild-Zeitung* sowohl im Print- als auch im Online-Bereich die größte Reichweite.

Die *Neue Zürcher Zeitung* (NZZ) ist die einzige nichtdeutsche Zeitung im Quellenkorpus. Sie wurde ausgewählt, da sie als Zeitung mit anerkannter Qualität zu den Leitmedien im deutschsprachigen Raum zählt. Ihre internationale Ausgabe findet auch in Deutschland überregional Verbreitung.

Plattform	Online-Aufrufe 10/2016
bild.de	338.282.650
sueddeutsche.de	51.098.269
faz.net	50.113.198
handelsblatt.de	17.401.043
taz.de	4.233.754
fr-online.de	3.757.060
zeit.de	59.279.328
tagesspiegel.de	12.125.862
focus.de	155.064.094
spiegel.de	209.301.753
welt.de	75.147.640
nzz.ch	N/A
juedische-allgemeine.de	N/A
aerzteblatt.de	1.575.834

Quelle: ivw.eu

Tabelle 2: Online-Aufrufe der Medien

Die Reichweite ausgewählter Tageszeitungen ist in Tabelle 3 dargestellt. Auffallend ist der weite Leserkreis der *Bild-Zeitung*. Die Qualitätszeitungen *Frankfurter Allgemeine* und *Süddeutsche Zeitung* erreichen in etwa gleich viele Leser.

353 Degenhard, *Konformitätsverhalten und Medien-Kampagnen der Leitmedien in der Politik-Berichterstattung*. S. 103.

Plattform	Reichweite Leser pro Ausgabe in Mio.	Weitester Leserkreis in Mio.
Frankfurter Allgemeine Zeitung	1,00	9,93
Süddeutsche Zeitung	1,32	10,04
Die Zeit	2,34	11,97
Die Welt	0,76	8,28
Handelsblatt	0,42	4,05
Bild mit B.Z.	8,46	30,00

Quelle: AWA 2016, http://www.ifd-allensbach.de/awa/medien/printmedien.html, ohne Sonntagsausgaben

Tabelle 3: Reichweite einzelner Publikationen

Zur Artikelauswahl wurden die Datenbanken der Zeitungen bzw. die WISO-Datenbank mit dem Suchbegriff *Beschneid* OR *beschneid* OR *beschnitt** durchsucht. Zusätzlich wurde die Suche mit den Begriffen *Beschneidung OR Beschneidungen OR Beschneidungsgesetz* wiederholt. Mit diesen Suchbegriffen sollten alle Artikel erfasst sein, in denen die rituelle Beschneidung und die Beschneidungsdebatte mindestens einmal erwähnt wurden. Dabei ist das eigentliche Thema des Artikels irrelevant. Artikel, die einen Satz oder eine Passage über die Beschneidung enthalten oder inhaltlich auf die Debatte Bezug nehmen, wurden in die Analyse einbezogen. Artikel über die Frauenbeschneidung, die mit der männlichen Beschneidung in thematischem und aufgrund der Debatte womöglich auch zeitlichem Zusammenhang stehen, wurden nur dann in den Quellenkorpus aufgenommen, wenn sie die männliche Beschneidung explizit erwähnen, entweder als aktuelle Thematik oder als Vergleich.

Der Quellenkorpus umfasst dabei Artikel, die sich mit der rituellen Beschneidung als Hauptthema auseinandersetzen, als auch solche, die die Beschneidung oder die Beschneidungsdebatte in einem bestimmten Zusammenhang als Nebenthema erwähnen. Dasselbe gilt für Interviews, in denen die Beschneidung meist in einer von auf verschiedene Themen bezogenen Fragen vorkommt. Da auch jener Artikeltypus, der die Beschneidung nicht zum Hauptthema hat, für die quantitative wie qualitative Analyse Informationen liefern können, sind sie in den Quellenkorpus miteinbezogen. Relevant ist nur, dass sie eine berichtende oder wertende Aussage treffen.

Insgesamt wurden auf diese Weise 1252 Artikel gefunden, die sich im definierten Untersuchungszeitraum auf das Thema der Beschneidung beziehen.

5.2 Methodik

Die Analyse der Zeitungsartikel erfolgte nach dem Schema der kritischen Diskursanalyse nach Michel Foucault als eine moderne Form der kritischen Textanalyse.[354] Als Diskurs wird in diesem Zusammenhang die Gesamtheit der Artikel im Untersuchungszeitraum definiert. Foucaults Verständnis des Diskurses ist eng mit dem Begriff der Macht verbunden. Foucault betrachtete den Diskurs als „dasjenige, worum und womit man kämpft; er ist die Macht, derer man sich zu bemächtigen sucht."[355] Der Diskurs ist für Foucault nach dieser Lesart kein Sprechakt, sondern eine bestimmte Ordnung von Aussagen, die zu einem Zeitpunkt die Struktur des Gesagten vorgibt. Der Diskurs folgt dabei gewissen Regeln, die vorgeben, was innerhalb des Diskurses als wahr und sagbar zu gelten hat. Die Analyse von Texten nach dieser Methode ist als ein Verfahren zu verstehen, das davon ausgeht, dass „von Medien benutzte Begriffe [...] einen bedeutsamen Einfluss auf die Zuordnung und die moralische Wertung der Leserschaft und damit der Öffentlichkeit haben: Es werden nicht nur reine Informationen, sondern auch ‚dahinterliegende' ethische Beurteilungen transportiert."[356] Der Diskurs beinhaltet sowohl sprachliche als auch nicht-sprachliche Elemente, die seinen Verlauf und das Verhalten der beteiligten Akteure regulieren.

Zunächst wurden alle Artikel des Quellenkorpus anhand ihrer Darstellungsform eingeteilt. Für vorliegenden Zweck wurde zwischen den Darstellungsformen „berichtend" und „wertend" unterschieden. Ein „berichtender" Artikel fokussiert sich auf das Wiedergeben von Tatsachen, Geschehnissen und Meinungen, ohne selbst aktiv meinungsbildende Funktion einnehmen zu wollen. Der persönliche Standpunkt des Autors ist nicht offen erkennbar. Hierzu zählen längere Wiedergaben der politischen Diskussion als auch kürzere Nachrichtenartikel. In „wertenden" Artikeln hingegen legt der Autor seine Meinung über ein bestimmtes Thema dar und lässt seinen persönlichen Standpunkt erkennen.

Die Codierung „berichtend" bedeutet dabei nicht, dass der Artikel selbst rein deskriptiver Art ist. Der Code bezieht sich allein auf seine Aussagen über die Beschneidung. So kann beispielsweise ein Kommentar zum Nahost-Konflikt durchaus wertend sein, enthält er aber nur einen Verweis auf die aktuell

354 A. Hoisl u. a., „Wertungen des ‚Transplantationsskandals' durch die Medien. Diskursanalytische Sutide an ausgesuchten deutschen Zeitungen.", *Anaesthesist* 64 (2015): 16–25. S. 16.

355 Foucault, *Ordnung des Diskurses*. S. 11.

356 Hoisl u. a., „Wertungen des ‚Transplantationsskandals' durch die Medien. Diskursanalytische Sutide an ausgesuchten deutschen Zeitungen." S. 17.

in Deutschland geführt Debatte, ohne diese zu bewerten, ist er in Bezug auf die Beschneidung als „berichtend“ einzustufen.

Zusätzlich wurden die Artikel in die zwei Kategorien Hauptthema und Nebenthema eingeteilt.

Hauptthema: Diese Artikel behandeln die rituelle Beschneidung als einziges bzw. vordergründiges Thema.

Nebenthema: Diese Artikel behandeln ein anderes Thema, nehmen aber Bezug auf die rituelle Beschneidung oder die Beschneidungsdebatte, entweder in Form einer Wertung oder einer bloßen Erwähnung. Interviews werden dann als Nebenthema eingestuft, wenn die Beschneidungsdebatte nicht Anlass bzw. Hauptthema des Interviews ist.

In einer ersten deskriptiven, rein quantitativen Analyse wurden die Anzahl der Artikel, ihre Verteilung über die Zeit im Verhältnis zum Ablauf der Debatte sowie die Anzahl, die Verteilung und das Verhältnis von rein „berichtenden“ und „wertenden“ Artikeln dargestellt. Ebenso wurde versucht, die Intensität der Debatte über die Zeit zu erfassen. Dabei wird zwischen den einzelnen Artikelarten unterschieden.

In einem zweiten Schritt wurden die meinungsbildenden Artikel einer qualitativen Bewertungsanalyse anhand der Codierungs-Kategorien unterzogen und untersucht, durch welche Argumentationsmuster die einzelnen Autoren oder Interviewten ihre Position zur religiösen Beschneidung vertreten. Deskriptive, rein „berichtende“ Artikel, wurden in dieser zweiten Analyse nicht berücksichtigt. Ebenso wurde nicht zwischen den einzelnen Artikelarten unterschieden, da allein die getroffenen Aussagen relevant sind. Ungenauigkeiten aufgrund von Grenzfällen können dabei nicht ausgeschlossen werden. Ebenso wurde untersucht, welche Position zur rituellen Beschneidung die einzelnen Zeitungen und Nachrichtenmagazine vertreten.

Folgende Feststellungen sind zur Methodik zu machen:

1. Auch rein „berichtenden“ Artikeln liegt eine Auswahl der wiedergegebenen Aussagen zugrunde. Autoren können durch „Framing“ Thematiken in ein günstiges oder ungünstiges Licht rücken und durch die selektive Wiedergabe von Wortbeiträgen den Leser beeinflussen.[357] Oft werden überwiegend solche Wortbeiträge zitiert, die mit der Meinung des Autors in Einklang stehen. Dieser Zusammenhang muss jedoch nicht zwingend existieren. Artikel, in denen

357 Schärdel, „„Ein Schelm, wer Böses dabei denkt‘“. S. 136.

sich der Autor nicht deutlich wertend äußert, werden in der qualitativen Analyse daher nicht berücksichtigt.

2. Grenzfälle bilden Diskussionsbeiträge in Form sogenannter „Faktenchecks", meist auf den Internetportalen der Tageszeitungen. Diese sind laufend fortgesetzte Beiträge, in denen Äußerungen aus anderen Quellen diskutiert werden. Diese Artikel werden als „wertend" eingestuft, jedoch nur in ihrer Fassung bis zum 15.12.2012 berücksichtigt.
3. Nicht als „wertende" Artikel eingestuft werden Artikel über Kolloquien oder Tagungen, in denen lediglich Diskussionsbeiträge wiedergegeben werden, solange eine wertende Haltung des Autors nicht erkennbar ist. Beispiele hierfür sind *Ärzteblatt* 2012, 109 (39), „Zirkumzision: Kontroverse Debatte", und TAZ, 24.08.2012, „Ohnmacht im Diskussionssaal"; sowie TAZ, 09.08.2012, „Beschneidung um Gottes Willen". Anders werden Artikel behandelt, die neben dem Bericht über eine Tagung oder Diskussionsrunde eine deutliche Agenda zugunsten oder gegen die Beschneidung vertreten. Wenn die Wiedergabe von Tagungsbeiträgen dazu dient, eine Haltung zur Beschneidung implizit zu untermauern, wird der Artikel als „wertend" eingestuft und entsprechend codiert. Ein Beispiel ist *Jüdische Allgemeine*, 11.10.2012, „Kurz und schmerzarm".
4. Gibt es mehrere Versionen eines Artikels aufgrund von Aktualisierungen, wird nur die letzte Version berücksichtigt, auch wenn diese keine Wertungen mehr enthält.
5. Artikel, in denen von einem Autor jeweils separat die „Pro"- und die „Contra"-Seite zur Beschneidung vertreten wird, werden als zwei Artikel behandelt.

Sowohl für die quantitative als auch für die qualitative Analyse wurden die Artikel einer Codierung mithilfe des Textcodierungsprogrammes MAXQDA 11 unterzogen. Hierfür wurde jeder Artikel einzeln in ein Word-Dokument übertragen und abgespeichert, sodass am Ende 1252 einzelne Dokumente vorlagen. Jedes Dokument erhielt als Titel sein Erscheinungsdatum, das Publikationsmedium, den Autor und Stichworte aus dem Titel. In MAXQDA wurden daraufhin für jede Zeitung eine Dokumentengruppe erstellt.[358]

Jeder Artikel erhielt zunächst eine Basiscodierung, die den Monat seines Erscheinens ausweist und ihn als rein „berichtend" oder „wertend" einteilt.

---

358 Vgl. Verfahren in Rieke Hartwich, „Die Zukunft der Bibliotheken im Spiegel der Presse. Eine Analyse von Zeitungsartikeln.", *Berliner Handreichungen zur Bibliotheks- und Informationswissenschaft* 384 (2014). S. 27.

Zusätzlich wurde codiert, ob der Artikel die Beschneidung als Haupt- oder Nebenthema behandelt. Anschließend wurden die „wertenden" Artikel weiter untersucht. Die qualitative Codierung mithilfe von MAXQDA eignet sich dabei besonders gut, das „heterogene Datenmaterial" zu untersuchen.[359] Unterschwellige Tendenzen wie Ironie können erkannt und eingeordnet, Beschreibungen der Beschneidung können als positiv oder negativ konnotiert zugeordnet werden.[360] So lässt es sich über eine bloße quantitative Analyse der Texte nicht erkennen, ob ein Autor die Begriffe „archaisch" oder „Körperverletzung" in einer befürwortenden oder ablehnenden Bedeutung gebraucht oder ob er einen anderen Debattenbeitrag lediglich zitiert. Die statistischen Auswertungen erfolgte mithilfe der in MAXQDA erhobenen Daten in Excel.

Tabelle 4 zeigt die Zuordnung der codierten Artikel zu den Textkategorien „wertend" und „berichtend".

Publikation	Artikel gesamt	Berichte	Meinungen
Bild	93	84	9
Süddeutsche Zeitung	147	95	52
F.A.Z. & F.A.S	148	90	58
Handelsblatt	16	16	--
Die Tageszeitung	110	69	41
Frankfurter Rundschau	111	62	49
Die Zeit	56	20	36
Tagesspiegel	142	88	54
Focus	10	1	9
Der Spiegel	51	29	22
Die Welt & Welt am Sonntag	127	88	39
Neue Zürcher Zeitung	47	28	19
Jüdische Allgemeine	148	69	79
Deutsches Ärzteblatt	46	39	7
	1252	**778**	**474**

Tabelle 4: Textkategorien

359 Vgl. Schärdel, „„Ein Schelm, wer Böses dabei denkt'". S. 141.
360 Ebd.

Die Codierung der Texte für die qualitative Analyse orientierte sich am Schema definierter Aussagekategorien nach Mayring.[361] Bei dieser Methode handelt es sich darum, Textmaterial anhand von Kategoriensystemen zu bearbeiten. „Es geht um eine Zusammenfassung des Textes, die den im Text enthaltenen Sinn in so genannten Kategorien darstellt, die ihrerseits in einem System organisiert sind."[362] Ziel der Kategorien ist es, die im Text enthaltenen Aussagen adäquat wiederzugeben und zusammenzufassen. Das Ergebnis ist ein System an Argument-Kategorien, das auf Grundlage der Texte erstellt wurde. Tabellen 5–7 zeigen die für die qualitative Analyse verwendeten Aussagekategorien. Die Kategorien wurden in einem induktiven Verfahren codiert, d. h. die zugeteilten Attribute wurden erst beim Lesen der Texte erstellt. Dies steht im Gegensatz zu einem deduktiven Ansatz, bei dem die Attribute vor Beginn der Analyse feststehen. Während des Lesens der Artikel wurden fortlaufend neue Kategorien erstellt und ggf. bereits gelesene Artikel neu codiert.[363]

Tabelle 5 enthält eine Übersicht über die Aussagekategorien, die für die Codierung von Argumenten gegen die rituelle Beschneidung verwendet wurden. Die Attribute fungieren als Übergruppen, um in Artikeln enthaltene Aussagen in gemeinsame Sinnzusammenhänge einzuordnen. Einige Attribute enthalten dabei Subcodierungen, um Argumente noch genauer dechiffrieren zu können. Die Attribute ergeben sich dabei, wie oben beschrieben, aus den Texten selbst. Bei jedem Argument gegen die rituelle Beschneidung wurde geprüft, ob sich das Argument einem bereits bestehenden Attribut zuordnen lässt. War dies nicht der Fall, so wurde ein neues Argument-Attribut erstellt.

---

361 Christina Ramsenthaler, „Was ist ‚Qualitative Inhaltsanalyse'", in *Der Patient am Lebensende. Eine qualitative Inhaltsanalyse.*, hg. von M. Schnell u. a. (Wiesbaden: Springer, 2013), 23–42, http://link.springer.com/10.1007/978-3-531-19660-2. S. 23.

362 Ebd.

363 Vgl. Manuel Ambrosch, *Die Bedeutung von Prävention in der Berichterstattung deutscher Zeitungen über Brustkrebs und Lungenkrebs* (Dissertation, Universität Leipzig, 2012). S. 28.

Aussagekategorien (I)		
Argumente Contra Beschneidung		
	Verneinung der Existenz Gottes	
	Vergleich mit Mädchenbeschneidnug	
	Etikettierung der Beschneidung als Gewalt	
	Kritik an Judentum/Religion	
		Gläubige nicht empathisch
		Judentum nicht aufgeklärt
		Unterdrückung des Individuums/Indoktrination
	Kein medizinischer Nutzen	
	Vergleich mit Christentum	
	Betonung der Vorteile der Vorhaut	
	Bezeichnung der Beschneidung als Verbrechen	
	Betonung der Risiken der Beschneidung	
	Betonung der Nachteile u. Folgen der Beschneidung	
		Psychische Belastung
		Störung der sexuellen Empfindung
		Körperlicher Schaden
		Schmerzen/Leiden des Kindes
		Beschneidung fördert Maskulinisierung
	Betonung der Irreversibilität der Beschneidung	
	Reformaufforderungen an das Judentum	
		Forderung einer symbolischen Beschneidung
		Beschneidung nicht konstitutiv für Judentum
		Beschneidung bei zunehmender Säkularisation unwichtig
		Immer mehr jüdischer Widerstand
		Judentum nicht aufgeklärt/nicht modern

Tabelle 5: Aussagekategorien „Contra" Beschneidung

Tabelle 6 enthält die Codierungen für Aussagen, die in Verteidigung der rituellen Beschneidung getätigt werden. Hierbei wurde insbesondere auf die Untergliederung der religiösen und medizinischen Argumente Wert gelegt.

Aussagekategorien (II)
Argumente Pro Beschneidung
Religion kann nicht per Gesetz verboten werden
Erziehungsrecht der Eltern
Verbot unverhältnismäßig
Betonung der gesellschaftlichen Rolle der Religion
Religiöse Argumente
Beschneidung Akt der Zuwendung
Alter Ritus/alte Tradition
Betonung des religiösen Gebotes
Beschneidung identitätsstiftend
Folgen des Unbeschnittenseins
Schmerz als wichtiger Erfahrungsschatz
Kinder empfinden keine/weniger Schmerzen
Betonung der weltweiten Ubiquität der Beschneidng
Zurückweisung des Naturzustandes des Menschen
Keine Vergleichbarkeit mit Frauenbeschneidung
Empfehlung der WHO/UNO
Bei Verbot droht Beschneidungstourismus
Besschneidung legt Religion nicht fest
Christliche Taufe auch Fremdbestimmung des Kindes
Zurückweisung behaupteter Nachteile
Kein sexueller Funktionsverlust
Risiko der Beschneidung gering
Kein psychischer Schaden/kein Trauma
Betonung medizinischer Vorteile
Vorhaut Infektionsort
Niedrigere Raten Peniskarzinom
Niedrigere Raten Gebärmutterkarzinom
Niedrigere Infektionsraten HIV
Senkung der Kosten im Gesundheitssystem

Tabelle 6: Aussagekategorien „Pro" Beschneidung

Für eine weitere Analyse der Artikel werden auch solche Aussagen codiert, die sich mit der Debatte selbst auseinandersetzen. Die Codierung „Beschneidungsgegner/-verbot sind/ist religionsfeindlich/antisemitisch" enthält dabei all jene Aussagen, die die Debatte um die Beschneidung aufgrund einer falschen Motivation der Beschneidungskritiker für delegitimiert halten. Die Codierung „Infragestellung der Dominanz medizinischer Themen in der Debatte" fasst Aussagen zusammen, in denen die Entscheidungsmacht der Medizin im Diskurs in Frage gestellt wird oder die Ansicht vertreten wird, dass die Medizin für eine ethische Entscheidungsfindung nur untergeordnete Relevanz besitzt.

Zunächst wurde für jeden „wertenden" Artikel codiert, ob er eine Position für oder gegen die rituelle Beschneidung einnimmt. Ein „Pro" wurde für jeden Artikel vergeben, der für eine die Beschneidung zulassende gesetzliche Regelung votiert, auch wenn der Artikel mitunter kritische Aussagen zum Eingriff enthalten kann. Ein „Contra" wurde dementsprechend vergeben, wenn eine gesetzliche Regelung, die eine Beschneidung jüdischer Jungen am achten Lebenstag gestattet, abgelehnt wurde. Bei Artikeln, die sowohl eindeutig wertende Aussagen für als auch wider die Beschneidung oder die Debatte enthalten, selbst jedoch kein Urteil zu erkennen geben, wurde der Code „nicht eindeutig" vergeben. Für Interviews wurden nicht die Fragen, sondern die Antworten des Interviewten codiert.

Zusätzlich werden die Artikel anhand der in Tabelle 7 enthaltenen Codierungen auf antisemitische Äußerungen untersucht. Bei der Erstellung der Codierungen wurde neben der oben beschriebenen induktiven Methodik auf die Abhandlung von Schwarz-Friesel und Reinharz Bezug genommen, in der die sprachliche Vermittlung von Antisemitismus im modernen Diskurs ausführlich dargestellt ist.[364] Die Autoren untersuchen dabei insbesondere die kommunikativen Strategien von Antisemitismus jenseits des offen rechtsradikalen Milieus.[365] Kennzeichnend für solche oft von Verfassern aus der Mittelschicht stammenden Texten ist die Leugnung jeglichen Antisemitismus' bei gleichzeitiger Tradierung judenfeindlicher Stereotype. Hierbei muss grundsätzlich unterschieden werden zwischen einer bewussten Kommunikation solcher Vorurteile und der unbewussten Äußerung. Bei Letzterer ergibt sich der Antisemitismus erst aus der Funktion der Aussage, auch wenn sich der Verfasser die Bedeutung derselben nicht verdeutlicht hat.[366] Die Codierungen der Artikel können eine solche Differenzierung der Aussagen in Intention und Wirkung nicht vornehmen. Codiert werden nicht die mentale Einstellung, sondern die sprachliche Realisierung bzw. die in der Aussage enthaltenen Denkmuster.

Der Antisemitismus im modernen Diskurs steht dabei selten für sich allein, sondern ist Instrument innerhalb einer verbalen Strategie, um die Gegenseite von der eigenen Position zu überzeugen. Inhaltlich basieren solche Strategien meist auf „geistigen Repräsentationen", in denen ein Konzept des Juden bzw. des Judentums entworfen wird und ihnen bestimmte Eigenschaften zugeordnet

364 Monika Schwarz-Friesel und Jehuda Reinharz, *Die Sprache der Judenfeindschaft im 21. Jahrhundert* (Berlin: De Gruyter, 2013).

365 Ebd. S. 346ff.

366 Ebd. S. 347.

werden. Solche Zuweisungen sind in Argumente verpackt, d. h. sie werden nicht offen als Vorurteile geäußert, sondern anhand eines deduktiven Verfahrens abgeleitet. Ein Beispiel könnte sein: „Alle Juden beschneiden ihre Söhne. Beschneiden ist ein brutaler und menschenverachtender Vorgang. Die Juden sind brutal und menschenverachtend.“ Zum Vorschein kommt in solchen Strategien oft Täter-Opfer-Umkehr bzw. eine Täter-Markierung der Juden.[367] Mit oder ohne Bezug zum Holocaust oder historischen Antisemitismus werden Juden als Täter dargestellt, vor denen es Dritte – Palästinenser oder im vorliegenden Beispiel unbeschnittene Neugeborene – zu bewahren gilt.

Da die hier codierten Aussageattribute in einem engen thematischen Zusammenhang stehen, sind gewisse Überschneidungen nicht vermeidbar. Beispielsweise kann eine Aussage die Beschneidung als menschenverachtend und unsauber klassifizieren. Die Aussage wird dabei dem dominanten Attribut zugeordnet. Ist keine solche Dominanz zu erkennen, wird das in der Aussage zuerst enthaltene Attribut für eine Zuordnung gewählt.

Aussagekategorien (III)
Kommentare zur Debatte
Infragestellung der Dominanz medizinischer Themen in der Debatte
Beschneidungsgegner/-verbot sind/ist religionsfeindlich/antisemitisch
Antisemitismus
Verweis auf Nahostkonflikt
Beschneidung im Judentum "unsauber"
Vergleich mit körperlicher Züchtigung/Misshandlung von Kindern
Judentum unterdrückt Gläubige
Beschneidung barbarischer Akt
Judentum freiheitsfeindlich/missachtet die Menschenrechte
Vorwurf der Instrumentalisierung des Holocaust
Vorwurf des Einknickens gegenüber dem Judentum
Kritik an jüdischer Reaktion auf Beschneidungsurteil

Tabelle 7: Aussagekategorien Diskurs und Antisemitismus

Die formalen Codierkriterien wie Erscheinungsmonat, Artikelformat und Haupt-/Nebenthema werden pro Artikel nur einmal vergeben, während die inhaltliche Kriterien für jedes abgeschlossene Argument codiert werden, pro Artikel daher auch mehrere Male vorkommen können.

367 Ebd.

Zur Verbesserung der Codierungsschärfe und Reliabilität wurden alle 1252 Artikel im Abstand von sechs Monaten zweimal vollständig codiert und die Einteilung in „wertend“ und „berichtend“ überprüft. Vereinzelt wurden dabei Neu- bzw. Umcodierungen vorgenommen. Überwiegend jedoch erwiesen sich die Codierungen als reliabel.

5.3 Diskurstheorie und Medikalisierung

Die kritische Diskursanalyse ist ein Analyseverfahren von Texten oder Sprechakten.[368] Der Begriff des Diskurses ist gesellschaftswissenschaftlich in der Soziologie verhaftet, aber auch die Philosophie, die Linguistik, die Geschichtswissenschaft und andere Disziplinen beschäftigen sich mit Diskursen und Diskursformen. Da der Diskursbegriff mit den verschiedensten Konnotationen und Bedeutungen versehen ist, erweist sich eine einheitliche Definition als schwierig.[369] Diese Arbeit orientiert sich an der Diskurstheorie Michel Foucaults und der durch ihn inspirierten kritischen Diskursanalyse, die beide für sich in Anspruch nehmen, grundsätzliche Aussagen zur Verbindung von Sprache und Gesellschaft vorzunehmen.[370] Foucaults methodisches Programm bietet für die Analyse von öffentlichen Debatten bedeutsame Hypothesen. Dabei werden Diskurse „als eine artikulatorische Praxis begriffen […], die soziale Verhältnisse nicht passiv repräsentieren, sondern diese als Fluss von sozialen Wissensvorräten durch die Zeit aktiv“ konstituieren und organisieren.[371] Kritisch ist die Diskursanalyse nach Jäger durch zwei Eigenschaften: Zum einen setzt sie sich zum Ziel, verdeckte Strukturen und Begründungszusammenhänge im Diskurs sichtbar zu machen, zum anderen ist sie an eine moralisch-ethische Diskussion gekoppelt.[372]

Der Subjekttheorie Foucaults soll an dieser Stelle keine weitere Bedeutung zukommen. Diese schwankt im Laufe seines Werkes und ist fernerhin für die vorliegende Untersuchung nicht von Relevanz. Eine Untersuchung auf der Ebene einzelner Diskursteilnehmer findet nicht statt. Die Subjektebene wird somit umgangen. Die Artikel und der Diskurs werden als gesellschaftliches Produkt angesehen.

368 Vgl. Jäger, *Kritische Diskursanalyse. Eine Einführung*. S. 158.

369 Vgl. Laura Kajezke, *Wissen im Diskurs: Ein Theorienvergleich von Bourdieu und Foucault* (Wiesbaden: VS Verlag, 2008). S. 30.

370 Jäger, *Kritische Diskursanalyse. Eine Einführung*. S. 10.

371 Ebd. S. 23.

372 Ebd. S. 25 und S. 195ff.

Für Foucault ist ein Diskurs „die Menge an Aussagen die einem gleichen Formationssystem zugehören".[373] Als Diskurs kann also ein „Geflecht von thematisch zusammengehörigen Aussagen" verstanden werden, die „über Textkorpora quantitativ zu erschließen" sind.[374] Diskurse sind damit nie nur individuelles Produkt, sondern geben gesellschaftliche Entwicklungen und Paradigma wieder. Sie enthalten daher immer „Fragmente eines (überindividuellen) sozio-historischen Diskurses".[375] Eine Analyse des Diskurses beinhaltet die Sprache ebenso wie die im Diskurs enthaltenen Systeme der Persuasion.[376] Die Erweiterung der Diskursanalyse um das Wort „kritisch" bezeichnet ein Vorgehen, das über die bloße positivistische Beschreibung von Sachverhalten hinausgeht und die impliziten und unterschwelligen Voraussetzungen, Bedeutungen und Konsequenzen beleuchtet. Die kritische „Diskursanalyse zeigt also, mit welchen Mitteln und für welche ‚Wahrheiten' in einer Bevölkerung Akzeptanz geschaffen wird, was als normal und nicht normal zu gelten habe, was sagbar (und tubar) ist und was nicht."[377] Für die kritische Diskursanalyse der Beschneidungsdebatte in den öffentlichen Medien sind Textkorpus und Diskurs gleichzusetzen.[378]

Bei Foucault ist der Diskurs „die sprachliche Seite einer ‚diskursiven Praxis'. Unter ‚diskursiver Praxis' wird dabei das gesamte Ensemble einer speziellen Wissensproduktion verstanden", quasi ein Denksystem. Die gesellschaftliche Wissensproduktion besteht aus ihren Institutionen, „Verfahren der Wissenssammlung und -verarbeitung", ihren Autoritäten – kurz, in den Regeln, die sie sich gibt, um festzulegen, was als legitimer Beitrag angesehen werden kann und was nicht.[379] Produziert und übertragen wird dieses Wissen durch Sprache, Schrift und Medialisierung.[380] Der Diskurs „formiert subjektives und kollektives Bewusstsein und übt [dadurch] Macht aus".[381]

---

373 Michel Foucault, *Archäologie des Wissens* (Frankfurt a.M.: Suhrkamp, 1981). S. 156.

374 Martin Reisigl, „Sprachkritische Beobachtungen zu Foucaults Diskursanalyse", in *Foucault: Diskursanalyse der Politik*, hg. von Brigitte Kerchner und Silke Schneider (Wiesbaden: VS Verlag für Sozialwissenschaften, 2006). S. 88.

375 Jäger, *Kritische Diskursanalyse. Eine Einführung*. S. 117.

376 Vgl. Reisigl, „Sprachkritische Beobachtungen zu Foucaults Diskursanalyse". S. 91.

377 Jäger, *Kritische Diskursanalyse. Eine Einführung*. S. 223.

378 Vgl. Ebd. S. 11.

379 Ebd. S. 125.

380 Ebd.

381 Siegfried Jäger, „Wege durchs Dickicht. Vorschläge zur Durchführung von Diskursanalysen.", *Duisburger Institut für Sprach- und Sozialforschung*, 1997, http://www.diss-duisburg.de/2014/03/wege-durchs-dickicht/ (abgerufen am 26.10.2016).

Damit ist bereits angedeutet, worauf es Foucault in der Diskursdefinition ankommt: Der Diskurs ist die Produktion von Wahrheit bzw. Sagbarem nach festgelegten Regeln. Wahrheit ist nichts weiter als ein „diskursiver Effekt". „Wahrheit ist demnach nicht irgendwie Diskurs-extern vorgegeben, sondern sie wird jeweils erst historisch-diskursiv erzeugt."[382] Bei der Erzeugung und Manifestation von Wahrheit folgt der Diskurs bestimmten Regeln. Abweichung von den Diskursregeln werden sanktioniert. „Hier zeigt sich [...] die Verknüpfung von Diskurs und Macht [...]."[383] Für Foucault bestimmen die Regeln des Diskurses, was gesagt und was nicht gesagt werden darf, d. h. was als „wahr" und sagbar und was als „unwahr" und nicht sagbar gilt. „Durch Ein- und Ausschlüsse werden Machteffekte erzeugt."[384] Foucault ging davon aus, dass Diskurse, d. h. verbale Austauschvorgänge, einer Systematik folgen, die durch verschiedene Formen von Ausschließungen und argumentativer Kontrolle gekennzeichnet sind. Darunter fallen durch offizielle Definitionen vorgegebene Sprechverbote, die Abgrenzung bestimmter akzeptierter von nicht akzeptierten Wahrheiten und die Verknappung, d. h. die zahlenmäßige Eingrenzung der Subjekte, denen es überhaupt zugestanden wird, sich legitim im Diskurs zu äußern.[385] Der Diskurs umfasst somit das zu einer gegebenen Zeit Sagbare „in seiner qualitativen Bandbreite" sowie „Strategien, mit denen das Feld des Sagbaren ausgeweitet oder auch eingeengt wird".[386] Damit übt er Macht aus und versucht, das Verhalten und das Sprechen der anderen zu lenken.[387]

Jäger differenziert zwischen mehreren Ebenen eines Diskurses, die er als die „sozialen Orte" der Diskursteilnehmenden definiert, d. h. die Ausgangspunkte der Sprechenden. So können sich innerhalb eines Diskurses mehrere Spezialdiskurse entwickeln, die sich aufeinander beziehen und aufeinander Einfluss nehmen.[388] In der vorliegenden Untersuchung liegt es nahe, die Existenz mindestens einer medizinisch-wissenschaftlichen und einer religiösen Diskursebene zu vermuten. Aus der Diskursebene ergibt sich eine spezifische Diskursposition, von der aus „eine Beteiligung am Diskurs und seine Bewertung für den Einzelnen"

382 Jäger, *Kritische Diskursanalyse. Eine Einführung*. S. 129.

383 Ebd.

384 Dinges, „Männergesundheit im Wandel : Ein Prozess nachholender Medikalisierung ?" S. 925.

385 Schäfer, „Medizin, Macht und Körper. Überlegungen zu Foucault". S. 192f.

386 Jäger, *Kritische Diskursanalyse. Eine Einführung*. S. 130.

387 Foucault, *Analytik der Macht*. S. 288.

388 Jäger, *Kritische Diskursanalyse. Eine Einführung*. S. 163.

erfolgt.[389] Die Diskursposition wird somit zu einer „weltanschaulichen Position" einer Diskursebene. Es kann vermutet werden, dass das *Deutsche Ärzteblatt* von einer medizinisch-wissenschaftlichen Diskursposition ausgeht, während die *Jüdische Allgemeine* eher eine religiöse Diskursposition vertritt. Beide Vermutungen zur Diskursebene wie zur Diskursposition lassen sich anhand der Diskursanalyse bestätigen oder widerlegen.

Zwei weiteren Begriffen kommt in einer Diskursanalyse nach Foucault Bedeutung zu: Biopolitik und Medikalisierung. Foucault prägte den Begriff der Biopolitik, unter dem er „Machttechniken verstand, die wesentlich auf den Körper, den individuellen Körper gerichtet waren".[390] Die Biopolitik wurde als eine Strategie des Staates definiert, mithilfe derer mehrere Hilfsdisziplinen wie die Medizin den individuellen Körper zu unterwerfen und zu kontrollieren suchten. Krankheiten des Körpers und alles, was den Körper schwächte, sollte getilgt werden. Im Zuge dieser Biopolitik kommt es nach Foucault zur Einführung einer Medizin, deren Hauptaufgabe darin liegt, die öffentliche Hygiene und Gesundheit zu verbessern und das Wissen über Gesundheit zu normieren. Damit verbunden war ein neuer Wahrheitsanspruch der Medizin, die für sich in Anspruch nahm, die überprüfbare Empirik zum Gegenstand ihres Handelns zu machen. Der Arzt wurde zum „Hüter und zur Quelle der Wahrheit". Die Medizin besaß fortan die Macht, unbekannte und unbewusste Wahrheiten ans Licht kommen zu lassen.[391] Der Wahrheitsanspruch der Medizin wurde eng an die Empirie gebunden, an den aufmerksamen Blick des Arztes. Ihr allein fiel es zu, den Zustand des Körpers in pathologisch und gesund einzuteilen.

Unter dem Begriff der Medikalisierung wird allgemein ein Prozess verstanden, durch den früher als normal geltende Zustände oder Handlungen durch einen medizinischen Diskurs pathologisiert werden und dem Interventionsbereich der Medizin unterworfen werden. „Medicalization consists of defining a problem in medical terms, using medical language to describe a problem, adopting a medical framework to understand a problem, or using a medical intervention to 'treat' it."[392] Damit einher geht eine „Umstellung der […] Lebensbedingungen

---

389 Ebd. S. 164.

390 Michel Foucault, „In Verteidigung der Gesellschaft. Vorlesung vom 17. März 1976", in *Biopolitik. Ein Reader.*, hg. von Andreas Folkers und Thomas Lemke (Frankfurt a.M.: Suhrkamp, 2014), 88–114. S. 90.

391 Michel Foucault, *Die Geburt der Klinik. Eine Archäologie des ärztlichen Blicks.* (Frankfurt a.M.: Fischer, 2011). S. 11.

392 Vgl. Peter Conrad, „Medicalization and Social Control", *Annual Review of Sociology* 18 (1992): 209–32. S. 211. Siehe auch: Carpenter, „On remedicalisation: male

nach den naturwissenschaftlich bestimmten Kriterien von Entwicklung und Fortschritt".[393] Durch diese Umgestaltung kommt der Medizin für viele Aspekte des Lebens eine Deutungs- und Ordnungsmacht zu.[394] „Im Hinblick auf gesellschaftliche Zuständigkeiten bedeutet Medikalisierung eine Verlagerung der Problembewältigung hin zur professionellen Medizin."[395] Andere Erklärungen oder Begründungen für den Zustand des Körpers werden an den Rand gedrängt und verlieren an Bedeutung.

Beide Begriffe, Biopolitik und Medikalisierung, sind unterschiedliche Ausdrücke für sich überschneidende Phänomena, nämlich einen sich ausbreitenden Machtraum der empirischen Medizin im öffentlichen Diskurs. Durch die zunehmende Bedeutung medizinischer Begründungen für individuelles Handeln werden andere, der Medizin bislang fremde Diskurse, reorganisiert. Idealisierte Begründungen müssen dem Empirismus der Medizin standhalten, wenn sie innerhalb des neuen Diskurses akzeptiert werden wollen. Da aber auch der Empirismus keine Wahrheit an sich, sondern lediglich eine sich aus dem Diskurs ergebende Wahrheit ist, wird die Medizin für Foucault zu einem „konstituierenden Element von nicht-rationalen Machtformen".[396] In seinem Text *Medicine as a form of social control* nahm Irving Zola vorweg, was Foucault wenig später als Biopolitik der Medizin bezeichnen würde: „[...] medicine is becoming a major institution of social control, nudging aside, if not incorporating, the more traditional institutions of religion and law. It is becoming the new repository of truth, the place where absolute and often final judgments are made by supposedly morally neutral and objective experts."[397]

---

circumcision in the United States and Great Britain". Diese Definition des Begriffs „Medikalisierung" ist keineswegs unangefochten. Nye unterscheidet zwischen „soft and hard definitions", Robert A Nye, „The volution of the concept of medicalization in the late twentieth century", *Journal of History of the Behavioral Sciences* 39, Nr. 2 (2003): 115–29. S. 117. Siehe auch Jonathan M Metzl und Rebecca M Herzig, „Medicalisation in the 21st century: Introduction", *The Lancet* 369 (2007): 697–98.

393 Göckenjan, *Kurieren und Staat machen. Gesundheit und Medizin in der bürgerlichen Welt*. S. 285.

394 Dinges, „Männergesundheit im Wandel : Ein Prozess nachholender Medikalisierung ?" S. 927. Zur initialen Medikalisierungsdebatte siehe Irving Zola, „Medicine as an institution of social control", *Sociological Review* 20, Nr. 4 (1972): 487–504, http://www.jstor.org/stable/j.ctt14bt7nw.13.

395 Forster, *Psychiatriereform zwischen Medikalisierung und Gemeindeorientierung. Eine kritische Bilanz*. S. 135 (ohne Hervorhebungen des Originals).

396 Malcom Bull, „Secularization and Medicalization", *The British Journal of Sociology* 41, Nr. 2 (1990): 245–61. S. 259.

397 Zola, „Medicine as an institution of social control". S. 487.

Während der Begriff der Medikalisierung meist die Ausweitung des Deutungsraumes der Medizin beschreibt, ist der Begriff der Biopolitik besser geeignet, die moralische Komponente der Medizin zu kritisieren, d.h. die Fähigkeit der Medizin, Handlungen, die ihren Maßgaben nicht entsprechen, als schlecht und schädlich abzuwerten. Durch die Biopolitik, so Foucault, werde die moderne Gesellschaft zur „Normalisierungsgesellschaft", in der die Medizin alle gesellschaftlichen Bereiche inklusive des Rechtes durchdringt.[398] Oftmals ist die Medizin hier bereits im Zusammenhang mit der Religion genannt worden. Mehrere Autoren haben vermutet, die Religion werde durch die Medizin als dominante moralische Autorität und Institution der sozialen Kontrolle ersetzt.[399]

Für die vorliegende Untersuchung bieten die Begriffe Medikalisierung und Biopolitik passende Instrumente, um die Funktion des medizinischen Diskurses auch gegenüber dem religiösen zu bewerten und quantifizieren zu können. Die Analyse richtet sich dabei nach den „realen materiellen Effekten", die sich durch Machtpraktiken im Diskurs ergeben haben.[400]

Folgende Fragen werden bei der Analyse an die Artikel gestellt:

1. Welches Bild von der rituellen Zirkumzision wird durch die Sprache erzeugt?
2. Welche Maßnahmen werden angewandt, um eine bestimmte Strategie innerhalb des Diskurses durchzusetzen?
3. Welche Rolle spielt die Medizin bzw. die Sprache, die sie kreiert, für diese Strategie?

398 Michel Foucault, *Mikrophysik der Macht: Michel Foucault über Strafjustiz, Psychiatrie und Medizin* (Berlin: Merve Verlag, 1976). S. 84.

399 Conrad, „Medicalization and Social Control". S. 217.

400 Andreas Folkers und Thomas Lemke, „Einleitung", in *Biopolitik. Ein Reader.*, hg. von Andreas Folkers und Thomas Lemke, Bd. 7–64 (Frankfurt a.M.: Suhrkamp, 2014). S. 21.

6 Auswertung

6.1 Quantitative Untersuchung

6.1.1 Einteilung in wertend und berichtend

Die Analyse umfasst insgesamt 1252 Artikel. Tabelle 8 zeigt die Anzahl der Artikel je Publikation im Quellenkorpus und ihren Anteil an der Gesamtzahl der untersuchten Artikel. Die großen überregionalen Tageszeitungen, die *Frankfurter Allgemeine Zeitung*, die *Süddeutsche Zeitung*, der *Tagesspiegel* und die *Welt*, haben den größten Anteil an der Gesamtartikelzahl. Die vier Zeitungen steuern zwischen 10 und 12 % zum Quellenkorpus bei. Auch die *Jüdische Allgemeine* hat als Organ des Zentralrates der Juden in Deutschland themenbedingt eine große Anzahl an Artikeln veröffentlicht. Der Anteil der *Bild-Zeitung* am Quellenkorpus entspricht nicht dem tatsächlichen Debattenbeitrag der Zeitung, da die Printausgabe nicht untersucht werden konnte.

Publikation	Artikel gesamt	% Anteil
Bild	93	7,4
Süddeutsche Zeitung	147	11,7
F.A.Z. & F.A.S	148	11,8
Handelsblatt	16	1,3
Die Tageszeitung	110	8,8
Frankfurter Rundschau	111	8,9
Die Zeit	56	4,5
Tagesspiegel	142	11,3
Focus	10	0,8
Der Spiegel	51	4,1
Die Welt & Welt am Sonntag	127	10,1
Neue Zürcher Zeitung	47	3,8
Jüdische Allgemeine	148	11,8
Deutsches Ärzteblatt	46	3,7
	1252	**100,00**

Tabelle 8: Anzahl Artikel je Publikation und Anteil an Gesamtartikelzahl

Zusätzlich wurde von allen Publikationen die Gesamtwortanzahl der erschienenen Artikel gezählt und ins Verhältnis zur Gesamtwortanzahl aller erschienenen Artikel gesetzt (Tabelle 9). Der Anteil der FAZ an der Gesamtwortanzahl hat sich im Vergleich zur Artikelanzahl leicht erhöht, von 11,8 % auf 13,2 %, ebenso derjenige der SZ und des *Spiegel*. Eine deutliche prozentuale Steigerung findet sich bei der Wochenzeitung *Die Zeit*. Der Wortanteil der übrigen Medien entspricht weitgehend ihrer relativen Artikelzahl. Auch der Anteil der *Jüdischen Allgemeinen* verändert sich kaum. Dies deutet darauf hin, dass die Artikel der *Frankfurter Allgemeinen*, der *Süddeutschen Zeitung*, des *Spiegel* und der *Zeit* länger sind als diejenigen der anderen Medien. Gegenteilige Tendenzen finden sich bei der *Bild-Zeitung* und dem *Deutschen Ärzteblatt*. Bei der *Bild-Zeitung* sind gegenüber der Artikelanzahl über 5 Prozentpunkte negative Abweichung beim Anteil an der Wortgesamtzahl festzustellen. Dies deutet auf das oben benannte journalistische Konzept der Boulevardzeitung hin, mehrheitlich kurze und prägnante Artikel zu veröffentlichen.

Publikation	Wörter Gesamt	% Anteil
Bild	17.442	2,3
Süddeutsche Zeitung	92.710	12,5
F.A.Z. & F.A.S	98.141	13,2
Handelsblatt	7.330	1,0
Die Tageszeitung	53.001	7,1
Frankfurter Rundschau	66.947	9,0
Die Zeit	58.970	7,9
Tagesspiegel	84.676	11,4
Focus	6.892	0,9
Der Spiegel	39.597	5,3
Die Welt & Welt am Sonntag	80.413	10,8
Neue Zürcher Zeitung	26.134	3,5
Jüdische Allgemeine	90.323	12,2
Deutsches Ärzteblatt	20.096	2,7
	742.672	**100,00**

Tabelle 9: Anteil Wortanzahl der einzelnen Publikationen zur Gesamtwortanzahl

In Tabelle 10 sind für jede Publikation die Anzahl der Worte auf die Anzahl der Artikel umgerechnet. Die Wochenpublikationen *Zeit* und *Spiegel* haben mit 1053 bzw. 776 Wörtern pro Artikel die umfangreichsten Artikel zur Beschneidung veröffentlicht. Bei den Tageszeitungen weist die FAZ die meisten Wörter pro Artikel auf. Die kürzesten Artikel hat, wie angenommen, die *Bild-Zeitung*.

Publikation	Wörter Gesamt	Anzahl Artikel	Wörter / Artikel
Bild	17.442	93	187,5
Süddeutsche Zeitung	92.710	147	630,7
F.A.Z. & F.A.S	98.141	148	663,1
Handelsblatt	7.330	16	458,1
Die Tageszeitung	53.001	110	481,8
Frankfurter Rundschau	66.947	111	603,1
Die Zeit	58.970	56	1053,0
Tagesspiegel	84.676	142	596,3
Focus	6.892	10	689,2
Der Spiegel	39.597	51	776,4
Die Welt & Welt am Sonntag	80.413	127	633,2
Neue Zürcher Zeitung	26.134	47	556,0
Jüdische Allgemeine	90.323	148	610,3
Deutsches Ärzteblatt	20.096	46	436,9
	742.672	**1.252**	**593,19**

Tabelle 10: Anzahl Wörter pro Artikel nach Publikation

Von den untersuchten Artikeln waren 474 „wertender“ und 778 rein „berichtender“ Art. Es ergibt sich eine Verteilung von 62 % zu 38 % zugunsten „berichtender“ Artikel (Abbildung 1).

Die meisten Artikel zum Thema der Beschneidung wurden in der *Frankfurter Allgemeinen* (148), in der *Jüdischen Allgemeinen* (148) und in der *Süddeutschen Zeitung* (147) veröffentlicht, gefolgt vom *Tagesspiegel* (142). In der wöchentlich erscheinenden Zeitung *Die Zeit* und in den Nachrichtenmagazinen *Spiegel* und *Focus* sind verhältnismäßig wenige Artikel erschienen. Auffallend ist auch die geringe Artikelanzahl im *Handelsblatt*, das über den gesamten Zeitraum nur 16 Artikel zur Beschneidung veröffentlichte (Abbildung 2).

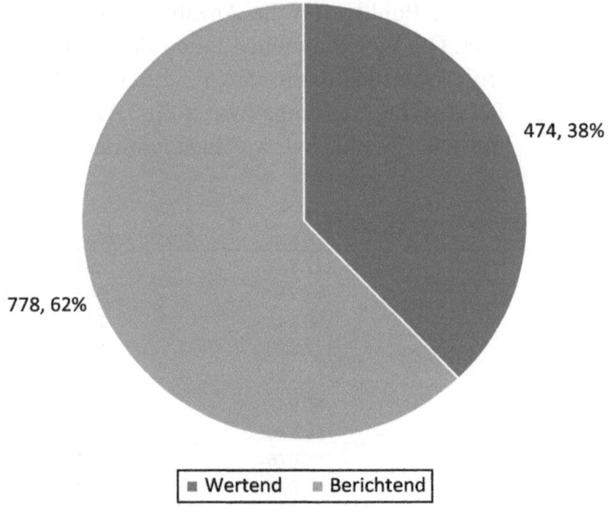

Abbildung 1: Verhältnis wertende zu berichtende Artikel

Den höchsten Anteil an „wertenden" im Verhältnis zu „berichtenden" Artikel weisen der *Focus* (90 %), die *Zeit* (64 %) und die *Jüdische Allgemeine* (53 %) auf. Alle drei sind Publikationen, die wöchentlich erscheinen und keinen täglichen Nachrichtenüberblick geben. So weist der *Focus* von 10 codierten Artikeln nur einen nicht-„wertenden" Artikel auf. Dem gegenüber weist das *Handelsblatt* keinen einzigen wertenden Artikel zur Beschneidungsdebatte auf. Über den Betrachtungszeitraum hinweg erschienen im *Handelsblatt* lediglich 16 „berichtende" Artikel. Die Zeitung, die sich als Wirtschaftspublikation versteht, beteiligte sich nicht aktiv an der öffentlichen Debatte. Im *Deutschen Ärzteblatt* erschienen im Gesamtzeitraum 46 Artikel zur Beschneidung, von denen lediglich 7 aktive Debattenbeiträge in Form „wertender" Artikel waren. Die *Neue Zürcher Zeitung* als einziges ausländisches Medium in der Untersuchungsgruppe veröffentlichte 47 Artikel zur Beschneidung. Mit einem Anteil von 40 % „wertender" Artikel liegt sie im Durchschnitt der anderen Publikationen.

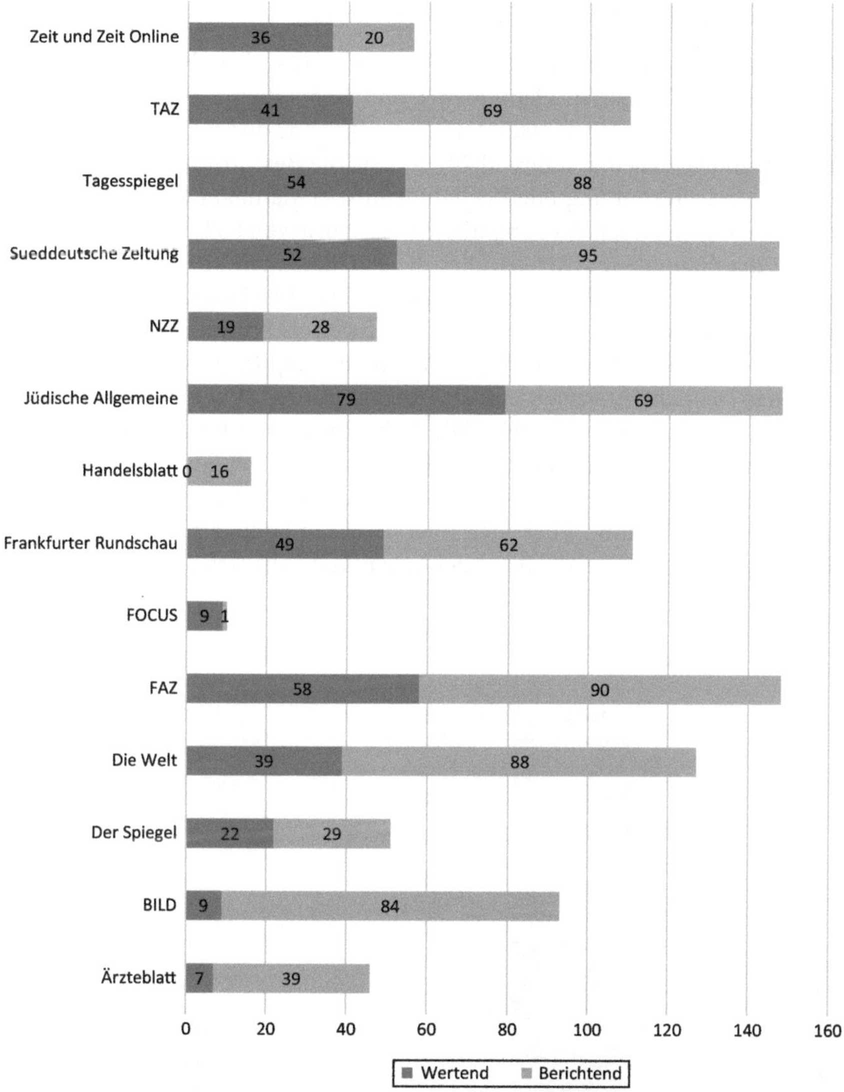

Abbildung 2: Anzahl „wertende" und „berichtende" Artikel nach Publikation

6.1.2 Einteilung in Haupt- und Nebenthema

Unabhängig von ihrer Einteilung in „wertend“ oder „berichtend“ wurden die Artikel in die Kategorien Hauptthema und Nebenthema eingeteilt. Von den 1252 Artikeln behandelten 1005 Artikel die Beschneidung als ihr einziges bzw. vordergründiges Thema, während 247 Artikel die Beschneidung im Zuge einer anderen Berichterstattung oder Stellungnahme erwähnten (Abbildung 3). Dies entspricht einem Anteil der Hauptthema-Kategorie von 80 %. Dabei ist die Verteilung der Hauptthema-Artikel über die Publikationen hinweg relativ homogen. Eine Ausnahme bilden die Zeit und das Handelsblatt. Letzteres behandelt die Beschneidung in seinen 16 Artikel durchweg als Hauptthema, während die Zeit mit 64 % einen relativ geringen Anteil an Hauptthema-Artikeln aufweist. Auch das *Deutsche Ärzteblatt* enthält lediglich 4 Artikel, die die Beschneidung nicht als Hauptthema behandeln. Die Nebenthema-Artikel der *Zeit* umfassen Stellungnahmen zum Umgang der modernen Gesellschaft mit Religion und zum Antisemitismus. Hier wird die Beschneidung als Beispiel einer aktuellen Auseinandersetzung erwähnt. Aber auch Interviews mit Politikern oder Artikel über HIV in Afrika erwähnen die Beschneidung und die deutsche Debatte.

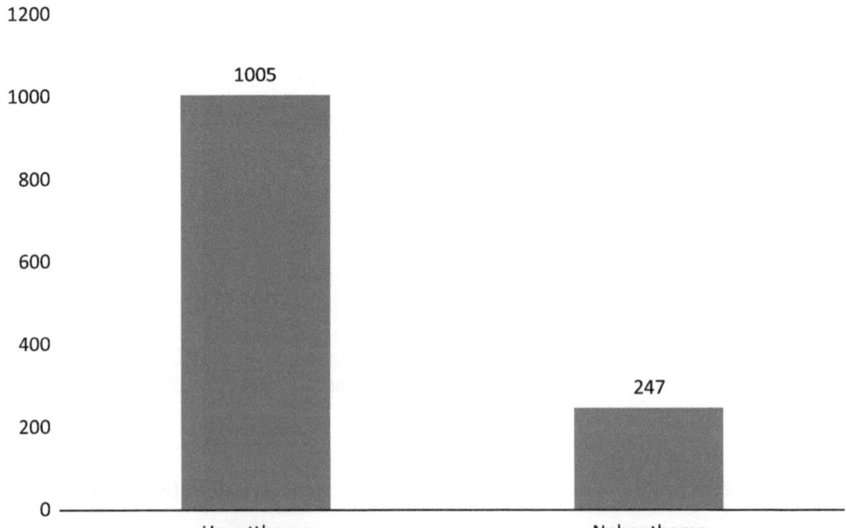

Abbildung 3: Einteilung der Artikel in Haupt- und Nebenthema

Abbildung 4 stellt die Verteilung von Artikeln der Kategorien Hauptthema und Nebenthema für die einzelnen Publikationen dar.

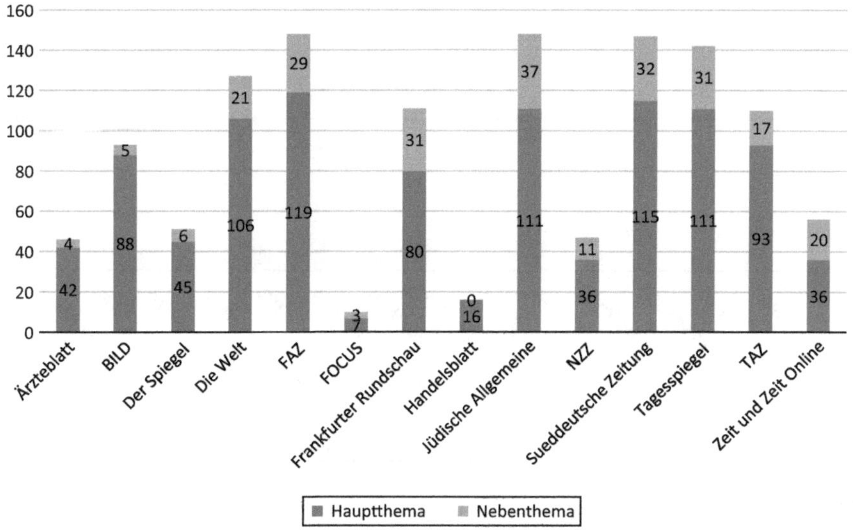

Abbildung 4: Verteilung der Artikel Haupt- und Nebenthema auf die einzelnen Publikationen

Ein heterogeneres Bild ergibt sich, wenn die Hauptthema-Artikel in die Kategorien „wertend" und „berichtend" eingeordnet werden. Von den 1005 Hauptthema-Artikeln sind 405 als „wertend" einzustufen, ein Anteil von etwa 40 %. Abbildung 5 veranschaulicht, welche Publikationen von diesem Durschnitt nach oben und nach unten abweichen. Den höchsten Anteil an wertenden Artikeln an den Hauptthema-Artikeln haben der *Focus* mit 86 % und die *Zeit* mit 83 %. Die FAZ und die SZ befinden sich mit ihrer Artikelverteilung im Durschnitt der anderen Publikationen. Das *Ärzteblatt* und die *Bild-Zeitung* weisen einen vergleichsweise niedrigen Anteil an wertenden Artikeln auf. Die Ergebnisse der *Bild-Zeitung* können jedoch aufgrund der fehlenden Verfügbarkeit eines gedruckten Archives nur eingeschränkt beurteilt werden.

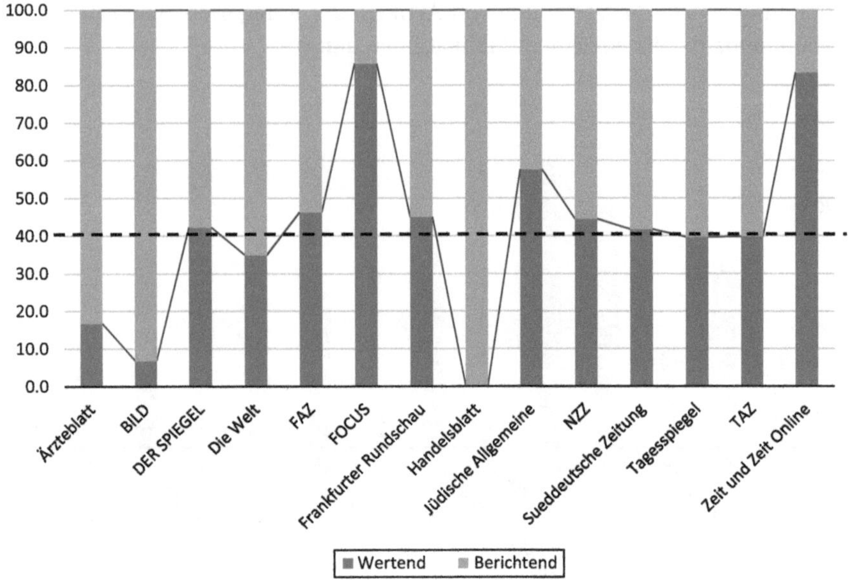

Abbildung 5: Anteil der „wertenden" und „berichtenden" Artikel an der Kategorie „Hauptthema", Werte in %

6.1.3 Quantitative Entwicklung im Betrachtungszeitraum

Die Anzahl der in den jeweiligen Monaten des Betrachtungszeitraumes erschienenen Artikel geben ein Abbild der Entwicklung der Debatte und ihre Rolle in der öffentlichen Aufmerksamkeit (Abbildung 6). Mit deutlichem Abstand zu den anderen Monaten erschienen im Juli 2012 die meisten Artikel zur rituellen Beschneidung. Im August kommt es zu einem leichten Rückgang der Artikelanzahl, während im September die Berichterstattung wieder leicht zunimmt. Von September bis zum Ende des Betrachtungszeitraumes fällt die Artikelanzahl kontinuierlich ab.

Nachvollziehen lässt sich die quantitative Entwicklung der Artikel an der inhaltlichen Entwicklung der Debatte. Da das Kölner Urteil in den deutschen Medien erst am 26. Juni veröffentlicht wurde, ergibt sich für die 5 verbleibenden Tage des Juni 2012 eine verhältnismäßig geringe Artikelanzahl, die die Bedeutung der Berichterstattung in den Medien nicht adäquat wiedergibt. Mit der Einlassung der Bundeskanzlerin und dem Beschluss des Bundestages vom 19. Juli gewinnt die Debatte im Juli weiter an Bedeutung. Die Medien berichten über die Debatte und partizipieren durch meinungsbildende Artikel zugleich an ihr.

Der leichte Anstieg der Artikelanzahl im September ließe sich hypothetisch mit vier Ereignissen erklären. Erstens veröffentliche das Bundesjustizministerium im September den Entwurf für ein neues Beschneidungsgesetz. Zweitens kam es Ende August zu einem Überfall auf den Rabbiner Daniel Alter durch eine mutmaßlich muslimische Jugendgruppe in Berlin.[401] Der Vorfall initiierte eine Debatte über Antisemitismus in der muslimischen Bevölkerung. Zudem kam es Ende August zu einer zur Beschneidung analogen Diskussion, ob das Erziehungsrecht der Eltern auch das Ohrlochstechen bei Kindern beinhalte. Eine Familie hatte ein entsprechendes Ohrlochstudio verklagt, da die Ohrlöcher bei ihrer Tochter nicht symmetrisch gestochen worden waren.[402] Viele Autoren brachten das Verfahren, das mit einem Vergleich zwischen den zwei Parteien eingestellt wurde, mit der Debatte um die rituelle Beschneidung in Verbindung. Viertens veröffentlichte am 5. September Charlotte Knobloch, die ehemalige Vorsitzende des Zentralrates der Juden in Deutschland und Präsidentin der Israelitischen Kultusgemeinde in München, in der *Süddeutschen Zeitung* einen Artikel, in dem sie ihre zunehmende Entfremdung von der deutschen Gesellschaft aufgrund der Beschneidungsdebatte ausdrückte.[403] Alle vier Themen wurden von den Medien aufgegriffen.

Die Entwicklung der Artikelanzahl in den untersuchten Publikationen korreliert dabei mit der Entwicklung des Suchbegriffes „Beschneidung“ in der Online-Suchmaschine Google (Abbildung 7). Auch hier sind zwei relative Maxima zu beobachten, im Juli und am Übergang vom August zum September.

401 „Jugendliche verletzen und beleidigen Rabbiner“, *Der Spiegel*, 29. August 2012, http://www.spiegel.de/panorama/justiz/ueberfall-in-berlin-jugendliche-beleidigen-und-verletzen-rabbiner-a-852818.html (abgerufen am 26.10.2016).

402 „Ohrlöcher: Bei Kindern Straftat?“, *Frankfurter Allgemeine Zeitung*, 2. September 2012.

403 Charlotte Knobloch, „Wollt ihr uns Juden noch?“, *Süddeutsche Zeitung*, 5. September 2012.

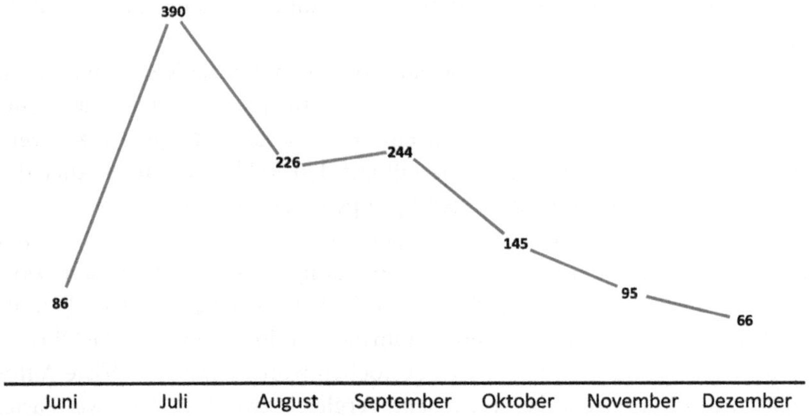

Abbildung 6: Entwicklung Gesamtartikelanzahl im Betrachtungszeitraum, ohne Kategorisierung

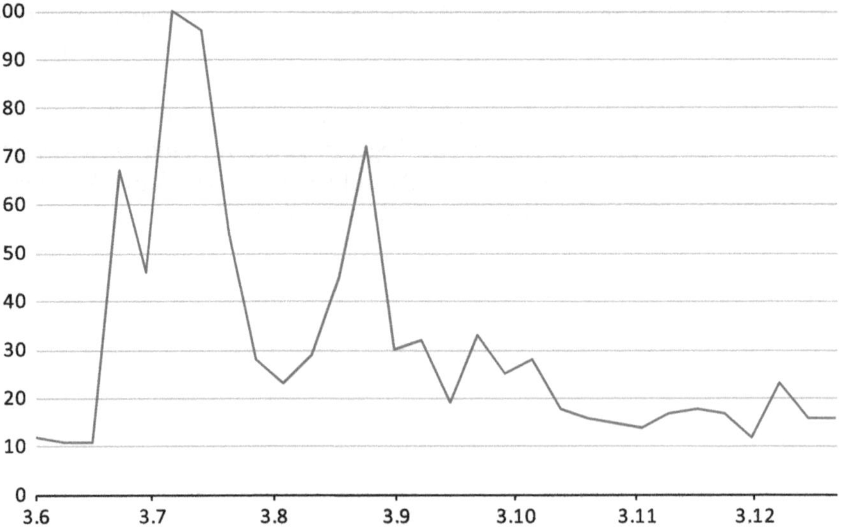

Abbildung 7: Interesse am Suchbegriff „Beschneidung" in Deutschland, Juni – Dezember 2012

Quelle: Google Trends

Abbildung 8 stellt die Verteilung der Artikel je Publikation über den Zeitraum dar. Für fast alle Medien korreliert die Anzahl der Artikel mit der Entwicklung der Gesamtartikelzahl. Eine Ausnahme bildet die *Jüdische Allgemeine*, bei der im Juli nur 27 Artikel zur Beschneidung veröffentlicht werden, im August hingegen 46 und im November 32 Artikel.

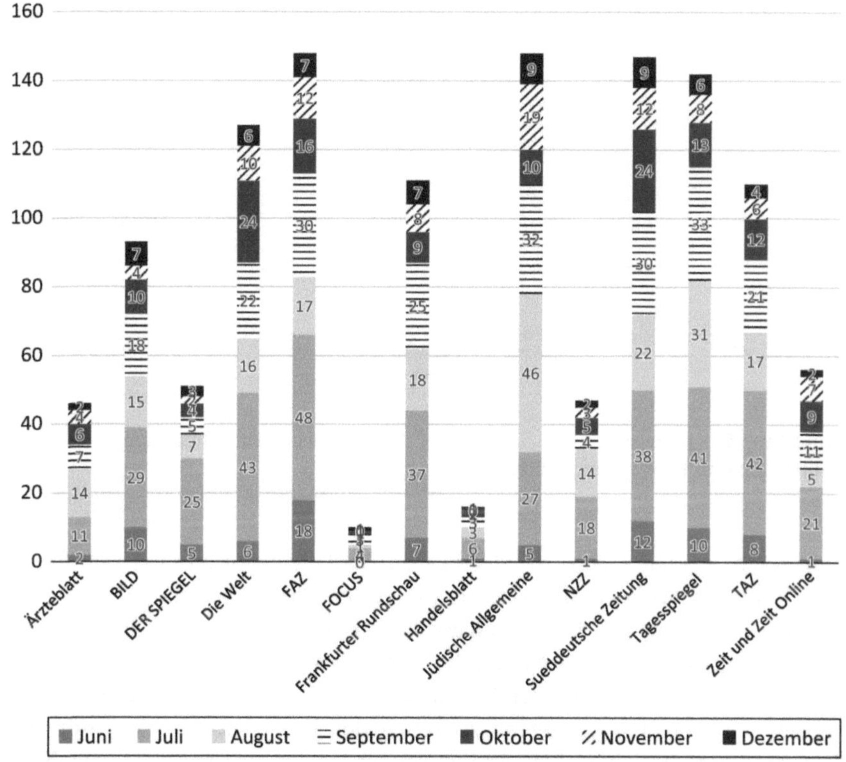

Abbildung 8: Anzahl Artikel je Publikation nach Monaten

In den Kategorien Hauptthema und Nebenthema ist über den Betrachtungszeitraum hinweg eine Konvergenz zu beobachten (Abbildung 9). Nur die Artikel der Hauptthema-Kategorie bilden die quantitative Entwicklung der Debatte ab und verzeichnen nach Juli bzw. September einen kontinuierlichen Rückgang.

Hingegen nehmen die Artikel der Nebenthema-Kategorie von Beginn der Debatte bis September fortlaufend zu. Der leichte Anstieg der Gesamtanzahl im September lässt sich somit mitunter durch die Anzahl an Artikeln erklären, die zum Verfahren um das Ohrlochstechen erschienen und als Nebenthema klassifiziert wurden.

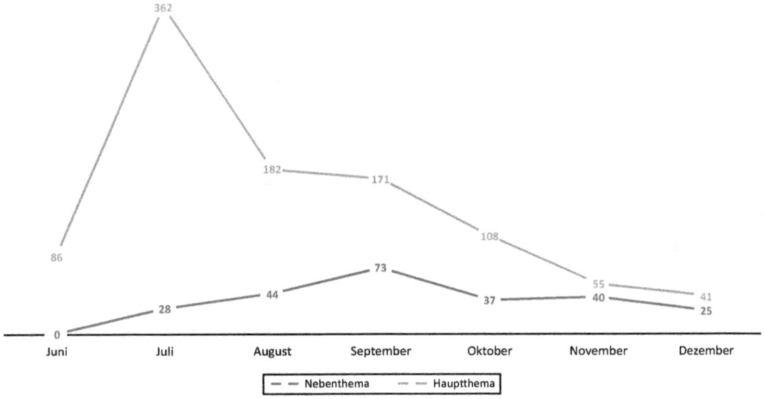

Abbildung 9: Quantitative Entwicklung der Artikelkategorien Nebenthema und Hauptthema im Betrachtungszeitraum

Eine solche initiale Divergenz der beiden Artikelkategorien lässt sich bei der Einteilung der Artikel in die Kategorien „wertend“ und „berichtend“ nicht feststellen (Abbildung 10). Diese Kategorien verlaufen in ihrer Anzahl über den Betrachtungszeitraum hinweg parallel und bilden die Entwicklung der Gesamtartikelzahl ab. In den Monaten September bis zum Ende des Betrachtungszeitraumes entsteht eine Divergenz zwischen den beiden Kategorien, mit einer Zunahme der „berichtenden“ Artikel im September, während die Anzahl der „wertenden“ Artikel leicht abnimmt. Erreichen die „wertenden“ Artikel im Juli noch einen Anteil von 45 % an den Gesamtartikeln, fällt dieser auf 23 % im November ab.

Eine inhaltliche Analyse der von Ende August bis Ende September erschienen Artikel zeigt, dass sich der Anstieg der „berichtenden“ Artikel hinreichend mit den oben genannten vier Ereignissen erklären lässt. So lassen sich 7 der 9 im September erschienenen Artikel der *Süddeutschen Zeitung* den vier Themen zuordnen, 3 der 8 Artikel aus der *Frankfurter Allgemeinen* und 9 der 18 Artikel aus der *Jüdischen Allgemeinen.*

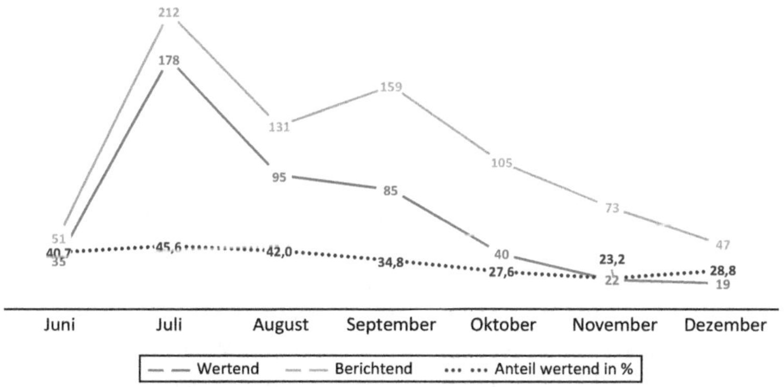

Abbildung 10: Quantitative Entwicklung Artikelanzahl der Kategorien „wertend“ und „berichtend“

Ein anderes Bild hinsichtlich des Debattenverlaufes ergibt sich hingegen, wenn man die Artikelanzahl auf die Tage des jeweiligen Monats umrechnet (Abbildung 11). Für den Juni werden hierbei nur 5 Tage gezählt, da das Urteil erst am 26. Juni bekanntgegeben wurde, für den Dezember 15 Tage, bis zum Ende des Betrachtungszeitraumes. Bei dieser Betrachtung zeigt sich eine Umkehr der oben dargestellten Entwicklung der Artikelanzahl. So bekam die Beschneidung im Juni mit 17 Artikeln pro Tag die meiste Aufmerksamkeit. Von dieser Zahl fällt die tägliche Berichterstattung kontinuierlich ab bis auf 3 bzw. 4 Artikel im November und Dezember. Die Ausnahme bildet, wie auch bei der absoluten Artikelanzahl, der September.

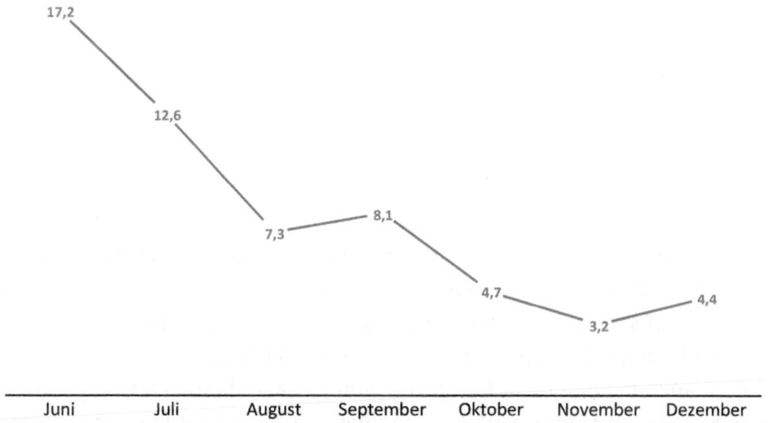

Abbildung 11: Entwicklung Anzahl Artikel pro Tag im Betrachtungszeitraum

Aus der Anzahl der Artikel lässt sich jedoch noch keine Aussage über die Intensität der Debatte ableiten. Dafür ließe sich entweder die Anzahl der „wertenden" Artikel heranziehen, womit die Debatte im Juli und September ihre beiden Maxima erreicht hätte. Alternativ ließe sich die Anzahl der Worte pro Artikel als Variable für seine Länge und diese wiederum für die Intensität der Debatte nehmen. Die Errechnung der Gesamtwortzahl pro Monat erfolgt mit der MAXDictio-Funktion von MAXQDA. Folgt man der Hypothese, dass die Länge eines Artikels die Intensität der Debatte wiederspiegelt, ergibt sich eine Zunahme der Debattenintensität bis in den November hinein. Von einer initialen Wortanzahl von 524 Worten pro Artikel kommt es zu einer Steigerung bis zu 717 Worten pro Artikel im November. Abbildung 12 stellt die Entwicklung der Wortanzahl pro Artikel über den Betrachtungszeitraum dar.

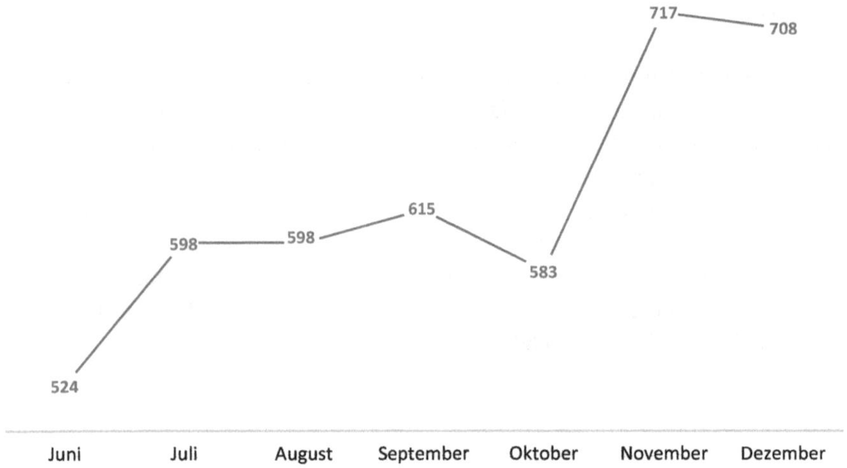

Abbildung 12: Entwicklung Anzahl Wörter pro Artikel

Ein ähnliches Bild ergibt sich, wenn anstatt der Wortanzahl der Gesamtartikel nur die Wortanzahl der Artikel der Kategorie „wertend" betrachtet wird (Abbildung 13). Von einer initialen Wortanzahl pro Artikel von 761 Wörtern im Juni kommt es zu einem Anstieg auf 828 Wörter pro Artikel im Juli, während die Artikel im August und September wieder leicht an Länge verlieren. Im November kommt es zu dem auch bei den nicht kategorisierten Artikeln betrachteten Sprung in der Wortanzahl, hier auf 1049 Wörter pro Artikel. Im November kommt es zwar nicht zu einem Anstieg der Artikelanzahl, jedoch nimmt ihre Länge überproportional zu. Erklären lässt sich dies unter anderem mit dem nahenden Kulminationspunkt der Debatte: Autoren in der *Zeit*, der *Frankfurter Allgemeinen* und der *Süddeutschen Zeitung* sinnieren vor der anstehenden Abstimmung des Bundestages über das Beschneidungsgesetz nochmals über die Rolle der Religion in der modernen Gesellschaft. Die *Jüdische Allgemeine* veröffentlicht im November zwar verhältnismäßig wenige „wertende" Artikel, sucht in diesen jedoch bei entsprechender Artikellänge nach den Gründen für die laufende Debatte und reflektiert über die Rolle des Judentums in der deutschen Gesellschaft (z. B. JA, 15.11.). Zudem beeinflussen Interviews die Wortanzahl, da sie meist länger sind als andere Artikelformen. So führt die *Süddeutsche Zeitung* ein längeres Interview mit dem Filmemacher und Beschneidungsgegner Victor Schonfeld, während die *Zeit* mit Bundestagsvizepräsident Wolfgang Thierse über die Rolle des Religiösen für die Demokratie spricht (SZ, 30.11.; Zeit, 29.11.). Die *Frankfurter Allgemeine* veröffentlicht einen ganzseitigen Artikel des Strafrechtlers und Ethikratmitgliedes Reinhard Merkel, in dem sich der Autor deutlich gegen das geplante Beschneidungsgesetz und die rituelle Beschneidung ausspricht (FAZ, 26.11.). Bei einer geringen Gesamtzahl an erschienenen Artikel führen beide Artikelarten zu einer Verlängerung der Wortanzahl pro Artikel. Da weder die Anzahl der „wertenden" noch der „berichtenden" Artikel im November zunimmt, kann aus der Veränderung der Wortanzahl pro „wertendem" Artikel nicht auf eine Veränderung der Debattenintensität geschlossen werden. Vielmehr scheint sich die Artikelart geändert zu haben.

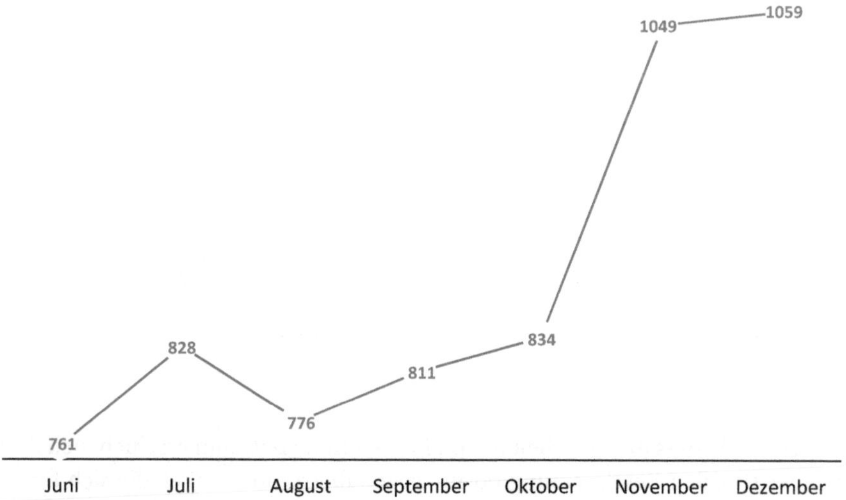

Abbildung 13: Entwicklung Anzahl Wörter pro „wertendem" Artikel

6.2 Qualitative Analyse

6.2.1 Verteilung der „Pro"- und „Contra"-Kategorien

Für die qualitative Analyse wurden die „wertenden" Artikel zunächst auf ihre Haltung im Beschneidungsdiskurs hin evaluiert. Artikel, die sich dafür aussprachen, die Zirkumzision auch weiterhin als zulässig zu betrachten, wurden mit der Codierung „Pro" versehen, Artikel, die sich für ein Verbot aussprechen, mit der Codierung „Contra". Bei einigen Artikeln war eine exakte Zuordnung nicht möglich, da sie sowohl Argumente für als auch gegen die rituelle Beschneidung enthielten, jedoch keine abschließende Haltung erkennen ließen. Diese wurden mit der Codierung „nicht zuordenbar" versehen. Insgesamt konnten von 474 wertenden Artikeln 437 eine eindeutige Zuordnung gegeben werden. 37 Artikel erhielten demnach die Zuordnung „nicht zuordenbar" (Abbildung 14).

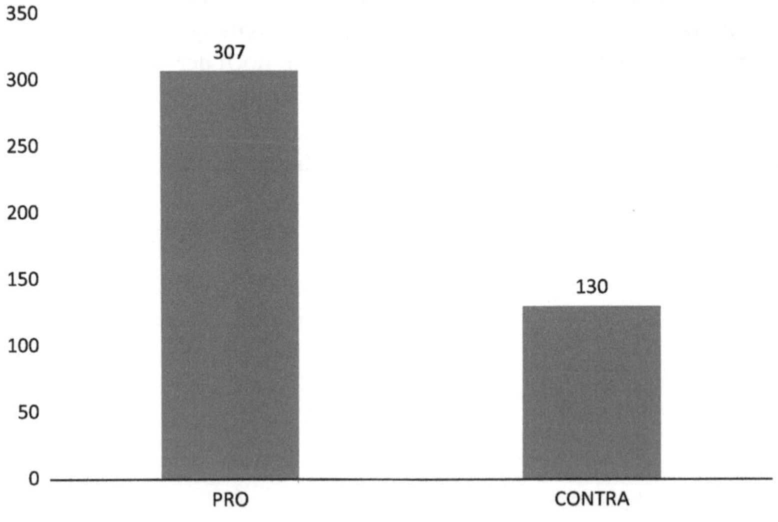

Abbildung 14: Anzahl Artikel „Pro" und „Contra" Beschneidung

Es zeigt sich, dass die Mehrheit der im Betrachtungszeitraum erschienenen Artikel der rituellen Beschneidung positiv gegenüberstand. Artikel, die sich für die Aufrechterhaltung der Beschneidung aussprechen, haben einen Anteil an der Gesamtartikelanzahl von 65 %, gegenüber 27 % für die „Contra"-Seite.

Abbildung 15 veranschaulicht die Verteilung der Kategorien „Pro“ und „Contra“ für jede untersuchte Publikation. Es zeigt sich deutlich, welche Publikation welche Haltung zur rituellen Beschneidung eingenommen hat.

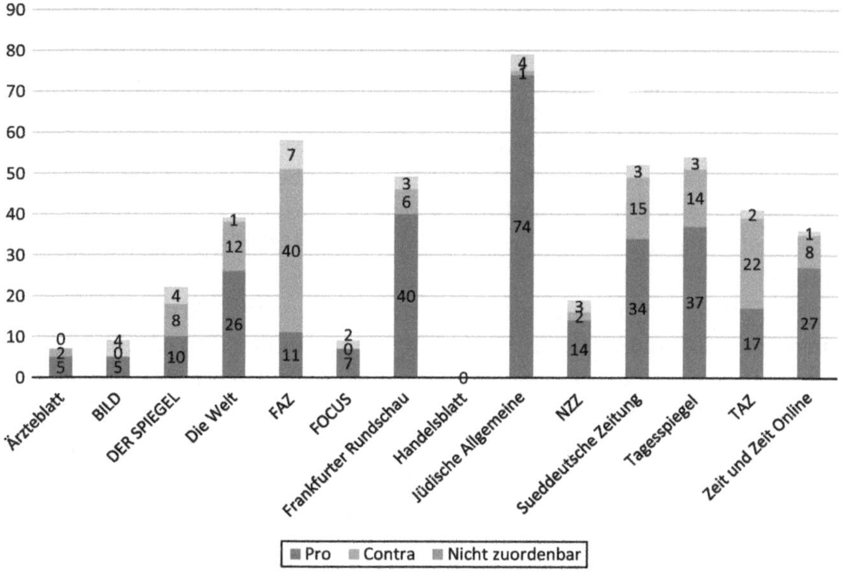

Abbildung 15: Anzahl der „Pro“- und „Contra“-Artikeln der einzelnen Publikationen

Die Auswertung zeigt, dass in 12 der 14 untersuchten Publikationen die Mehrheit der Autoren für eine rechtliche Zulässigkeit der rituellen Beschneidung votierten. Damit stehen die untersuchten Publikationen im Widerspruch zur öffentlichen Meinung. Umfragen hatten ergeben, dass eine Mehrheit der Deutschen im Laufe der Debatte ein Verbot der rituellen Beschneidung befürwortete.[404]

Lediglich zwei der untersuchten Publikationsorte beziehen mehrheitlich gegen die Zulässigkeit der frühkindlichen Beschneidung Position, die *Frankfurter Allgemeine Zeitung* und die *Tageszeitung*. Bei der FAZ plädieren von 58 „wertenden“ Artikeln 40 für ein Verbot der frühkindlichen Beschneidung, ein Anteil von 69 %. Lediglich 11 Artikel, oder 19 %, stehen der Beschneidung positiv gegenüber. Sieben Artikel konnten keiner Kategorie zugeordnet werden.

404 Siehe Kapitel 2.3 dieser Arbeit.

Bei der *Tageszeitung* ist die Verteilung nicht ganz so eindeutig. Hier sind von 41 „wertenden" Artikeln 22 der Beschneidung gegenüber ablehnend, ein Anteil von 54 %. 17 Artikel, oder 41 %, sprechen sich für die Zulässigkeit des Ritus aus.

Abbildung 16 zeigt die Verteilung der „Pro"- und „Contra"-Artikel im Betrachtungszeitraum. Auffallend ist, dass an den beiden Endpunkten des Betrachtungszeitraumes, im Juni und Dezember, die Artikelzahlen je Kategorie konvergieren, während sie in den Zwischenmonaten divergieren. Die Anzahl der „Pro"-Artikel ist in jedem Monat höher als die Anzahl der „Contra"- Artikel. Die höchste absolute Differenz wird im Juli 2012 erreicht, mit einem Überhang von 52 „Pro"-Artikeln gegenüber der „Contra"-Kategorie. Der kleinste absolute Abstand findet sich im Dezember, mit einem leichten Anstieg der „Contra"-Artikel, während die Anzahl „Pro"-Artikel ab September kontinuierlich abfällt.

Betrachtet man die prozentuale Verteilung der „Pro"-Artikel im Betrachtungszeitraum, ergibt sich ein Maximum des Anteils der „Pro"-Artikel von September bis November, mit einem starken Abfall im Dezember (Abbildung 17). Zum Ende des Betrachtungszeitraumes scheint das Überzeugungsbedürfnis der Beschneidungsbefürworter gesunken zu sein, während die Beschneidungsgegner wieder mehr Artikel veröffentlichten. Ebenso provozierte das Votum des Bundestages zugunsten der Beschneidung nochmals den Widerspruch der Kritiker.

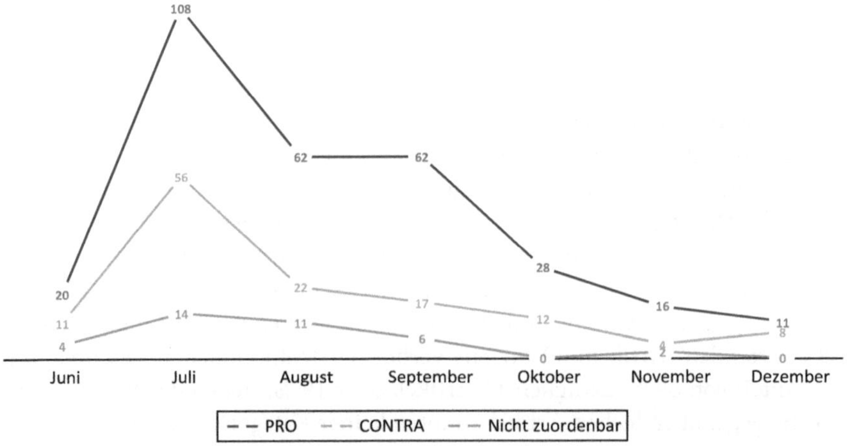

Abbildung 16: Anzahl Artikel in der „Pro"- und „Contra"-Kategorie im Betrachtungszeitraum

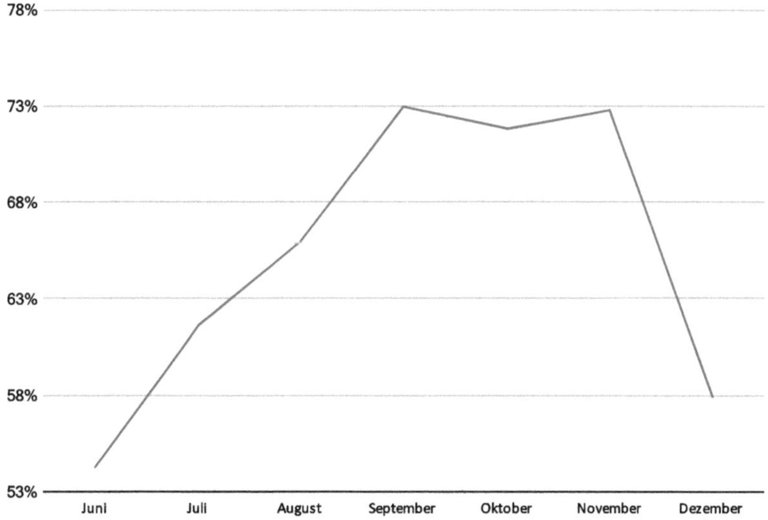

Abbildung 17: Prozentualer Anteil der „Pro"-Artikel an der Gesamtzahl der „wertenden" Artikel

Am deutlichsten gegen die rituelle Beschneidung spricht sich die *Frankfurter Allgemeine Zeitung* aus. Für die FAZ, die sich in öffentlichen Debatten als philosemitisch und israelfreundlich präsentiert und deren Mitherausgeber Frank Schirrmacher im September 2012 die Joseph-Neuberger-Medaille der jüdischen Gemeinde Düsseldorf erhielt, stellt die ablehnende Haltung gegenüber der Beschneidung ein durchaus bemerkenswertes Ergebnis dar. Abbildung 18 illustriert den zeitlichen Verlauf der „Pro"- und „Contra"-Artikel der *Frankfurter Allgemeinen*. So erschienen im Juli mit 4 Artikeln die meisten Stellungnahmen der Beschneidungsbefürworter, während im Dezember kein einziger „Pro"-Artikel erschien.

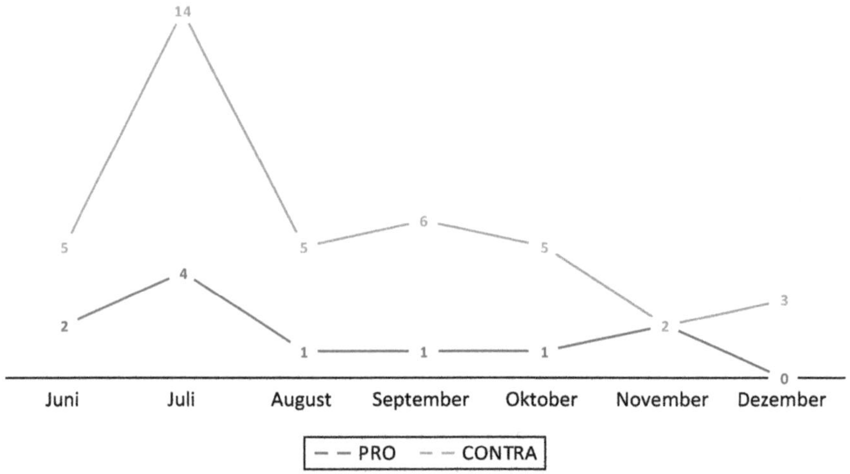

Abbildung 18: „Pro"- und „Contra"-Artikel in der *Frankfurter Allgemeinen Zeitung* im Betrachtungszeitraum

Hingegen bezieht die *Jüdische Allgemeine* eindeutig für die Beschneidung Position. Von 79 „wertenden" Artikeln sind 74 für die Zulässigkeit der Beschneidung, nur ein Artikel spricht sich dagegen aus. Hierbei handelt es sich um einen am 16. August 2012 erschienenen Artikel des Schriftsellers Vldadimier Vetlib. Vetlib wendet sich gegen eine Hysterie der Juden in der Beschneidungsdebatte und gegen eine zu enge Verknüpfung des Ritus mit der jüdischen Identität. Am Beispiel der Juden aus der Sowjetunion, die oftmals nicht beschnitten werden durften, weist er darauf hin, dass die Beschneidung für die Zugehörigkeit zum Judentum und das Judentum selbst von geringerer Bedeutung sei, als die Befürworter glauben machen wollten: „Die meisten [der in der Sowjetunion nicht beschnittenen Juden] fühlten sich trotzdem als Juden und wurden von anderen als solche wahrgenommen. Bezeichnend für die Politik des antisemitischen Staates war es, dass eine vollständige Assimilation niemals zugelassen wurde. Die ‚jüdische Nationalität' wurde allen Menschen jüdischer Herkunft – mit oder ohne Vorhaut – verordnet und in den Personalausweis geschrieben. Ironischerweise kam damit die sowjetische Vorstellung von Volkszugehörigkeit jener der jüdischen Orthodoxie recht nahe: Es gibt gläubige und ungläubige, beschnittene und unbeschnittene Juden, doch wer als Jude geboren wird, bleibt es auch." (JA, 16.08.) Vetlibs Artikel bildet in der *Jüdischen Allgemeinen* eine Ausnahme.

6.2.2 Argumente gegen die Beschneidung

Nachfolgend werden die Argumente, die gegen die Beschneidung vorgebracht wurden, untersucht. Abbildung 19 zeigt die Häufigkeit der codierten Textsegmente der „Contra"-Codierungen. Es handelt sich dabei nicht nur um Segmente aus Artikeln der „Pro"-Kategorie, sondern um alle Argumente gegen die rituelle Beschneidung, die in den „wertenden" Artikeln vorkommen.

Es zeigt sich, dass es innerhalb der einzelnen Artikel eine hohe Reiterationsrate gibt. Die meisten Argumente werden mehr als einmal pro Artikel vorgebracht.

Am häufigsten vorgebracht wurden Argumente, die die medizinischen Nachteile und negativen Folgen der rituellen Beschneidung betonen. Diese Argument-Kategorie kam in 189 Dokumenten insgesamt 311 Mal vor. Unter diese Kategorie fallen die Betonung der psychischen Belastung des Kindes, eine vermutete spätere Störung des sexuellen Empfindens, die Betonung des körperlichen Schadens und der Schmerzen und Leiden des Kindes während der Prozedur.

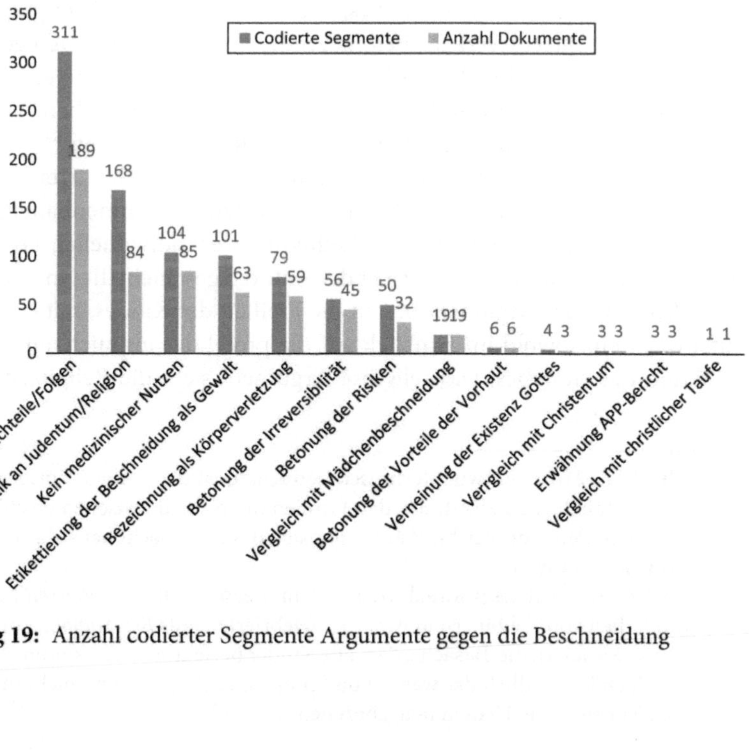

Abbildung 19: Anzahl codierter Segmente Argumente gegen die Beschneidung

Das zweithäufigste Argument ist Kritik am Zustand der jüdischen Religion und eine Kritik an der Rolle der Religion in der modernen Gesellschaft im Allgemeinen. Mit 168 codierten Segmenten in 84 Artikeln ist das Argument, die rituelle Beschneidung sei ohne medizinische Indikation und damit ohne Nutzen, am dritthäufigsten anzutreffen, dicht gefolgt von der Etikettierung der Beschneidung als Gewalt gegenüber dem Kind.

Seltenere Argumente gegen die rituelle Beschneidung beinhalten den Vergleich mit der christlichen Taufe, die von einem Autor ebenso wie die rituelle Zirkumzision als Fremdbestimmung des Kindes und damit als unzulässig angesehen wird. Das Argument bezieht sich hier auf ein Verbot religiöser Erziehung von Kindern im Allgemeinen. Fast ebenso selten erwähnt wird eine Leitlinie der *American Academy of Pediatrics* (AAP) aus dem Jahr 1999, die eine rituelle und präventiv vorgenommene frühkindliche Beschneidungen nicht mehr empfahl. Da die AAP ihre Einschätzung 2012 zugunsten der Beschneidung revidierte, wird der alte Bericht nur in drei Artikeln erwähnt.

Sechs Artikel erwähnen die biologischen Vorteile der Vorhaut und warnen vor ihrer Entfernung. Die Autoren betonen bei diesem Argument die natürliche Schutzfunktion des Vorhautgewebes.[405] Ebenso wird die Wichtigkeit der Vorhaut beim Geschlechtsverkehr betont. Andere Autoren legen weniger Wert auf die biologische Funktion der Vorhaut, sondern betrachten sie in einem Gesamtsystem des vollkommen in die Welt hineingeborenen Menschen. Veränderungen an diesem Naturzustand sehen sie als sinnlosen Eingriff an.[406]

Ein immer wiederkehrendes Argument ist dasjenige der Irreversibilität der Beschneidung. Wenn auch meist nicht in direktem Zusammenhang genannt, so verweist dieses Argument auf eine Reduktion der individuellen Freiheiten des beschnittenen Kindes. Nach Ansicht der Autoren geschieht dies in zweierlei Hinsicht: Das säkulare Argument betont die Freiheit des Kindes, mit einer Vorhaut aufzuwachsen, sowohl im Hinblick auf die protektive als auch auf die sexuelle Funktion des Gewebes. Das religiöse Argument sieht die Religionsfreiheit des

---

405 z. B . TAZ, 21.7.: „Entwurfstechnisch betrachtet, ist die Vorhaut übrigens ganz einfach ein Stück Zusatzhaut, das den Größenunterschied zwischen erschlafftem und erigiertem Penis ausgleicht. Wer immer sich das ausgedacht hat – das Ding ist, kühl betrachtet, sinnvoll."

406 z. B. SZ, 30.11.: „Dieses Ritual widerspricht meinen jüdischen Werten": „Eine kleine Minderheit von Rabbinern in Amerika zelebriert bereits *Brit Shalom* – und ihre Zahl wächst. Sie feiern die Tatsache, dass alle Kinder perfekt zur Welt kommen. Und darin liegt doch letztendlich das wahre Lob für einen „Schöpfer", und nicht in der ‚operativen Korrektur' bei jedem neugeborenen Jungen."

Kindes durch die Wegnahme der Vorhaut gefährdet. Durch die Beschneidung falle es dem Kind später schwerer, seine Religion zu wechseln. 9 Mal werden in diesem Zusammenhang die Begriffe „Markierung" oder „Zeichen" benutzt, um eine nachhaltige physische Prägung des Kindes durch die Beschneidung und die damit verbundene Vereinnahmung durch die Religion zu betonen. So stellt Jürgen Kaube in der *Frankfurter Allgemeinen Zeitung* die Beschneidung in einen Gegensatz zur mündigen Entscheidung des Kindes:

> *„Wie gering müsste auch das Zutrauen in eine Kultur und eine Glaubenskraft sein, wenn ihre Zeichen unbedingt an Unmündigen angebracht werden müssten?" (FAZ, 1.7.).*

6.2.3 „Contra"-Argumente in „Pro"- und „Contra"-Artikeln

Abbildung 20 zeigt die codierten Argumente gegen die Beschneidung in Artikeln der „Contra"-Kategorie.[407] Hier zeigt sich die gleiche Häufigkeitsverteilung wie in der Übersicht aller Artikel. Mit 272 codierten Segmenten werden die Nachteile bzw. negativen Folgen der Beschneidung am häufigsten erwähnt, gefolgt von einer Kritik am Judentum und dem Herausstellen des Fehlens einer medizinischen Indikation für den Eingriff.

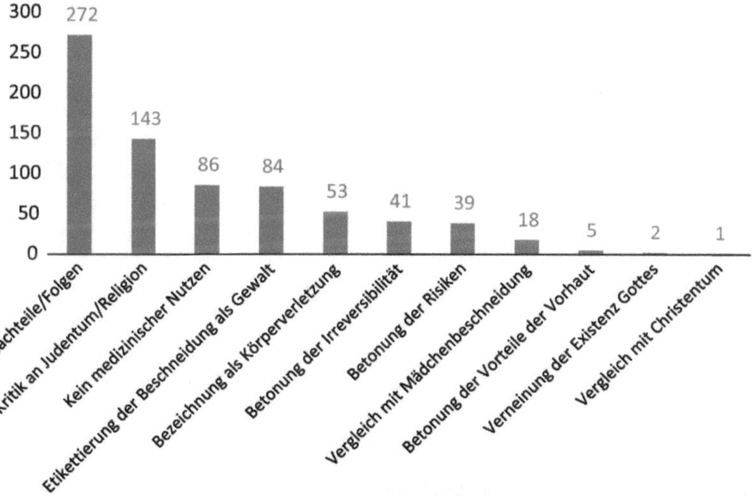

Abbildung 20: Anzahl codierter „Contra"-Segmente in „Contra"-Artikeln

407 Die Differenzen der Summe von Abb. 20 und 21 zu Abb. 19 ergeben sich aus codierten Segmenten in nicht zuordenbaren Artikeln.

Bei den „Pro"-Artikeln ergibt sich gegenüber den „Contra"-Artikeln nur eine leichte Verschiebung bei den codierten Segmenten (Abbildung 21). Es fällt auf, dass die Artikel aus beiden Kategorien in ihren Argumenten gegen die Beschneidung übereinstimmen. Die Nachteile der Beschneidung werden am häufigsten betont, gefolgt von einer Kritik am Judentum. Etwas häufiger als auf die mangelnde medizinische Indikation wird auf den Tatbestand der Körperverletzung verwiesen. Das Argument, dass es keinen Gott gebe, der dem Menschen eine Beschneidung auftragen könne, findet sich auch bei den Befürwortern der Beschneidung. Es handelt sich hierbei um einen Artikel aus der *Frankfurter Rundschau*, dessen Autor aus rechtlichen und ethischen Gründen gegen die Beschneidung ist, das Ritual aber aus kulturhistorischen Gründen als Relikt einer überkommenen, immer mehr ins Bedeutungslose rutschenden Tradition erlauben möchte.[408]

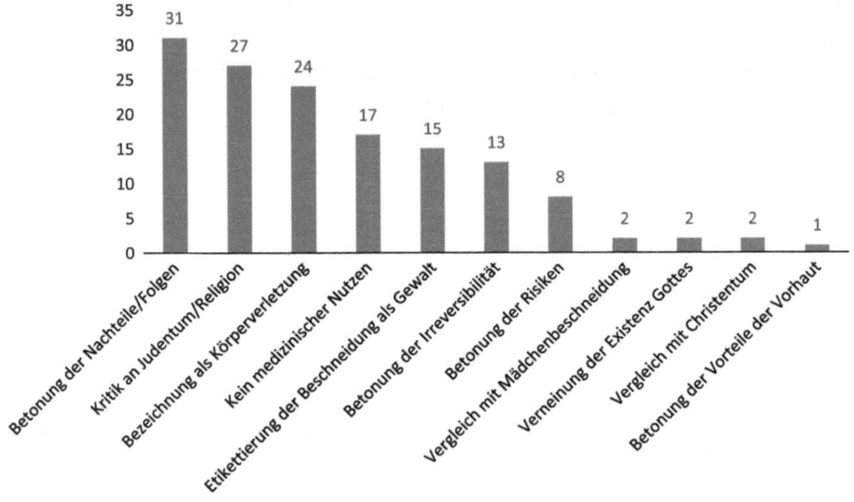

Abbildung 21: Anzahl codierter „Contra"-Segmente „Pro"-Artikel

408 FR, 2.7.: „Ich halte die Beschneidung für eine überflüssige Quälerei, für eine der Machtdemonstrationen, mit denen wir ‚eingemeindet' werden sollen. Ich glaube nicht, dass es einen Gott gibt, der so etwas verordnet hat und wenn, wäre es ein Grund ihn zu wechseln oder ganz auf ihn zu verzichten. Aber das ist das eine. Etwas anderes ist es, Menschen diesen Glauben durch einen Gerichtsbeschluss nehmen zu wollen. […] Ein noch kleinerer Teil der Deutschen glaubt, dass Gott vom männlichen Nachwuchs die Beschneidung verlangt."

Die Analyse zeigt, dass sich die Argumente, die in „Pro"- und „Contra"-Artikeln gegen die Beschneidung genannt werden, inhaltlich überschneiden. Die Argumente weisen eine hohe Wiederholungsrate auf.

6.2.4 „Contra"-Argumente nach Publikation

Abbildung 22 teilt die „Contra"-Argumente nach ausgewählten Publikationsorten auf. Ausgewählt wurden dafür die vier Medien, die am meisten codierten „Contra"-Segmente über die Beschneidung aufweisen. Dies sind die *Frankfurter Allgemeine*, die *Süddeutsche Zeitung*, die *Tageszeitung* und der *Tagesspiegel*. Die Anzahl der codierten Segmente wurde ins Verhältnis der „Contra"-Segmente je Publikation gesetzt, um für die unterschiedlich große Artikelanzahl zu kontrollieren.

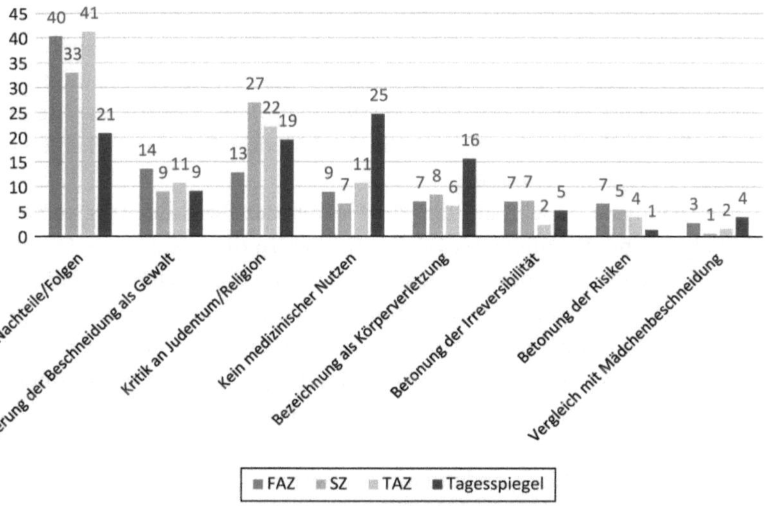

Abbildung 22: Anteil der codierten „Contra"-Segmente ausgewählter Zeitungen nach Argumentkategorie, Werte in % je Publikation

Die Abbildung zeigt, dass in den „wertenden" Artikeln der *Frankfurter Allgemeinen Zeitung* am häufigsten das Argument der Betonung der Nachteile der Beschneidung zu finden war. 40 % der codierten Segmente fallen in diese Kategorie. Die anderen Argumente sind verhältnismäßig selten zu finden. Mit Abstand folgen die Etikettierung der Beschneidung als Gewalt und die Kritik am Judentum mit 14 % bzw. 13 % der codierten Segmente.

Auch in der *Süddeutschen Zeitung* und der TAZ haben die Folgen der Beschneidung das größte Gewicht in der „Contra"-Argumentation. Bei der SZ fallen 33 % der Segmente auf dieses Argument, bei der TAZ 41 %. Ein deutlich größeres Gewicht als die *Frankfurter Allgemeine* messen beide Zeitungen der Kritik am Judentum zu. Hierauf entfallen 27 % bzw. 22 % der Segmente, während bei der FAZ nur 13 % dieser Kategorie zugeordnet werden.

Im *Tagesspiegel* sind die „Contra"-Argumente im Vergleich zu den anderen Zeitungen homogener verteilt. Auf die Nachteile der Beschneidung, die Kritik am Judentum, das Fehlen des medizinischen Nutzens und die Körperverletzung entfallen ähnlich viele codierte Segmente. Am häufigsten erscheint in den Artikeln des *Tagesspiegels* das Argument, dass der rituellen Beschneidung die medizinische Indikation fehle.

6.2.5 Genauere Betrachtung ausgewählter „Contra"-Argumente

Im Folgenden werden die wichtigsten „Contra"-Argumente inhaltlich genauer betrachtet. Abbildung 19 ist zu entnehmen, dass die drei am häufigsten genannten Argumente gegen die Beschneidung auf die Kategorien „Betonung der Nachteile der Beschneidung", „Kritik am Judentum" und das „Fehlen des medizinischen Nutzens" entfallen.

Der häufigste Aspekt, auf den die Gegner der Beschneidung verweisen, sind die Folgen und Nachteile der Beschneidung. In diese Kategorie fallen verschiedene Konsequenzen des Eingriffes, die als medizinisch nachteilig angesehen werden: Die Verursachung von Schmerzen, das Herbeiführen eines physischen Schadens am kindlichen Körper, die Beeinträchtigung der Sexualität und eine Traumatisierung des Kindes infolge des Eingriffes. Diese Argument-Gruppe zielt auf das ärztlich-ethische Selbstverständnis ab. Abbildung 23 zeigt die Häufigkeitsverteilung der vier Kategorien.

Das gegen die Beschneidung am häufigsten vorgebrachte Argument sind die durch den Eingriff verursachten Schmerzen. Insgesamt wurde dieses Argument 129 Mal codiert. Der Schmerz, den das Kind während der Beschneidung erleidet, wird von den Autoren als negativ angesehen. Das Kind soll soweit möglich von Schmerzen freigehalten werden. Bei Matthias Franz in der FAZ kumuliert dies am 9.7. in dem Ausspruch: „Man tut Kindern nicht weh." Besondere Aufmerksamkeit wird daher auf die Betäubung der Säuglinge während der Beschneidung gelenkt. So fragt sich die FAZ am 26.11., ob die oft bei der Beschneidung verwendete, lokalanästhetische Salbe „Emla" zur Schmerzstillung bei Kindern ausreiche. Der *Spiegel* hingegen lehnt den Eingriff am 23.7. auch mit vorheriger Narkose ab.

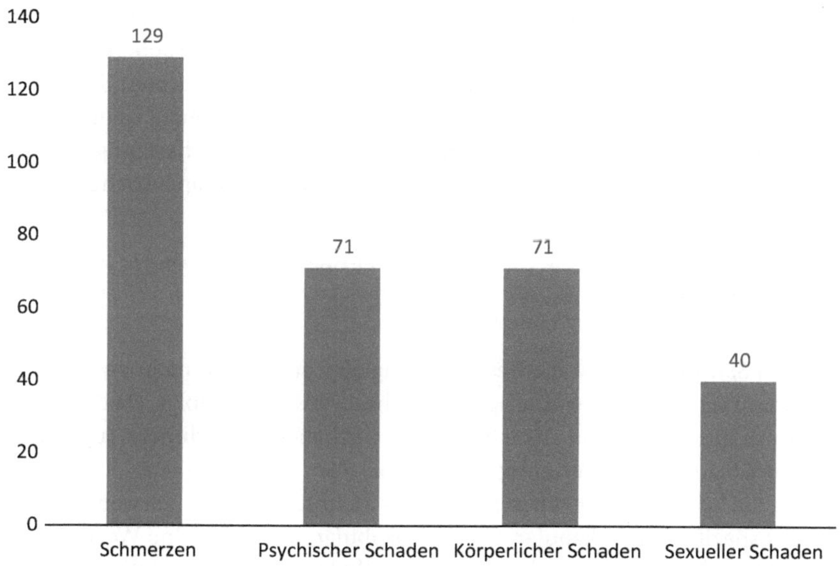

Abbildung 23: Anzahl codierter Segmente des Argumentes „Folgen/Nachteile der Beschneidung“

> *„Die Beschneidung fügt den Knaben auch mit Narkose oder regionaler Betäubung unzumutbare Schmerzen zu. Aus ärztlich-ethischer Sicht ist dieser Eingriff daher abzulehnen.“ (Spiegel, 23.7.)*

Aus diesem Exzerpt ist erkennbar, dass der Autor implizit zwischen zumutbaren und unzumutbaren Schmerzen unterscheidet. Zwar werden Schmerzen, insbesondere die eines Kindes, durchweg als schlecht angesehen, jedoch gibt es offenbar Umstände, die das Zufügen von Schmerzen auch bei Kindern rechtfertigen können. Einer dieser Gründe ist die medizinische Indikation, wie die *Süddeutsche Zeitung* am 22.11. schreibt:

> *„Die elterliche Sorge kann nicht so weit gehen, dass es bei einem einsichts- und einwilligungsunfähigen Kind ohne medizinische Gründe zu einem massiven, schmerzhaften Eingriff kommt.“ (SZ, 22.11.)*

Der *Tagesspiegel* argumentiert am 25.7. ähnlich:

> *„Es bringt keine gesundheitlichen Vorteile, dafür aber Schmerzen, einen irreversiblen Verlust von Körpersubstanz und kann zu Traumata führen, nicht zu reden vom Operationsrisiko, dem das Kind ohne medizinische Notwendigkeit ausgesetzt wird.“ (TS, 25.7.)*

Der Autor des *Tagesspiegel*-Artikels unterscheidet hier ebenfalls zwischen nötigen und unnötigen Schmerzen. Dahinter steht für die meisten Autoren das implizite Konzept einer Kategorisierung von guten und schlechten Schmerzen. Schmerzen werden nur dann als nötig und somit gut angesehen, wenn sie einer medizinischen Notwendigkeit folgen. Hier erfolgt die Gleichsetzung zwischen guten Schmerzen und einer – in den meisten Fällen – therapeutischen Indikation.

> *„Zudem werden auch für die Einleitung einer Narkose Spritzen verabreicht und damit Schmerzen ausgelöst für etwas, das nicht zu rechtfertigen ist, weil es für den Eingriff keinen medizinischen Nutzen gibt." (Spiegel, 13.8.)*

Für den *Spiegel*-Autor ist die Beschneidung also auch dann nicht zu rechtfertigen, wenn sie nach einer vorherigen Anästhesie des Penis erfolgt. Da der Eingriff nicht mit einer kurativen Absicht erfolgt, wird auch der Schmerz zur Vermeidung des Schmerzes als unnötig angesehen.

Um die Schmerzhaftigkeit des Eingriffes zu unterstreichen, verwenden einige Artikel spezifisches Vokabular. Dieses Vokabular, meist einzelne Worte, vereinzelt aber auch ganze Sätze oder Teilsätze, verleiht der rein deskriptiv-kognitiven Komponente des Schmerzes eine emotionale Seite und soll eine Reaktion beim Leser auslösen. Insgesamt wurden 55 Segmente in den Artikeln mit solchen verbalen „Schmerzbildern" kodiert. Worte, die benutzt werden, um die Drastik des Schmerzes zu beschreiben, sind beispielsweise „abgetrennt", „blutig", „Losbrüllen", „schreckliches Schreien" oder „blutverkrustet". Einige Artikel beschreiben die Schmerzhaftigkeit des Eingriffes in längeren Formulierungen. So ist in einem Artikel der TAZ zu finden:

> *„Die frische Wunde landet in einer Windel voll Urin und Kot, oft ist eine Entzündung die Folge." (TAZ, 12.10.)*

Hier wird die Situation des Kindes nach der erfolgten Beschneidung als etwas Abstoßendes, Unhygienisches und durch die Entzündung Schmerzhaftes beschrieben. Andere Artikel verbinden den Schmerz mit der Komponente des körperlichen Schadens.

> *„Gewebe etwa an der Eichel kann absterben, wenn die Heilung schlecht verläuft, narbige Verwachsungen können eine Erektion und den Geschlechtsverkehr schmerzhaft machen." (TAZ, 25.7.)*

Auch die vegetativen Folgen der Schmerzempfindung werden beschrieben:

> *„Bei einem Neugeborenen rast das Herz, es schreit kläglich, zeigt eine schmerzverzerrte Mimik, Stresshormone werden ausgeschüttet." (TAZ, 25.7.)*

In diesem Satz hat das Wort „kläglich“ die Funktion, das Schmerzempfinden des Kindes als sowohl für das Kind als auch für den Zuschauer als nicht mehr erträglich darzustellen.

Die Beschneidung selbst wird ebenfalls als brutal beschrieben:

> *„Danach wird – je nach Methode – die Vorhaut längs abgeklemmt und eingeschnitten, mit einem Beschneidungsinstrument rundum für mehrere Minuten gequetscht und schließlich mit einem Skalpell amputiert.“ (SZ, 3.7.)*

In diesem Beispiel erfüllen die Worte „gequetscht“ und „amputiert“ die Funktion, den Beschneidungsschmerz zu versinnbildlichen. Auch Beschneidungen, die mit einer Anästhesie durchgeführt werden, werden aufgrund des Schmerzes als unzumutbar bezeichnet.

> *„Bei der ersten Berührung der Nadel reißt das Neugeborene die Augen auf, seine Hände krampfen zusammen, es schreit.“ (SZ, 7.8.)*

Eine besondere Aufladung bekommen diese Beschreibungen des Schmerzes dadurch, dass der Eingriff nicht an einer beliebigen Stelle des Körpers, sondern am Genital des Kindes erfolgt. Beschreibungen wie „blutverkrustet“ oder „amputiert“ wirken aufgrund der besonderen Sensibilität der Körperstelle umso drastischer. Die FAZ beschreibt die Beschneidung der Vorhaut zusätzlich als „Herumschnippeln am Geschlechtsteil“ (FAZ, 7.10.). Hier kommen die Willkür des Eingriffes und die impliziert stümperhafte Verletzung des Gewebes zum Ausdruck. Durch die titulierte Überflüssigkeit des Schmerzes erhält der Beschneidungsschmerz eine doppelt negative Konnotation: Er ist nicht nur als Schmerz negativ zu bewerten, sondern auch durch seine Vermeidbarkeit.

Ein weiteres Argument, das gegen die Beschneidung vorgebracht wird, ist der Schaden, der dem Kind zugefügt wird. Dieser Vorwurf bezieht sich auf eine körperliche und eine nicht-körperliche Komponente des Schadens. Beiden wurde mit je 71 codierten Segmenten in den Zeitungen dasselbe Gewicht zugesprochen.

Der rituellen Beschneidung wird in zahlreichen Beiträgen eine Traumatisierung des Kindes vorgehalten. Dieses Argument findet sich selbst in der *Jüdischen Allgemeinen*, die den Eingriff in den meisten Artikeln vehement verteidigt:

> *„Wer der Brit-Mila-Zeremonie beigewohnt hat und Zeuge des Schmerzes eines verzweifelt schreienden Babys war, kann nicht umhin - es sei denn, er wehrt sein Mitgefühl zugunsten der ‚Einsicht‘ der traditionellen ‚Notwendigkeit‘, die hier keine Argumentation zulässt, ab - zu konstatieren, dass es sich für den Säugling um eine eindeutige Traumatisierung handelt.“ (JA, 2.8.)*

Die psychische Belastung des Kindes steht dabei weniger mit dem Gewebsverlust als mit dem zugefügten Schmerz in engem Zusammenhang. Dieser hinterlasse bei den Kindern eine „seelische Beeinträchtigung" (FAZ, 21.7., 15.7.) und führe zu „sexualtraumatischen Erfahrungen" (FAZ, 9.7.). Einige Male wird im Hinblick auf die Traumatisierung nicht nur auf die psychologische Komponente des erfahrenen Schmerzes verwiesen, sondern auch auf physiologische Zusammenhänge. So verändere der während des Eingriffes erlittene Schmerz das Gehirn und führe zu einer nachhaltig veränderten Schmerzempfindung des Kindes (Spiegel, 13.8.; FAZ, 22.7.; FR, 18.7.; SZ 20.7.).

Eine weitere Komponente der psychischen Beeinträchtigung wird dem Vertrauensverlust zwischen Eltern und Kind zugeschrieben. Diesem Argument liegt das Konzept einer ursprünglichen Beziehung zwischen Eltern und Kind zugrunde, die durch die Schmerzzufügung nachhaltig beeinträchtigt werde. Für diesen Bruch wird häufig der Gedanke des „Vertrauensverlustes" zwischen Erwachsenen und Kind verwendet (FAZ, 22.7). Die Kinder würden es nicht verstehen, dass jemand sie an ihrem Genital verletze. Die Kinder würden die Beschneidung somit als Bestrafung und „Kastrationsdrohung" auffassen (FAZ, 9.7., 22.7.). Die Verletzung am Genital würde zusätzlich stigmatisieren, weshalb sich die Betroffenen später nicht äußern würden (TAZ, 25.7.).

Als nachhaltig beeinflusst wird auch die Persönlichkeitsstruktur der Beschnittenen angesehen. Die FAZ sieht das Selbstbewusstsein der jüdischen Kinder auf Dauer beeinträchtigt (FAZ, 22.7.). Die *Welt* sieht jüdische Beschnittene in ihrer Männlichkeit beeinträchtigt (Welt, 19.7.). Durch die früh erfahrene Aggression durch die Eltern würde die „emotionale Wahrnehmung und Empathiefähigkeit" des Kindes nachhaltig beeinflusst (FAZ, 9.7.). Damit bestünde die Gefahr, dass das Kind die ihm zugefügte Aggression an seinen eigenen Kindern wiederhole. Für die Schmerzen, die das Kind dabei erleide, sei der Beschnittene aufgrund seines „Empathiebruches" weniger empfindlich (FAZ, 9.7.). Die *Süddeutsche Zeitung* und die *Welt* sehen das Fehlen von Protesten beschnittener Männer und die Behauptung derselben, die Beschneidung würde die sexuelle Funktion nicht beeinträchtigen, in ihrer frühkindlichen Traumatisierung begründet.

> *„Dass manche dieser Opfer die Beschneidung als sexuelle Bereicherung und hygienische Notwendigkeit propagieren, steht für die Identifikation mit dem Angreifer, die sich bei vielen Traumatisierten beobachten lässt." (SZ, 3.7.)*

> *„Traumata aber sind nicht bewältigbar, sie werden eingefroren und verdrängt. Was nicht der Arbeit der Erinnerung und damit auch der Veränderung zugeführt werden kann, lebt in einem fort und zwingt zur Wiederholung. Das erklärt vielleicht auch, warum diese Tradition immer weiter fortleben kann." (Welt, 29.6.)*

In anderen Worten vermuten die Autoren dieser beiden Beiträge in Beschnittenen eine abgewandelte Variante des sogenannten „Stockholm Syndroms", bei dem sich Traumatisierte mit dem Peiniger solidarisieren und den Eingriff rationalisieren. Die Vertreter des Judentums würden die psychischen Folgen der Beschneidung kennen, sie jedoch absichtlich ignorieren, um den Brauch aufrechtzuerhalten (SZ, 20.7.).

Neben einem psychischen Schaden wird der Beschneidung die willkürliche und unnötige Veränderung des kindlichen Körpers attribuiert. Damit entstünde am Kindskörper ein „Schaden" (JA, 2.8.; FAZ, 26.11, 22.7., 18.7., 12.8., 9.7., 2.9., 26.11.; SZ, 30.8., 20.7.; TAZ, 7.9.). Dem Kind fehle fortan ein wichtiger Teil der gesunden Körpersubstanz, der nicht ohne Grund hätte entfernt werden dürfen (Spiegel, 23.7.; FAZ, 15.10.) Nur die Medizin dürfe einen schadenden, d. h. Gewebe-entfernenden Eingriff am Kind vornehmen:

> *„Eine Beschneidung kann zu Komplikationen führen. Der Betreffende erfährt Schmerzen, die traumatisch sein können. In jedem Fall bedeutet sie einen irreversiblen Verlust von gesundem Körpergewebe. Der Gesetzgeber stellt klar, dass es sich deshalb um eine Körperverletzung handelt. Von daher wäre eine Beschneidung Minderjähriger (ohne entsprechende medizinische Indikation) nicht mit dem Prinzip des Nicht-Schaden-Dürfens vereinbar." (FAZ, 15.10.)*

Die TAZ sieht im Beschnittenen einen unvollständigen Menschen (TAZ, 24.7.). Die *Zeit* versucht den bei der Beschneidung erlittenen Gewebeschaden zu quantifizieren:

> *„Sie [Beschneidungsgegner] meinen, man solle seine Vorhaut, eine Körperregion mit 73 Meter Nervenfasern und 20000 Nervenendungen, nicht dem kulturellen Überbau opfern müssen." (Zeit, 26.7.)*

Ebenso geht der *Tagesspiegel* vor, der den Anteil der Vorhaut an der Gesamtpenishaut schätzt:

> *„Die körperliche Unversehrtheit von Jungen, ihr Persönlichkeitsrecht und ihre Religionsfreiheit sind nur dann angemessen geschützt, wenn der Staat Kinder davor bewahrt, dass Eltern ihnen ohne medizinischen Grund mehr als 50 Prozent ihrer Penishaut entfernen lassen." (Tagesspiegel, 29.9.)*

Gleichfalls sieht die TAZ „Zehntausende von Nervenenden amputiert" (TAZ, 15.9.).

Den Schaden sehen einige Autoren dadurch noch vermehrt, dass die Vorhaut kein „nutzloses" Stück Haut sei, sondern wichtige Funktionen trage. Dem Kind werde dadurch nicht nur ein bloßer Substanzschaden, sondern auch ein Funktionsschaden zugefügt:

> *„Beim Abschneiden eines Teils der Vorhaut wird nicht nur ein nutzloser kleiner Hautfetzen entfernt. Es handelt sich bei der Vorhaut um ein hochsensibles Körperteil mit klaren Funktionen." (SZ, 12.12.)*

Aufgrund dieses erlittenen Schadens wird die Beschneidung häufig mit einer Verstümmelung bzw. Genitalverstümmelung gleichgesetzt (TAZ, 2.7., 15.9.; Welt, 11.7.; FAZ, 22.7., 21.7., 19.8., 7.10.; SZ. 30.11., 3.7.). Die TAZ sieht die menschlichen Grundrechte durch die Beschneidung ad absurdum geführt und appelliert an den gesunden Menschenverstand:

> *„Nur, damit das klar ist: In einer* idealen *Welt schneidet niemand kleinen Jungs was vom Pimmelchen ab […].“ (TAZ, 25.7.)*

Die Beschneidung wird somit als etwas der gesunden Gesellschaft Abkömmliches und Schädliches, in seinem Auftreten wider die medizinische Vernunft quasi Absurdes, bezeichnet.

Ein weiteres Argument mit Bezug auf den körperlichen Schaden sind die gesundheitlichen Folgen des Eingriffs. Hier werden am häufigsten virale Infektionen, durch die Operation verursachte Entzündungen oder Narben genannt. Doch auch Spätfolgen wie eine Trockenheit der Penishaut, Erektionsprobleme, andauernde Schmerzen durch Harnröhrenverengung und Orgasmusschwierigkeiten finden Erwähnung. Die FAZ berichtet von einem Fall eines Jungen mit bleibenden Hirnschäden nach der Beschneidung (FAZ, 2.9.). Zudem werden kognitive Beeinträchtigungen des Kindes genannt. So würden früh operierte Kinder später häufiger an einem Sprachdefizit leiden (FR, 28.9.). Auch die Gefahr, dass die Beschneidung den Tod des Kindes zur Folge haben könnte, wird in den Artikeln 17 Mal erwähnt.

Gesondert codiert wurden in den Artikeln jene Segmente, die sich nicht auf einen körperlichen Schaden allgemein, sondern insbesondere auf den durch die Beschneidung verursachten sexuellen Schaden beziehen. Meist sind die Artikel hier unspezifisch und gehen auf die von ihnen erwähnten „sexuellen Folgen“, „Funktionsstörungen“ oder „sexuelle Defizite“ nicht näher ein. Der am häufigsten in den Artikeln genannte Nachteil ist ein Sensibilitätsverlust des Mannes und eine damit einhergehende reduzierte Erregbarkeit, aus der sich wiederum Erektions- und Orgasmusschwierigkeiten ergäben. Weiterhin wird der Umstand genannt, dass beschnittenen Männern die Erfahrung genommen sei, wie sich Geschlechtsverkehr mit Vorhaut anfühlt. Die *Süddeutsche Zeitung* sieht in der Beschneidung daher eine „sexuelle Enteignung“ des Mannes (SZ, 13.7.).

Damit verbunden ist für einige Autoren eine gewisse Sexualfeindlichkeit des Judentums. Nicht nur würde der Eingriff mit seinen Folgen billigend in Kauf genommen, die Beschneidung sei insbesondere im 19. Jahrhundert auch zur Unterdrückung der Masturbation eingesetzt worden. Dies sei ein weiterer Beweis für ihre Schädlichkeit (SZ, 12.12.; TAZ, 21.7.).

Die Beschneidung, so weitere Beiträge, verändere zudem das Sexualleben der Beschnittenen. Da ein normaler Geschlechtsverkehr erschwert sei, verwendeten Beschnittene oft unkonventionelle Methoden. Die Frankfurter Rundschau findet bei Beschnittenen einen Hang zum Unorthodoxen:

> *„Der Sensibilitätsverlust des Mannes sei das eine, der von der Frau oft als schmerzhaft empfundene Geschlechtsverkehr aufgrund des Sekretverlusts beim beschnittenen Mann das andere. Künstliche Gleitmittel würden häufiger benötigt, und bei Paaren mit beschnittenen Männern fänden signifikant häufiger Sexualpraktiken wie Analverkehr und Fellatio statt." (FR, 18.7.)*

Des Weiteren werde durch die Beschneidung nicht nur das sexuelle Empfinden des Mannes, sondern auch dasjenige der Frau beeinträchtigt. So sei der Sexualverkehr mit beschnittenen Männern für Frauen oft schmerzhaft (FR, 18.7.). Aus der beeinträchtigten Sexualität könnten Konflikte mit dem Partner und eine eingeschränkte Entwicklung der sexuellen Identität entstehen (FAZ, 9.7.).

Das zweithäufigste Argument gegen die Beschneidung beinhaltet die Kritik am Judentum. In dieser Kategorie sind Aussagen zusammengefasst, die unter Bezug auf die mangelnde Aufgeklärtheit des Judentums, die in der Beschneidung inbegriffene Unterdrückung des Individuums und eine mangelnde Empathie für das junge Kind Kritik an der Beschneidungspraxis äußern. Abbildung 24 zeigt die Häufigkeitsverteilung der Subkategorien.

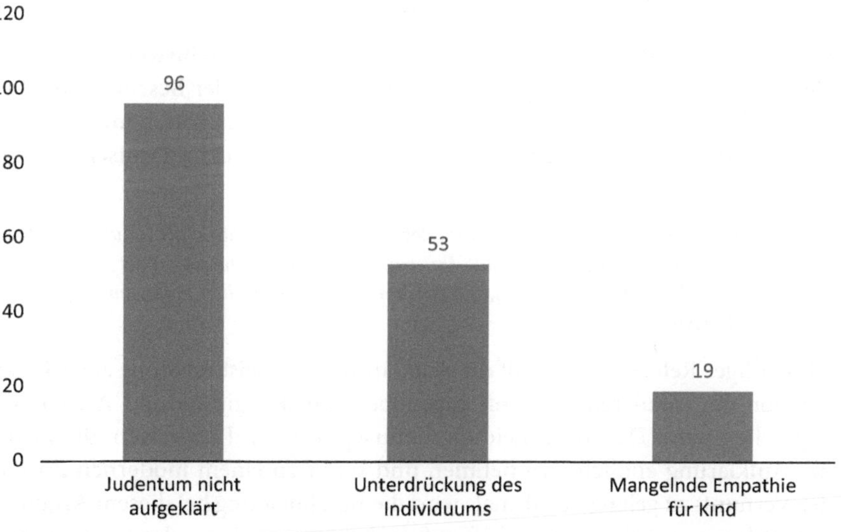

Abbildung 24: Anzahl codierter Segmente des Argumentes „Kritik am Judentum"

Die bei diesem Argument am häufigsten codierte Subkategorie ist der Vorwurf, dass die Beschneidung Ausdruck einer mangelnden Aufgeklärtheit des Judentums sei. Auf dieses Argument entfallen 96 codierte Segmente. Das Sinnelement der mangelnden Aufklärung beinhaltet dabei zwei Subargumente, die sich auch als Vorwurf der mangelnden Modernisierungsfähigkeit und -bereitschaft zusammenfassen lassen. Zum einen wird der Ritus der Beschneidung als archaisch, rückständig und den Werten der Aufklärung widersprechend bezeichnet. Zum anderen wird das Judentum, da es an dem Brauch festhält, als unvernünftig beschrieben. Zum Maßstab der aufgeklärten Moderne wird die wissenschaftliche Medizin.

Eine häufige Formulierung des Argumentes der Kritik am Judentum ist die Aufforderung, Eltern endlich über die Folgen des Ritus aufzuklären. Dabei wird insbesondere jüdischen Eltern vielfach unterstellt, dass sie über die Risiken des Eingriffs, den Schmerz des Kindes und die möglichen Folgen nicht ausreichend informiert seien (FR, 5.7.). Den die Beschneidung befürwortenden Eltern haftet in der Formulierung des Argumentes etwas Rückständiges an. Sie wüssten, so ein allgemeiner Vorwurf, über die modernen Mindeststandards bei operativen Eingriffen oftmals nicht Bescheid. Der Arzt Jörg Carlsson formuliert dies deutlich im Deutschen Ärzteblatt:

> *„Eine säkularisierte Gesellschaft tut sich schwer mit religiösen Riten, und die betroffenen Bevölkerungskreise tun sich schwer damit zu akzeptieren, dass ein medizinischer Mindeststandard nach Ethik und Gesetz notwendig ist.“ (ÄB, 6.8.)*

Damit wird ein Modernisierungsschisma zwischen den Befürwortern und den Gegnern der Beschneidung postuliert. Die Befürworter der Beschneidung bzw. die den Brauch Praktizierenden werden als unmodern, archaisch und rückständig dargestellt. Deutlich benennt dies ein weiterer Artikel im Deutschen Ärzteblatt:

> *„Sie wird mit Vorschriften aus der Bibel, der Thora und der Scharia als Glaubensfundament begründet, als religiöse Identität. Ihr stehen heute Errungenschaften der Aufklärung aus dem 18. Jahrhundert entgegen, die Fundament aller westlichen Verfassungen geworden sind.“ (ÄB, 6.8.)*

Als häufiger Referenzpunkt gilt die Aufklärung, die meist im Sinne einer Emanzipation der säkularen Vernunft gegenüber dem Religiösen und Archaischen angesehen wird. Den Beschneidungsbefürwortern wird angeraten, die Lehren der Aufklärung endlich anzunehmen und somit zu einem modernen Zustand der Vernunft zu gelangen. Oftmals wird die Beschneidung bei diesem Argument mit anderen, von der Gesellschaft aufgegebenen Bräuchen oder Strafverfahren verglichen:

„Irgendwann muss man doch aufwachen. Wir haben die Sklaverei und die Prügelstrafe abgeschafft. Als Junge wurde ich noch geohrfeigt in der Schule, und meine Eltern haben nicht protestiert." (FR, 18.7.)

„Vor zweitausend Jahren wurde der Opferdienst eingestellt, im Mittelalter die Polygamie verboten." (FAZ, 29.6.)

„Im Gegensatz zu König David steinigen wir allerdings keine Ehebrecher mehr und erdrosseln auch nicht diejenigen, die ihren Vater nicht ehren." (FAZ, 22.7.)

„Die Unterdrückung von Frauen und Homosexuellen, die weibliche Beschneidung und viele andere religiöse und kulturelle Traditionen der Repression, die alle ähnlich verbreitet oder so alt sind wie die männliche Beschneidung, haben gegenüber den heutigen Gleichheits- und Freiheitsrechten kein Argument mehr für sich." (SZ, 6.7.)

Die FAZ sieht das Judentum von den Entwicklungen der westlichen Welt der vergangenen 500 Jahre entkoppelt:

„[D]er Schutzanspruch des Kindes vor jeglicher Misshandlung, Missbrauch und Vernachlässigung sowie die Achtung seiner Würde und körperlichen Integrität als ethischer Standard [ist] juristisch und wissenschaftlich heute gut begründbar. Man tut Kindern nicht weh, man macht ihnen keine Angst. Die Entwicklung dieser Idee begann in Europa 1693 mit John Lockes Schrift ‚Gedanken über Erziehung', führte über die Kinderschutzgesetze gegen Ende des 19. Jahrhunderts in England schließlich hin zur UN-Kinderrechtskonvention von 1990 und erst im Jahr 2000 auch in Deutschland zum gesetzlich verankerten Recht von Kindern auf eine gewaltfreie Erziehung." (FAZ, 22.7.)

Konsens ist die Auffassung, dass sich das Judentum wie alle Religionen den Gegebenheiten und Erkenntnissen der modernen, wissenschaftlichen Welt anpassen müsse:

„Alle Weltreligionen durchlaufen seit Jahrhunderten Anpassungsprozesse, was ihre Sündenbegriffe, ihre Strafpraktiken, ihre Rituale und die Identitätszeichen ihrer ‚Kultur' angeht. Polygamie, Tieropfer, die Klassifikation von Nichtmitgliedern als Feinden - die Liste dessen, worüber sich ebenfalls Sätze wie ‚haben wir schon immer so gemacht' und ‚gehört zum Kernbestand der Identität' bilden ließen, ist lang." (FAZ, 1.7.)

Andere sehen durch das Beschneidungsgesetz der Bundesregierung die Aufklärung in Gefahr:

„Damit geht für mich ein Stück der aufgeklärten Zivilgesellschaft zu Ende." (Spiegel, 17.12)

Für einige Autoren liegt in der Unvernunft des Eingriffes auch der Grund, wieso die Beschneidung im Judentum im Neugeborenenalter vorgenommen wird. So umgehe man die Entwicklung eines kritischen Geistes beim Kind:

„Die Beschneidung der Säuglinge fügt sich in die zahlreichen Versuche der Religionsgemeinschaften ein, möglichst früh bindende Rituale zu vollziehen. Das soll verhindern, dass

diese von dem erwachten kritischen Geist überprüft und womöglich abgelehnt werden.“ (SZ, 3.7.)

„Ein aufgeklärtes Rechtswesen versteht Religiosität als Selbstzuschreibung, nicht als Fremdzuschreibung.“ (FR, 11.12.)

Dieses Argument sieht die Rückständigkeit der Beschneidung nicht nur im Ritus selbst, sondern auch im Zeitpunkt, an dem sie vorgenommen wird. Dem Eingriff wird damit etwas Hinterhältiges, das Kind Täuschendes zugeschrieben.

Die Beschneidungsgegner verstehen sich dabei selbst nicht in einem Gegensatz oder Widerspruch zur freien Religionsausübung. Vielmehr betrachten sie sich als Vertreter des „gesunden Menschenverstandes“ (SZ, 13.7.), der alle Riten, die der modernen Vernunft widersprechen, abschaffen möchte:

„Die Beschneidungskritiker fordern also eigentlich nichts Neues ein, sondern lediglich, dass die Früchte der Aufklärung, die sich in unseren Gesetzen niedergeschlagen haben, für alle gelten müssen.“ (SZ, 12.12)

Gegnerschaft der Beschneidung bedeutet in diesem Sinne kein Kampf gegen die Religion, sondern die Affirmation moderner Freiheitsrechte und Gleichberechtigungsprinzipien. Die moderne Vernunft wird dabei meist mit der Medizin gleichgesetzt:

„In Ländern, die hohe medizinische Standards haben, wie Norwegen, Frankreich, Schweden, Finnland, Dänemark, Japan und England, wird heute die therapeutische Notwendigkeit der Beschneidung bei Jungen bestritten.“ (TS, 28.6.)

Auch die TAZ sieht eine medizinische, d. h. vernünftige Indikation für die Beschneidung nicht gegeben:

„Es gibt keinen einzigen rationalen Grund, Unmündige zu beschneiden.“ (TAZ, 17.7.)

Verwandt mit dem Argument, die Beschneidung sei unvernünftig und überkommen, ist der Bezug des Ritus zu alten patriarchalischen Strukturen der Vormoderne. So sei die Beschneidung nicht nur in Vorstellungen einer männlichen Überlegenheit und Tapferkeit verankert, sie fördere auch aktiv die Maskulinisierung des Beschnittenen:

„Der kleine Junge, der ja in keiner Weise an der Schwelle zum Mannesalter steht, wird mit hypermaskulinen Attributen und großen Geschenken zum Mann erklärt, eigentlich aber von Erwachsenen manipuliert.“ (FAZ, 22.7.)

Die *Zeit* argumentiert ähnlich und sieht in der Beschneidung einen symbolischen Akt des alten Patriarchats:

„Die Beschneidung ist ein symbolischer Akt: Indem man in dieser hypermaskulinen Gesellschaft ohne Mitgefühl ohne weiteres sogar sein bestes Stück zurechtstutzt, macht man ihm klar, was alles in ihrer Hand liegt." (Zeit, 26.7.)

Die NZZ sieht in der geringen Anzahl an Beschwerden beschnittener Männer einen Nachweis für männliches Rollenverständnis:

„Beschwerden bei beschnittenen Männern sind zwar selten, doch gehört das Ertragen von Gesundheitsrisiken noch heute zum männlichen Rollenverständnis." (NZZ, 29.7.)

Der *Tagesspiegel* sieht durch den Ritus die Gleichberechtigung zwischen Mann und Frau in Gefahr. Frauen würden aus einem überkommenen Geschlechterverständnis heraus von dem Ritus ausgeschlossen:

„Obwohl die patriarchalischen Zeiten vorbei sind, schließen auch bei den modernen Juden nur die Jungen den Bund mit Gott." (TS, 27.7.)

Weiterhin beziehen sich viele Artikel auf eine Einschränkung der Freiheitsrechte des beschnittenen Individuums. Insgesamt ist dieses Argument 53 Mal codiert. Wiederkehrende Schemata sind die ungefragt vorgenommene Beschneidung des Säuglings und seine Indoktrination durch eine Religion, die ein Zeichen bzw. eine Markierung an seinem Körper anbringt (FR, 2.7.). Das Kind, so der allgemeine Vorwurf, würde bei der Beschneidung verzweckt und sein Körper für den Erhalt der Religion benutzt:

„Ebenso selbstverständlich ist es, dass niemand einen anderen ohne dessen Zustimmung für rituelle Handlungen gebrauchen darf." (FR, 11.12.)

Dabei wird implizit unterstellt, dass sich das Kind eigentlich gegen den Eingriff entscheiden würde. Seine Willensäußerung bleibt durch die Beschneidung am achten Tag jedoch unerhört, sein Recht auf eine freie, selbstbestimmte Zukunft werde ihm genommen.

„Was geschieht, heißt: Jetzt gehörst du ein für alle Mal zu uns. Eine blutige Taufe." (TS, 27.7.)

Das Wort „blutig" unterstreicht hier, wie bereits beschrieben, die Willensbrechung des Kindes durch eine gewaltsam vorgenommene „Taufe" mit einem verbalen „Schmerzbild".

Den Eltern wird meist nur eine bedingte Schuld an der Beschneidung der Freiheitsrechte ihres Kindes zugesprochen. Als Verantwortlicher wird vielmehr die Religionsgemeinschaft gesehen, die einen sozialen Druck auf alle Familien ausübe, das Kind beschneiden zu lassen. Viele Eltern, so die Konstruktion des Argumentes, würden sich ohne den Druck der Religionsgemeinschaften gegen den Eingriff entscheiden. Hierfür werden die Begriffe „Gruppendruck" und

„Gruppenzwang“ verwendet (ÄB, 6.8.; SZ, 6.7.). Ein Verbot der Beschneidung, so die Weiterführung dieses Gedankens, würde zwar zu Protest der Religionsgemeinschaften führen, für die Eltern jedoch eine Erleichterung bedeuten (FR, 18.7.). Mit diesem Argument wird ein Gegensatz zwischen den Eltern als Mitglied der Religionsgemeinschaft und der Religion als Institution aufgebaut.

In einigen Artikeln bekommt der Beschneidungsritus durch diese Gruppendynamik eine faschistoide Dynamik zugesprochen. Ein Psychiater, der im August 2012 Anzeige gegen einen jüdischen Beschneider in Bayern stellte, sieht die Beschneidung als Form der Massenmisshandlung von Kindern. In einem Interview mit der *Frankfurter Rundschau* kommt er zu Wort:

> *„Ich habe während meiner Tätigkeit in der Psychiatrie die historischen Folterkeller und menschenverachtenden Maßnahmen des NS-Regimes mit Entsetzen begutachten können und fühle mich seither dem Schutz der Menschenrechte in besonderer Weise verpflichtet.“ (FR, 8.9.)*

Die *Frankfurter Rundschau* erkennt in der Beschneidung zudem eine Form des Rassismus, da Grundlage und Bedingung der Beschneidung die Zugehörigkeit des Jungen zum Judentum sei, das Kind von seinen eigenen Eltern diskriminiert werde:

> *„Jede Form des Rassismus ist inakzeptabel. Wesenskern des Rassismus ist die Reduktion des Individuums auf seine Zugehörigkeit zu einer ethnischen oder kulturellen Gruppe. [...] Die Faustregel des Verfolgungsrassismus lautet: Wir verletzen deine Menschenrechte, weil du einer bestimmten Gruppe angehörst.“ (FR, 11.12.)*

Für den Autor folgt die Beschneidung damit der Logik des Nationalsozialismus:

> *„Der gefährliche Bruder des Sippenrechtes ist die Sippenhaft und diese bildete die Grundlage für den Rassenwahn der Nationalsozialisten.“ (FR, 11.12.)*

In die dritte Subkategorie fallen der Vorwurf der mangelnden Empathie gegenüber den beschnittenen oder zu beschneidenden Jungen. Eltern und Gesellschaft befänden sich gegenüber den Kindern in einer Haltung der Empathieverweigerung (FAZ, 21.7.; TAZ, 25.7.).

> *„Hier passen ein Grundrecht und religiöse Riten nicht zueinander, das wird wehtun; man einigt sich mit viel rhetorischem Bimbam darauf: Na wenn schon, dann tuts halt kleinen Jungs weh.“ (TAZ,16.12.)*

Die *Süddeutsche Zeitung* begegnet den Beschneidungsbefürwortern mit einem Ad Hominem Argument:

„Kein nachdenklicher und einfühlender Mensch wird es billigen, dass Säuglingen ein Teil ihres Körpers weggeschnitten wird und sie später womöglich in ihren sexuellen Funktionen beeinträchtigt leben müssen." (SZ, 3.7.)

Unverständnis wird auch gegenüber den Müttern geäußert, die ihre Kinder einem rituellen Beschneider übergeben:

„Das eigene Kind, das man neun Monate in sich trägt und vor allem schützt, wird einem wildfremden Menschen ausgesetzt." (TAZ, 7.9.)

„Sie überlässt ihren Sohn einem Mann, den sie nicht kennt." (SZ, 7.8.)

Das dritthäufigste Argument der „Contra"-Seite bezieht sich auf den mangelnden Nutzen der Beschneidung bzw. auf das Fehlen einer medizinischen Indikation (Abbildung 19) und ist damit mit dem ersten Argument, der Betonung des Schadens, eng verwandt. Beide beinhalten häufige medizinische Referenzen. Die Beiträge verlangen neben der religiösen auch eine überprüfbare, wissenschaftliche Begründung für die Beschneidung. Anders als die medizinische ist die religiöse Begründung nicht länger hinreichend:

„Die Eingriffe sind nur zu rechtfertigen, wenn auch eine neutrale Instanz in ihnen ein Bemühen um das Kindeswohl erkennen kann." (FR, 11.12.)

Eine zentrale Bedeutung kommt hier dem Begriff des Kindeswohls zu. Als Rechtsbegriff nicht näher definiert, bezieht er sich auf die Förderung des allgemeinen Wohlergehens des Kindes. Es ist der Konsensus der meisten Artikel, dass dem Kindeswohl nur dann gedient ist, wenn der Eingriff am oder in den Körper der Förderung empirisch überprüfbarer Güter dient – beispielsweise der Gesundheit. Da die rituelle Beschneidung keinen therapeutischen oder den Körper verbessernden Zweck verfolgt, noch Studien dies eindeutig beweisen, wird sie unter Verweis auf das Kindeswohl abgelehnt. Deutlich drückt diesen Gedanken ein Artikel des *Spiegel* aus:

„Es gibt keinen medizinischen Nutzen einer Routinebeschneidung […]Es gibt aus medizinischer Sicht keinerlei wissenschaftliche evidenzbasierte Vorteile für den Knaben, und damit entspricht die medizinisch nicht begründete Beschneidung auch nicht dem Kindeswohl." (Spiegel, 23.7.)

„Nicht im‚Wohl des Kindes' liegt eine Zirkumzision, wenn sie medizinisch nicht notwendig ist." (FAZ, 9.7.)

In diesem Argument wird die medizinische Indikation dem Kindeswohl gleich- und zugleich absolut gesetzt. Eine Förderung des Kindeswohls wird identisch mit dem Vorliegen einer medizinischen Indikation. Zudem wird damit impliziert, dass Maßnahmen am Körper, die nicht einer medizinischen Rationalität entspringen, dem Kindeswohl nicht dienen können.[409]

Wie bereits oben beschrieben, werden jegliche Aspekte des Eingriffes unter medizinischen Vorbehalt gestellt. Die Nachteile der Beschneidung, wie der vom Kind während des Eingriffes empfundene Schmerz, würden durch die medizinische Indikation positiviert.

> *„Zudem werden auch für die Einleitung einer Narkose Spritzen verabreicht und damit Schmerzen ausgelöst für etwas, das nicht zu rechtfertigen ist, weil es für den Eingriff keinen medizinischen Nutzen gibt." (Spiegel, 13.8.)*

Durch die Erwähnung, der rituellen Beschneidung fehle jegliche medizinische Indikation, wird sie gleichsam als unvernünftiger Eingriff von vernünftigen, medizinischen Eingriffen separiert. Wie im vorherigen Abschnitt erläutert, erfolgt eine Identifikation des Medizinischen mit Aufklärung und Vernunft.

> *„Abgesehen davon hat eine Zirkumzision – jedenfalls bei Kindern – aus medizinischer und gesundheitlicher Sicht epidemiologisch keinerlei signifikante Vorteile." (ÄB, 6.8.)*

> *„Dass die Beschneidung keinen relevanten medizinischen Nutzen hat, geht als Common Sense aus so gut wie allen einschlägigen Untersuchungen und Surveys zum Thema hervor." (FAZ, 15.10.)*

Für die Gegner der Beschneidung gerät der Eingriff damit in eine Legitimationsschuld. Körperliche Eingriffe können nur dann legitimiert werden, wenn ein objektiver Grund für ihre Durchführung besteht. Gleichzeitig wird die Begründungsbasis der Beschneidung dadurch reduziert:

> *„Es liegt auf der Hand, dass das Maß der Verletzung und somit das Maß der Legitimationsbedürftigkeit allein von den objektiven Eigenschaften des Eingriffs abhängt: Tiefe, Schmerzhaftigkeit, Dauer, Risikoträchtigkeit." (FAZ, 26.11.)*

> *„In der Universitätsbibliothek von Jerusalem suchte ich nach Studien, die eindeutig die Vorteile männlicher Beschneidung erweisen. Vergeblich." (FAZ, 22.7.)*

Da ein eindeutiger medizinischer Grund für die rituelle Beschneidung nicht gefunden werden kann und diese damit nicht dem Kindeswohl dient, wird von Ärzten verlangt, den Eingriff abzulehnen.

---

409 Dies stellen auch Aurenque und Wiesing ihrer Beurteilung der Entscheidung des Kölner Landgerichts fest: Aurenque und Wiesing, „German law on circumcision and its debate: How an ethical and legal Issue turned political." S. 204.

„Daraus folgt: Ärzte und medizinische Institutionen sollten die Durchführung von Beschneidungen, sofern kein akuter medizinischer Grund dafür vorliegt, aus ethischen Gründen verweigern. Punktum." (FAZ, 15.10.)

„Soll an einem nicht einsichtsfähigen minderjährigen Kind ohne Vorliegen einer medizinischen Behandlungsindikation auf Verlangen eines Sorgeberechtigten zum Beispiel unter Angabe von religiösen Gründen eine medizinisch nicht indizierte rituelle Beschneidung vorgenommen werden, ist dies seitens des Arztes abzulehnen, da eine solche Maßnahme nicht dem Kindeswohl entspricht." (FAZ, 9.7.)

Es wird zum Konsensus in den Artikeln, dass die medizinische Indikation auch zur Bedingung für die elterliche Einwilligung in den Eingriff wird.

„Und wenn diese Einwilligung von den Eltern eines unmündigen Kindes gegeben wird, muss dies mit dessen Wohl begründet sein; es müssen starke medizinische Gründe vorliegen. Die gibt es hier nicht." (Welt, 27.7.)

Die meisten Autoren, die nicht gegen die Beschneidung an sich, sondern gegen ihre Durchführung im Neugeborenen- und Kindesalter sind, plädieren für eine Verschiebung ins späte Jugend- oder frühe Erwachsenenalter oder für eine symbolische Beschneidung. Auffallend ist hierbei, dass der religiösen Begründung des Gebotes kein argumentativer Raum zugesprochen wird. Zum ausschlaggebenden Kriterium wird lediglich, dass der Verschiebung des Eingriffes aus medizinischer Sicht nichts entgegensteht:

„Es existieren jedoch keine wissenschaftlichen Begründungen dafür, die Durchführung der männlichen Genitalbeschneidung nicht auf ein Lebensalter zu verschieben, in dem der Betroffene sich möglichst frei von kindlichen Ängsten eine eigene Meinung bilden und selbst entscheiden kann, ob eine Genitalbeschneidung in Frage kommt oder auch nicht." (FAZ, 9.7.)

Der *Tagesspiegel* sieht in der medizinischen Indikation eine Möglichkeit für Eltern, die rituelle Beschneidung doch noch legal durchführen zu lassen; sie müssten die Begründung des Ritus ändern und sich auf körperliche bzw. gesundheitliche Vorteile berufen. Die religiöse Begründung fällt dabei außer Acht:

„Jüdische und muslimische Eltern könnten also hygienische Gründe für die Beschneidung ins Feld führen und sich auf die Empfehlung der US-Kinderärzte berufen. Das wäre in Deutschland im Rahmen der elterlichen Sorge erlaubt, ganz ohne Gesetzesänderung." (TS, 5.9.)

Wesensmerkmal des Argumentes der medizinischen Indikation ist ihre Gleichsetzung mit körperlichem Nutzen. Damit liegt dem Argument eine kalkulatorische Komponente zugrunde, die mögliche Nachteile des Eingriffes, wie Gewebsverlust und Schmerzen, mit den summarischen Vorteilen verrechnet.

Während jedoch auf der Negativseite neben empirisch fassbaren auch emotionale Aspekte wie Traumatisierung, Empathiebruch und das Alleingelassensein des Kindes stehen, wird der Nutzen des Eingriffes von den meisten Gegnern der Beschneidung nur körperlich erfasst. Die Argumentation wird damit weitgehend säkularisiert, nur körperliche Vorteile können der Beschneidung auf der Habenseite gutgeschrieben werden. Eine eingehende Erörterung der religiösen Bedeutung versus die körperlichen Risiken und Nachteile findet in den Artikeln, mit vereinzelten Ausnahmen, nicht statt.

6.2.6 Argumente für die Beschneidung

Nachfolgend werden die Argumente, die für die Beschneidung vorgebracht werden, qualitativ untersucht. Abbildung 25 zeigt die Verteilung der codierten Textsegmente nach Argumentkategorie. Wie bei den „Contra"-Argumenten handelt es sich dabei um sämtliche codierte Textstellen in wertenden Artikeln, unabhängig von der Einordnung in „Pro", „Contra" oder „nicht zuordenbar".

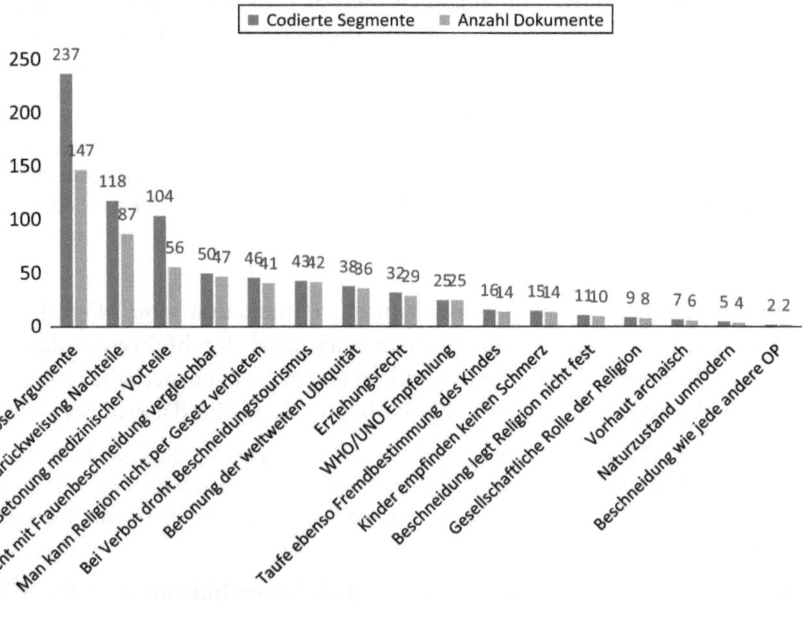

Abbildung 25: Übersicht Pro-Argumente

Wie bei den „Contra"-Argumenten zeigt sich, dass es innerhalb der Pro-Argumente eine hohe Reiterationsrate gibt. Die meisten Argumente werden pro Artikel im Durchschnitt häufiger als einmal codiert. So finden sich 237 codierte Textsegmente für das religiöse Argument in 147 Artikeln.

Das häufigste Argument, das in Verteidigung der rituellen Beschneidung vorgebracht wird, ist die Betonung des religiösen Gebotes. An zweiter und dritter Stelle folgen Argumente, die auf die religiöse Komponente keinen Bezug nehmen, sondern die medizinischen Aspekte des Eingriffes diskutieren. Die Textsegmente wurden in den Codierungen aufgeteilt in Argumente, die die von den Gegnern behaupteten medizinischen Nachteile der Beschneidung zurückweisen, und solche, die die medizinischen Vorteile und damit einen Nutzen des Eingriffes nachweisen wollen.

Die restlichen Argumente für die Beschneidung werden pro Artikel im Durchschnitt lediglich einmal codiert. Es findet sich häufig eine Zurückweisung des Vergleiches der rituellen Knabenbeschneidung mit der Frauenbeschneidung. Zudem wird darauf hingewiesen, dass ein Verbot der Beschneidung einen „Beschneidungstourismus" zur Folge haben könnte. Unter diesem Begriff werden Segmente codiert, die ein Vornehmen des Eingriffes in anderen Ländern fürchten, als auch solche, die ein Abwandern in die Illegalität prophezeien. Beiden ist der Verweis auf möglicherweise geringere medizinische und hygienische Standards und eine höhere Komplikationsrate des Eingriffes gemein. Fast ebenso häufig wird auf die Ubiquität der Beschneidung in der Welt verwiesen. Dieses Argument beinhaltet eine hohe Heterogenität. Zusammengefasst sind hier Argumente, die die Nachteile des Eingriffes mit dem Verweis zu nivellieren suchen, ein Drittel der Weltbevölkerung sei ohne bekannte Nachteile für Körper und Sexualität beschnitten. Ebenso enthalten sind Argumente, die die Durchführung der Beschneidung aus nicht-religiösen, meist medizinischen Gründen verweisen. Häufiger Referenzpunkt sind hier die Vereinigten Staaten, wo die Zirkumzision nach wie vor als präventive Maßnahme bei vielen Säuglingen durchgeführt wird.

Am unteren Ende der Häufigkeitsskala finden sich unter anderem Argumente, die durch ein Verbot der Beschneidung einen weiteren Bedeutungsverlust von Religion befürchten und die Wichtigkeit der Religion in der modernen Gesellschaft betonen. Dem Argument der Beschneidungsgegner, der Ritus stamme aus einer Zeit, in der die Beschneidung einen hygienischen Zweck verfolge, heute jedoch nicht mehr zeitgemäß sei, begegnen 6 Artikel mit der Behauptung, die Vorhaut sei in ihrer Funktion überkommen (JA, 5.7., 26.7.; FR. 1.8., 3.7.; SZ, 12.7.; TAZ 3.7.).

„[…] bei der Zirkumzision wird die überlappende Haut entfernt, die früher, als der Mensch noch unbekleidet herumlief, vor Dornen schützte, heute aber überflüssig geworden ist." (SZ, 12.7.)

Fast gleich häufig und in logischer Verwandtschaft dazu findet sich das Argument, dass die Verherrlichung des physischen Naturzustandes unmodern sei. Hier wird einerseits auf den kulturellen Wert körperlicher Überformung verwiesen, andererseits der Zustand eines natürlichen, nicht veränderten Kindes negiert. Jeder menschliche Zustand in der modernen Medizin beinhalte bereits seine Veränderung.

In den 307 „Pro"-Artikeln wurde zudem 108 Mal das Argument codiert, die Debatte über die Beschneidung sei von einer religions- bzw. judenfeindlichen Einstellung in der Gesellschaft getrieben (nicht in Abbildung 25 dargestellt). Der absolut gesetzte Rationalismus der Beschneidungsgegner wird kritisiert. Der Schriftsteller Navid Kermani prägte in diesem Zusammenhang das Wort des Vulgärrationalismus (SZ, 30.6.).

6.2.7 „Pro"-Argumente nach „Pro"- und „Contra"- Artikeln

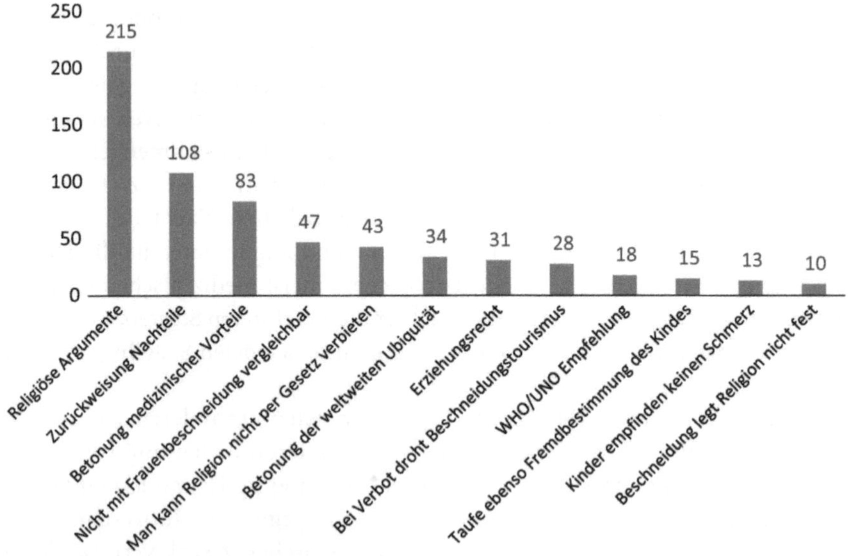

Abbildung 26: Anzahl codierter „Pro"-Segmente in „Pro"-Artikeln

Abbildung 26 zeigt die häufigsten codierten Segmente in Befürwortung der Beschneidung in „Pro"-Artikeln.[410] Es zeigt sich die gleiche Häufigkeitsverteilung wie in der Übersichtsdarstellung aller „wertenden" Artikel. Die geringe Verschiebung gegenüber der Gesamtdarstellung der „wertenden" Artikel ist auch dadurch bedingt, dass „Pro"-Argumente in „Contra"-Artikeln nur sehr spärlich zu finden sind. Im Vergleich mit Abbildung 27 zeigt sich, dass sich nur halb so viele „Pro"-Codierungen in „Contra"-Artikeln wiederfinden wie „Contra"-Codierungen in „Pro"-Artikeln.

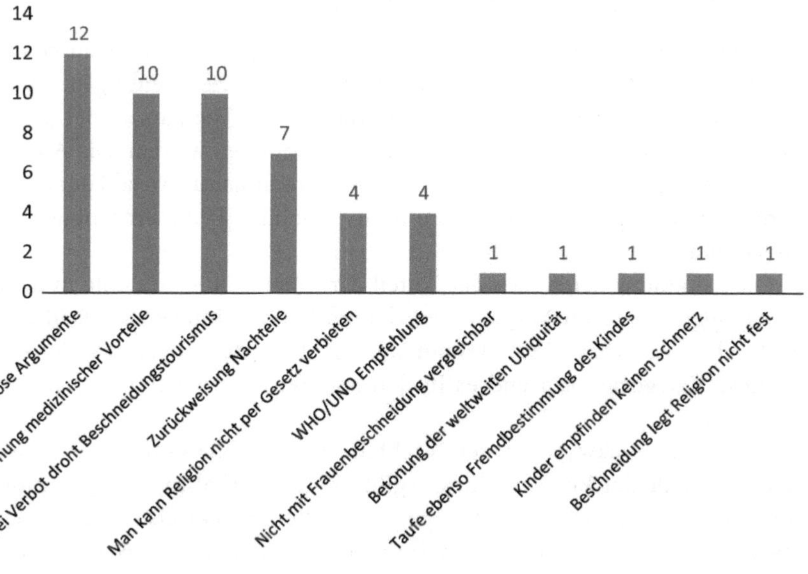

Abbildung 27: Anzahl codierter „Pro"-Segmente in „Contra"-Artikeln

410 Die Differenzen der Summe von Abb. 26 und 27 zu Abb. 25 ergeben sich aus codierten Segmenten in nicht zuordenbaren Artikeln.

Auch in den „Contra"-Artikeln ist das häufigste Argument, das in Verteidigung der rituellen Beschneidung genannt wird, ihre religiöse Bedeutung. Die Argumente, dass die Beschneidung auch medizinische Vorteile habe, und der Verweis auf einen möglichen Beschneidungstourismus bei einem Verbot finden sich mit jeweils 10 Codierungen gleich häufig. Die Behauptung medizinischer Nachteile wird nur an 7 Stellen zurückgewiesen. Lediglich ein „Contra"-Artikel weist den Vergleich der rituellen Knabenbeschneidung mit der Frauenbeschneidung zurück.

6.2.8 „Pro"-Argumente nach Publikation

Abbildung 28 stellt die Verteilung der „Pro"-Argumente nach ausgewählten Publikationen dar. Ausgewählt wurden diejenigen vier Zeitungen, in denen die meisten codierten „Pro"-Artikel zu finden sind. Die Anzahl der „Pro"-Artikel nach Publikation kann Abbildung 15 entnommen werden. Die Anzahl der codierten Segmente je Argument wurde ins Verhältnis zur Anzahl der codierten „Pro"-Segmente gesetzt, sodass sich in der Abbildung eine Prozentuale Verteilung ergibt.

Die Abbildung zeigt, dass der Anteil der religiösen Argumente in der *Jüdischen Allgemeinen* im Vergleich zu den anderen Zeitungen stark überwiegt. 48 % der codierten „Pro"-Argumente in der *Jüdischen Allgemeinen* fallen in diese Kategorie, während es in den anderen Zeitungen zwischen 25 und 31 % sind.

Bei der Zurückweisung der Nachteile und der Betonung der medizinischen Vorteile der Beschneidung ergibt sich ein verhältnismäßig homogenes Bild. Die *Frankfurter Rundschau* gewichtet die Zurückweisung der Nachteile etwas stärker als die anderen Zeitungen, während die *Jüdische Allgemeine* relativ mehr Wert auf den Nachweis eines medizinischen Nutzens des Eingriffes legt.

Auffallend ist, dass die *Süddeutsche Zeitung* verhältnismäßig oft den Vergleich mit der Frauenbeschneidung zurückweist. 13 % der codierten „Pro"-Segmente entfallen in diese Kategorie, während es in den anderen drei Zeitungen zwischen 2 und 5 % sind. Der *Tagesspiegel* betont in 11 % seiner codierten „Pro"-Segmente die Ubiquität der Beschneidung in anderen Ländern der Welt.

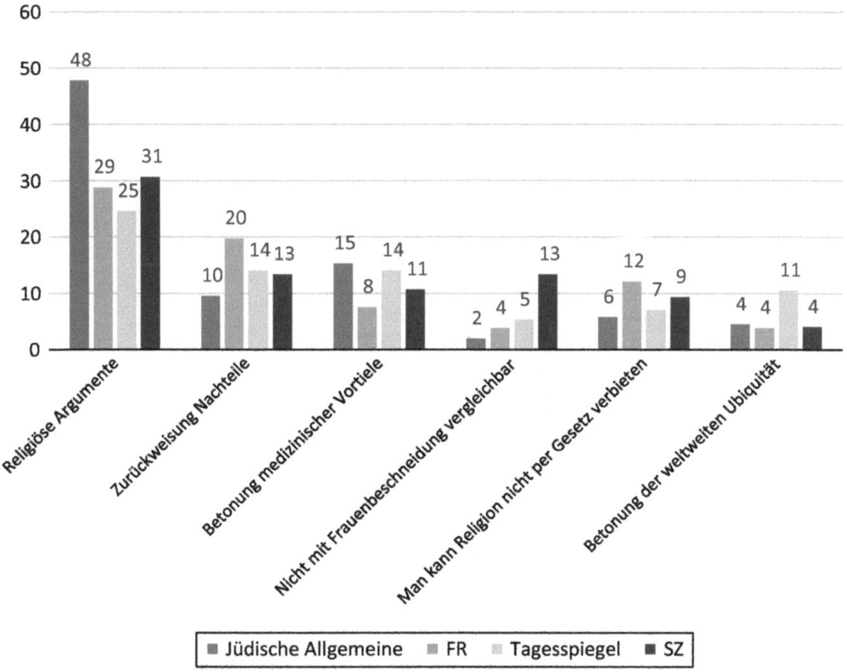

Abbildung 28: Anteil codierter „Pro"-Segmente ausgewählter Zeitungen nach Argumentkategorie, Werte in % je Publikation

6.2.9 Genauere Betrachtung ausgewählter „Pro"-Argumente

Im Folgenden werden die häufigsten Argumente in Befürwortung der Beschneidung einer genaueren inhaltlichen Untersuchung unterworfen. Abbildung 25 ist zu entnehmen, dass die am häufigsten codierten „Pro"-Argumente in die Kategorien „Religiöse Argumente", „Zurückweisung Nachteile" und „Betonung medizinischer Vorteile" fallen.

Die meisten codierten Segmente finden sich in der Kategorie der religiösen Argumente. Abbildung 29 untergliedert das Argument in weitere Subkategorien.

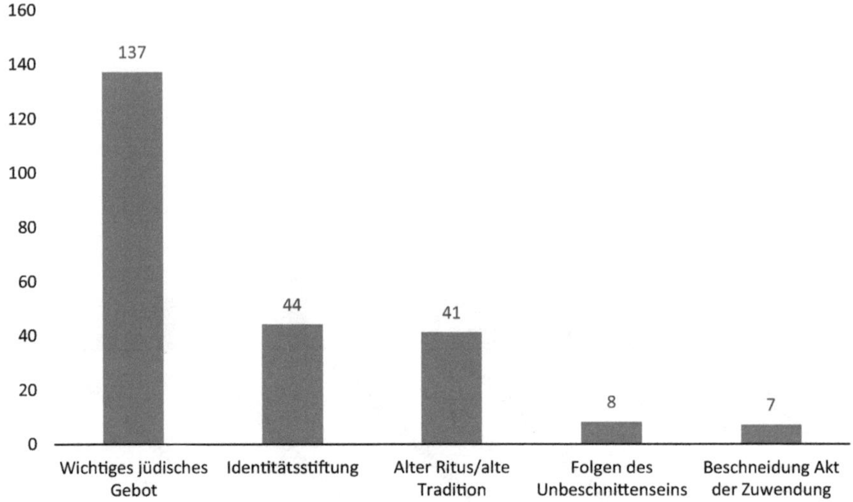

Abbildung 29: Anzahl Subcodierungen des Argumentes „Religiöse Argumente"

Die am häufigsten codierte Subkategorie ist der Hinweis auf die Bedeutung der Beschneidung als wichtiges jüdisches Gebot. Hier wurden 137 Segmente codiert. 41 davon, also 30 %, stammen aus der *Jüdischen Allgemeinen*. Die Autoren verweisen darauf, dass die Beschneidung eines der fundamentalen Gebote des Judentums ist und ein Kernbestandteil des Glaubens. Das Urteil des Kölner Landgerichtes und eine mögliche gesetzliche Einschränkung des Eingriffes wird mit den religiösen Geboten als nicht vereinbar angesehen, da die Beschneidung am achten Tag nach der Geburt durchgeführt werden müsse. Die Beschneidung erfülle den Willen Gottes und sei daher nicht verhandelbar (Welt, 14.9.).

Es ist jedoch anzumerken, dass die Häufigkeit des Argumentes nicht mit seiner Bedeutung in den Beiträgen korreliert. Der Hinweis auf die religiöse Bedeutung der Zirkumzision hat in der überwiegenden Zahl der Fälle den Charakter eines Verweises. Die codierten Segmente fallen meist sehr kurz, nicht ausführlich und umrisshaft aus. Oft wird auf die Beschneidung als „wichtiges Gebot des Judentums" verwiesen, zuweilen mit Angabe der entsprechenden Stellen in der Thora, ohne dies weiter auszuführen, zu erklären oder ein ausführlicheres Argument daraus zu entwickeln. Die Bedeutung für den Glauben soll für sich stehen.

„Sie ist Kern der jüdischen Identität - unentbehrliches Fundament des Glaubens." (JA, 12.7.)

„Die Beschneidung von Knaben in frühem Säuglings- oder Kindesalter ist ein religiöser Ritus, der den Juden durch die Thora aufgegeben ist. Damit handelt es sich im jüdischen Glauben um Gottes Wort und Gottes Auftrag." (ÄB, 6.8.)

Die in Kapitel 3 beschriebene Interpretation der Beschneidung als eine Perfektionierung des Körpers wird von zwei Artikeln angesprochen (FR, 3.7.; JA, 30.8.). Lediglich drei Textstellen verweisen auf den apotropäischen Effekt der Beschneidung für das Kind (JA, 6.12.; SZ, 4.8.).

Ebenso wird darauf verwiesen, dass nicht nur gläubige, sondern auch liberale Juden das Gebot streng befolgen (TS, 30.7., SZ, 30.8.).

Der Betonung der religiösen Pflicht des Gebotes folgt in vielen Artikeln der Hinweis, dass jüdisches Leben bei einer Einschränkung oder einem Verbot der Beschneidung in Deutschland nicht möglich sei. 23 Mal wird darauf verwiesen, dass die Beschneidung „den Lebensnerv" der jüdischen Gemeinschaft in Deutschland trifft, davon 10 Mal (43 %) in der *Jüdischen Allgemeinen.*

„Sollte die Beschneidung aber verboten werden, dann können wir nicht mehr in diesem Land leben." (JA, 2.8.)

Unter Verweis auf den Nationalsozialismus erinnern viele Autoren daran, dass die Beschneidung gerade für die wieder wachsende jüdische Gemeinde in Deutschland eine Zäsur bedeuten würde. In dem bereits erwähnten Artikel von Charlotte Knobloch in der *Süddeutschen Zeitung* vom 5.9. spricht die Autorin die „gepackten Koffer" der deutschen Juden an.

Trotz seiner Häufigkeit bleibt das Argument des jüdischen Gebotes zumeist inhaltsleer. Dem Verweis auf die religiöse Pflicht kommt quasi die Funktion einer Prämisse in der Debatte zu, die keiner weiteren Erklärung zu bedürfen scheint. Dadurch erhält er mehr defensiven als argumentativen Charakter

Davon abzugrenzen sind die weiteren vorgebrachten „Pro"-Argumente. 44 Textstellen sprechen den identitätsstiftenden Charakter der Beschneidung als Zeichen der Zugehörigkeit zum Judentum an. Darunter wird sowohl die Bestätigung der religiösen Zugehörigkeit in der Gegenwart als auch eine Erinnerung an die lange jüdische Vergangenheit verstanden.

„[E]s [das Beschneidungsritual] *ist auch eine Zeremonie, bei der der Junge in die jüdische Gemeinschaft aufgenommen und willkommen geheißen wird." (JA, 13.9.)*

„Jude zu sein bedeutet beschnitten zu sein." (FR, 3.7.)

Nur 2 Artikel erwähnen, dass die gesundheitlichen Vorteile für die Durchführung der rituellen Beschneidung nicht relevant sind (JA, 5.7.; Zeit, 16.8.).

„Nun gilt dem gläubigen Juden als entscheidend für die Brit Mila zwar nicht der gesundheitliche Nutzen, sondern die Befolgung einer grundlegenden, für das Judentum

entscheidenden Mizwa. Zum Kern des jüdischen Glaubens gehört aber auch, dass uns die Gebote nicht gegeben wurden, damit wir durch sie Schaden erleiden, sondern dass wir durch sie leben." (JA, 5.7.)

Häufig wird auf die lange bzw. „jahrtausendealte" Tradition der Beschneidung verwiesen. Religiöses Gebot und Kraft der Geschichte vermischen sich in diesen Argumenten. Gleichzeitig fungiert das Argument als Abgrenzung zu modernen Religionen oder Sekten, deren Riten als willkürlich empfunden werden können.

„Einer über 5000 Jahre alten, schon bei den alten Ägyptern praktizierten Maßnahme und den dahinterstehenden Erfahrungen sollte man mehr Respekt erweisen […]." (SZ, 12.7.)

„Um es ganz klarzumachen: Jüdische Eltern lassen ihre Jungen seit vielen Tausend Jahren beschneiden, und sie werden dies auch noch in vielen Tausend Jahren tun." (Zeit, 13.9)

Die lange Tradition der Beschneidung soll ihr Durchführen auch in der Gegenwart rechtfertigen. Die lange Geschichte wirkt in den Augen der Kommentatoren stärker als ein Urteil eines Landgerichtes. Einerseits wird dadurch impliziert, dass in der dreitausendjährigen Geschichte der Beschneidung keine Verbote der Beschneidung erfolgten, andererseits auf fehlenden Einspruch der jüdischen Beschnittenen selbst. Angesichts der langen Praxis soll das Kölner Urteil als absurd dargestellt werden.

Seltenere Argumente der Kategorie sind die Warnung vor einer Stigmatisierung Unbeschnittener innerhalb der religiösen Gemeinschaften bzw. vor dem Verlust des Rechtes der Juden auf Differenz und die Darstellung der Beschneidung als „Akt der Liebe und Betreuung" (SZ, 4.8.) gegenüber dem Neugeborenen, da es unter den Schutz Gottes gestellt wird. Für diese Argumente wurden 8 bzw. 7 Segmente codiert.

„Allerdings sollte im Falle der rituellen Zirkumzision eben auch das Umgekehrte bedacht werden, dass nämlich die Nichtdurchführung eines Eingriffs, in diesem Fall das Belassen der Vorhaut, in bestimmten religiös definierten gesellschaftlichen Gruppen eine Stigmatisierung bedeuten kann." (ÄB, 6.8.)

„Das Bekenntnis der Eltern, die Kinder unter den Segen Gottes zu stellen, ist ein Liebesbeweis im eigenen Glauben." (FR, 14.7.)

Abbildung 30 unterteilt das zweithäufigste „Pro"-Argument, dass die Beschneidung keine Nachteile mit sich bringt, in weitere Subsegmente. Der Darstellung ist zu entnehmen, dass von den 118 codierten Segmenten des Argumentes 74 auf die Darstellung der Risikoarmut der Beschneidung fallen. 19 bzw. 13 Textstellen weisen den Vorwurf zurück, die Beschneidung füge dem Kind einen psychischen oder sexuellen Schaden zu. 7 Textsegmente verweisen auf die hohen medizinischen Standards bei der Durchführung der Beschneidung im Judentum. 5 Textstellen behaupten, die Beschneidung sei nicht oder kaum mit Schmerz verbunden.

Die Textstellen, die das Risiko der Beschneidung als gering einschätzen, verweisen ebenso wie die Beschneidungsgegner auf medizinische Studien, die die Komplikationsrate des Eingriffes als gering einschätzen.

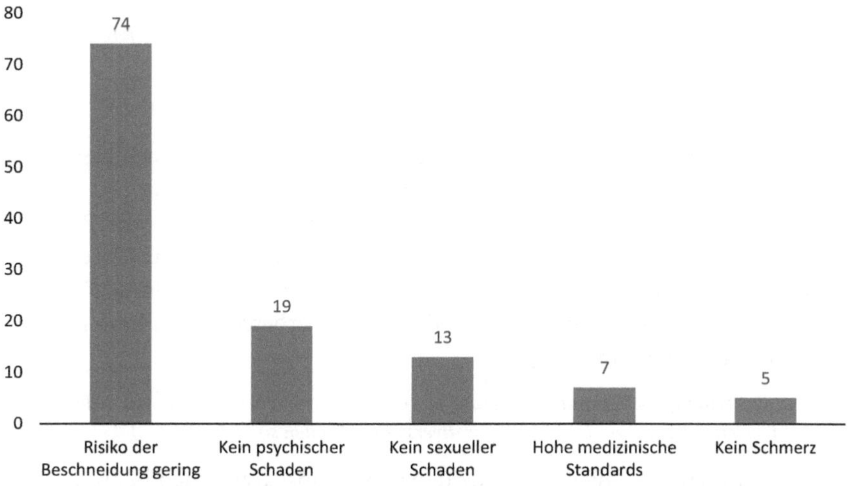

Abbildung 30: Anzahl codierter Segmente des Argumentes „Keine Nachteile"

> *„Nach einer Studie der American Academy of Pediatrics, in der 60 000 US-amerikanische Kinderärzte zusammengeschlossen sind, kam es in den USA in den vergangenen 15 Jahren nur in 1,5 Prozent der Beschneidungen an Säuglingen zu Komplikationen, das Risiko schwerer Komplikationen betrug 0 (in Worten: null) Prozent." (FR, 2.7.)*

> *„Eine Beschneidung ist ein einfacher komplikationsarmer Eingriff […]." (TAZ, 13.10.)*

Andere Textstellen benennen die „Geringfügigkeit" und Risikoarmut des Eingriffes und führen das Fehlen von Klagen beschnittener Männer an. Die Beschneidung sei ein Routineeingriff, dauere nur Sekunden und sei nicht mit Gefahren verbunden. Damit werden ein gesetzliches Eingreifen des Staates und eine Einschränkung des Ritus als unnötig bezeichnet. Adjektive wie „harmlos", „geringfügig" und „klein" und Worte wie „Routineeingriff" haben zum Ziel, die Debatte als hysterisch darzustellen. Hierzu werden auch humoristische Elemente eingesetzt:

> „*WmdW* [Was macht die Welt, Name einer wöchentlichen Kolumne im *Tagesspiegel*] *hat ein Opfer des Vorhautverlustes gefragt, ob es traumatisch gewesen sei. Antwort: ‚Und wie. Ich konnte ein Jahr lang nicht laufen und zwei Jahre lang nicht sprechen.‘“ (TS, 1.10.)*

Weitere Segmente dieser Argument-Kategorie gehen spezifisch auf die Vorwürfe des sexuellen Schadens und des verursachten Schmerzes ein.

> *„Physiologisch ist die Behauptung, dass Penetrationsfähigkeit und sexuelle Erregung leiden, nicht zu erklären.“ (SZ, 12.7.)*

> *„Sicher ist, dass männliche Beschnittene die sexuelle Erlebnis- und Zeugungsfähigkeit voll behalten.“ (NZZ, 16.8.)*

> „*Sie* [die Beschneidung] *fügt keine großen Schmerzen zu […].“ (Zeit, 5.7.)*

7 Segmente erwähnen die bei der religiösen Beschneidung beachteten hohen medizinischen bzw. hygienischen Standards.

Abbildung 31 unterteilt das dritthäufigste „Pro“-Argument, „die Beschneidung bringt gesundheitliche Vorteile“, in weitere Subkategorien. 47 Textstellen verweisen allgemein auf gesundheitliche Vorteile der Beschneidung, 57 weitere Textstellen benennen konkrete gesundheitliche Verbesserungen bzw. präventiven Nutzen der Beschneidung.

> *„Die Entfernung der Vorhaut führt dazu, dass die Eichel trockener ist. Dadurch siedeln sich nicht so leicht Keime an. Das Risiko für diverse Krankheiten sinkt.“ (FR, 2.7.)*

23 Mal wird auf eine niedrigere Inzidenz von Peniskarzinomen bei beschnittenen Männern und eine verringerte Ansteckungsrate von Frauen mit dem Gebärmutterkrebs verursachenden Humanen Papilloma Virus (HPV) verwiesen. 22 Mal werden in den Artikeln Studien erwähnt, die bei beschnittenen Männern in Afrika eine niedrigere Ansteckungsrate mit dem HI-Virus festgestellt haben.

> *„Denn beschnittene Männer sind weniger anfällig für HIV und Prostatakrebs. Frauen, die mit beschnittenen Männern schlafen, bekommen seltener Gebärmuttermundkrebs.“ (TAZ, 3.7.)*

6 Textstellen nennen eine verringerte Infektionsrate mit gängigen Geschlechtskrankheiten.

> *„Demnach senkt die Beschneidung, die Gefahr, an Gonorrhoe (Tripper) zu erkranken sowie sich mit Herpes-Simplex-Viren […] anzustecken.“ (FR, 2.7.)*

Dem Vorwurf, die Beschneidung verursache einen Verlust der sexuellen Empfindung, stellen 3 Artikel einen sexuellen Funktionsgewinn gegenüber (FR, 2.7.; JA, 19.7.).

> *„Manche Männer berichten nach der Beschneidung über verstärkte Orgasmen sowie auch über größere Ausdauer beim Sex.“ (FR, 2.7.)*

Aufgrund der durch die präventiven Effekte verursachten Kosteneinsparungen für das Gesundheitssystem empfehlen 3 Artikel die Durchführung der Beschneidung.

> *„Einer Studie der renommierten Johns Hopkins University zufolge würde ein deutlicher Rückgang der Beschneidung aufgrund entstehender Infektionskrankheiten eine Zunahme der Krankenversicherungskosten um eine halbe Milliarde Dollar jährlich bedeuten.“ (SZ, 30.8.)*

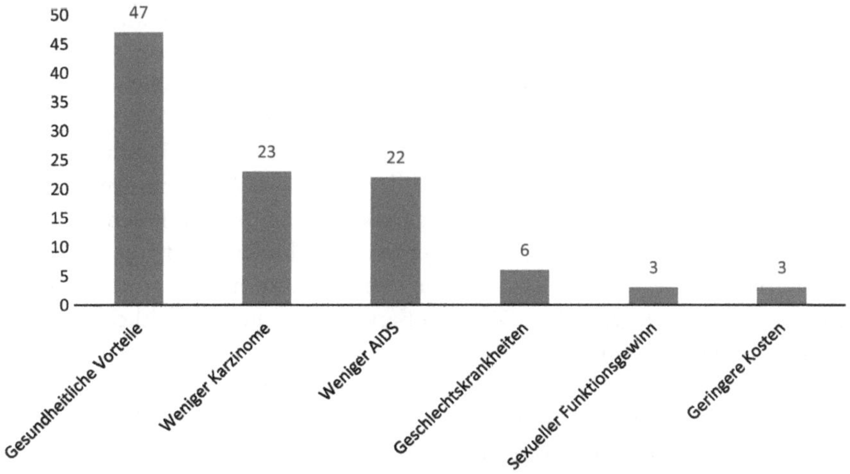

Abbildung 31: Anzahl codierter Segmente des Argumentes „Gesundheitliche Vorteile“

Die Argumentkategorien, die die Nachteile der Beschneidung zurückweisen bzw. gesundheitliche Vorteile betonen, sind im Vergleich zu den religiösen Argumenten deutlich ausführlicher und detaillierter. Während das Argument der religiösen Bedeutung eher Tatsachencharakter hat, dominiert die medizinische Komponente die Beweisführung der Beschneidungsbefürworter.

6.3 Antisemitismus

Die Frage nach der Durchführung der Beschneidung ist nicht nur eine Herausforderung für das Judentum, sondern in einem öffentlichen Diskurs zugleich eine Frage des Verhältnisses der Gesellschaft zum Judentum. In einem letzten Schritt wurde daher der Diskurs auf mögliche antisemitische Elemente untersucht. Bereits einige Artikel und Kommentare im Quellenkorpus warfen den Gegnern der

Beschneidung vor, antisemitische Motive zu verfolgen.[411] Sämtliche Artikel wurden folglich auf antisemitische Aussagen hin untersucht, mit dem Ziel zu verstehen, ob und wie gesellschaftliche Wahrnehmungen und Konzepte benutzt werden können, um judeophobe Emotionen und antisemitisches Gedankengut zu transportieren oder zu fördern.[412] Als Grundlage für die Kategorisierung diente die Monographie von Schwarz-Friesel und Reinharz.[413] Antisemitismus wird von Friesel als „die Gesamtheit aller sprachlichen Manifestationsformen expliziter wie impliziter Art, mit denen Juden stigmatisiert und diskriminiert werden, mit denen judenfeindliche Stereotype kodiert und Ressentiments transportiert werden" definiert.[414] Da es an konzisen Definitionen von Antisemitismus mangelt und eine explorative Analyse nur mit einer einheitlichen gelingen kann, wird dieses Verständnis im Folgenden übernommen.

Judenfeindschaft manifestiert sich seit jeher nicht nur in Handlungen und offener Diskriminierung. Insbesondere der moderne Antisemitismus äußert sich sprachlich. In Unterhaltungen oder Druckmedien werden Juden diffamiert oder stigmatisiert. „Mittels Sprache werden Feindbilder konstruiert bzw. aufrechterhalten, spezifische Negativbilder von Juden vermittelt, uralte tradierte Stereotype weitergegeben."[415] Diese Äußerungen können inhaltlich verschiedenste Formen annehmen.

Moderne Judenfeindschaft äußert sich oft als Verbalisierung von Stereotypen. Als Stereotypen werden hier festgelegte Vorstellungen über das Wesen der Juden bzw. des Judentums verstanden. Diese Vorstellungen beruhen meist auf Verallgemeinerungen und Übergeneralisierungen, wobei diese stets an negative Bewertungen gebunden sind.[416] Das Ressentiment konstituiert sich meist aus

---

411 131 Codierungen im Quellenkorpus. Siehe Tabelle 7.

412 Vgl. Lars Fischer, „The Non-Jewish Question and Other "Jewish Questions" in Modern Germany (and Austria)", *The Journal of Modern History* 82, Nr. 4 (2010): 876–901. S. 877.

413 Schwarz-Friesel und Reinharz, *Die Sprache der Judenfeindschaft im 21. Jahrhundert.*

414 Monika Schwarz-Friesel, „‚Dies ist kein Hassbrief – sondern meine eigene Meinung über Euch!' – Zur kognitiven und emotionalen Basis der aktuellen antisemitischen Hassrede", in *Hassrede / Hate Speech*, hg. von Jörg Meibauer (Gießener Elektronische Bibliothek, 2013), 143–64. S. 147.

415 Schwarz-Friesel und Reinharz, *Die Sprache der Judenfeindschaft im 21. Jahrhundert.* S. 1.

416 Ebd. S. 108.

„sprachlich codiertem Hass“ und „einer religiös begründeten Differenzkonstruktion“.[417]

Die Verwendung antisemitischer Sprachtropen bedeutet dabei nicht, dass die Autoren diese stets bewusst oder offenbar verwenden. Wie Schwarz-Friesel darlegt, sind antisemitische Diskurse oft auch Ausdruck unterbewusster „mentaler Repräsentationen“, die sich zu kohärenten Weltbildern verdichten können.[418] Zum einen fehlt den sich Äußernden oftmals das Bewusstsein für die sprachlichen Muster, die sie verwenden. Zum anderen werden antisemitische Konzepte unter der Bezugnahme auf gesellschaftlich akzeptierte Werte kaschiert, Abneigung gegen Juden oder das Judentum hinter positiven Gefühlen der Sorge oder Anteilnahme für Kinder verborgen.[419]

Untertöne mit judeophobem Muster sind im Diskurs über die Beschneidung nicht erst seit 2012 verwirklicht. Ein mögliches Textbeispiel, in dem Hinweise für die – sicherlich unbewusste – sprachliche Konstruktion des Juden als Gefahr gefunden werden können, ist der bereits zitierte Artikel Jerouscheks aus dem Jahr 2008.[420] Jerouschek wirft Eltern, die ihre Söhne beschneiden lassen, vor, eine Traumatisierung der Kinder und ins Aggressive gehende Verletzungsmotivation zu verantworten. Bedeutsam ist vor allen Dingen Jerouscheks Verweis auf die unterbewussten Aggressionen der Eltern. Anderslautenden Behauptungen von Betroffenen wird dadurch von Vornherein ihre Relevanz abgesprochen, da sie sich ihrer eigenen Psychotraumatisierung folglich nicht im Klaren sein könnten. Blumenberg bemerkt hierzu kritisch: „Waren dem Leser die Juden bislang als heimtückisch und treulos vorgestellt worden, so erscheinen sie nun unter dem Schein religiöser Observanz als verkappte kaltherzige dressierte Masochisten und Sadisten, die ihrerseits dressieren.“[421] Wiewohl diese Kritik zugespitzt ist, erscheinen jüdische Eltern in Jerouscheks Darstellung als von quasi

417 Monika Schwarz-Friesel, „Die Sprache der Judenfeindschaft“, Rabbiner-Brandt-Vorlesung 2013, 2013. S. 2.

418 Schwarz-Friesel und Reinharz, *Die Sprache der Judenfeindschaft im 21. Jahrhundert*. S. 1.

419 Schwarz-Friesel, „‚Dies ist kein Hassbrief – sondern meine eigene Meinung über Euch!‘ – Zur kognitiven und emotionalen Basis der aktuellen antisemitischen Hassrede“. S. 160–161. Friesel nennt dies nach Jean Amérie einen „Antisemitismus der Ehrbaren“.

420 Jerouschek, „Beschneidung und das deutsche Recht Historische, medizinische, psychologische und juristische Aspekte“.

421 Blumenberg, „Von Trauma und Tradition“. S. 103.

zwanghaftem Sadismus beherrschte Personen, die nicht umhinkönnten, ihre eigenen Kinder zu verletzen.[422]

Antisemitisches Gedankengut findet sich des Weiteren in einem Flyer der Giordano-Bruno-Stiftung aus dem Jahr 2012. Die Stiftung hat sich nach eigener Aussage der Förderung des Humanismus verpflichtet. In dem Flyer stellen die Autoren verschiedene Argumente gegen die rituelle Beschneidung dar. Dabei beschuldigen sie die Juden, mit den Vorhäuten der Kinder Hauttransplantate herzustellen und greifen damit das Stereotyp des raffgierigen Juden auf: „Dies [die Beschneidung] ist wohl vornehmlich auf kulturelle Gründe [...] sowie auf handfeste ökonomische Interessen zurückzuführen (die Beschneidung ist in den USA ein 2-Milliarden-Dollar-Geschäft, von dem nicht nur Ärzte, sondern auch Pharma- und Kosmetikfirmen profitieren, die aus ‚frisch geernteten' Vorhäuten Hauttransplantate oder Antifaltencremes herstellen)."[423]

Die Abgrenzung dessen, was als antisemitische Aussage zu werten ist, fällt nicht durchweg leicht. Nicht immer ist legitime Kritik von Antisemitismus abzugrenzen. In dieser Untersuchung wurden solche Äußerungen als kritisch gewertet, die Juden oder das Judentum explizit mit dem Bedeutungsmerkmalen „fremd" belegen, als generell gewalttätig oder grausam diffamieren oder das Judentum in Verbindung mit geistigen Konzepten bringen, die es eindeutig als allgemein negativ kategorisieren.[424] So wird einer Formulierung dann ein solcher Charakter zugeschrieben, wenn zwischen dem Judentum und der modernen Gesellschaft oder ihren Gesetzen ein offensichtlicher Gegensatz eröffnet wird, die beide als inkompatibel darstellt. Übergriffig werden Kommentare zur Beschneidung auch dann, wenn sie jüdischen Eltern die Empathiefähigkeit gegenüber ihren Kindern absprechen oder ihnen vorgeworfen wird, sie würden die offensichtlich schädlichen Langzeitfolgen billigend in Kauf nehmen oder sogar wollen. Textstellen, die die Beschneidung mit Prügelstrafen von Kindern oder ähnlichen Gewaltakten vergleichen, werden ebenfalls als diffamierend codiert. Es ist das Überschießende und Aggressive, das die Juden bzw. das Judentum als Gefahr Darstellende, das die Grenze zwischen Kritik und Antisemitismus zieht.

422 Ebd. S. 104–05.

423 Giordano-Bruno-Stiftung, „Mein Körper gehört mir", 2012, http://www.giordano-bruno-stiftung.de/sites/gbs/files/download/flyer-beschneidung.pdf (augerufen am 16.12.2016). S. 2.

424 Vgl. die Sprachmittel des literarischen Antisemitismus in Martin Gubser, *Literarischer Antisemitismus* (Göttingen: Wallstein Verlag, 1998). S. 85f.

Es wird somit nicht die Legitimität der Problematisierungen des Beschneidungsritus bewertet, ebenso nicht die Gesinnung der Autoren, sondern vielmehr werden die zugrundeliegenden kognitiven Strukturen, die Formulierungen und Kontextualisierungen aufgezeigt. Moderner Antisemitismus ist, wie Schwarz-Friesel darlegt, oft eine „Aktivierung semantischer Repräsentationen" innerhalb der verbalen Kommunikation:[425] Jedes Wort bzw. jede Aussage referiert demnach auf ein negativ konnotiertes Konzept, um die benannte Gruppe oder Person auszugrenzen und als schädlich zu klassifizieren.[426] Trotz dieser engen Definition verbleiben unweigerlich Grauzonen, innerhalb derer ein Interpretationsspielraum besteht. Nicht jede Aussage ist eindeutig klassifizierbar.

Codierung	Anzahl Codings	*Anteil %*	Anzahl Dokumente
Judentum ist freiheitsfeindlich	55	*43,7*	36
Beschneidung körperliche Misshandlung	22	*17,5*	19
Einknicken gegenüber Judentum	21	*16,7*	19
Gleichsetzung mit Rassismus	3	*2,4*	2
Beschneidung "unsauber"	1	*0,8*	1
Verweis auf Nahostkonflikt	1	*0,8*	1
Anzahl	**103**		**78**
Zurückweisung Antisemitismus	23	*18,3*	22
Gesamt	**126**	**100,0**	**100**

Tabelle 11: Codierte Textstellen „Antisemitismus"

Aus dem Quellenkorpus wurden nur die „wertenden" Artikel hinsichtlich antisemitischer Sprachmuster untersucht. Insgesamt konnten 103 Aussagen in 78 Dokumenten codiert werden. Zusätzlich wurden 23 Textstellen codiert, die sich eine Kritik an der Debatte mit Hinweis auf den Holocaust verbitten. Dieser Hinweis ist nicht per se antisemitisch, zeugt aber an den entsprechenden Stellen von einer Überdrussmentalität auf der einen und von einem Versuch des Reinwaschens auf der anderen Seite. Tabelle 11 zeigt die Anzahl der codierten antisemitischen Codierungen in den untersuchten Artikeln. Die in Tabelle 7 genannte Codierung, das Judentum unterdrücke

425 Schwarz-Friesel, „‚Dies ist kein Hassbrief – sondern meine eigene Meinung über Euch!' – Zur kognitiven und emotionalen Basis der aktuellen antisemitischen Hassrede". S. 145.

426 Vgl. Ebd.

Gläubige, wurde hier unter dem Argument „Judentum ist freiheitsfeindlich“ zusammengefasst.

Ein häufig wiederkehrendes Sprachmuster in den Artikeln ist die Assoziation des Judentums mit Freiheitsfeindlichkeit. Das die Beschneidung vornehmende Judentum wird in einen Gegensatz zur freiheitlichen Grundordnung und den Menschenrechten gesetzt. Das Judentum wird über diese Zuschreibung kollektiv entwertet und seine Rolle in der Gesellschaft bzw. seine Haltung Kindern gegenüber als problematisch angesehen.

> *„Eine Religion, die eine regelmäßige Körperverletzung von Minderjährigen im Programm hat, steht in einem Dauerkonflikt mit wesentlichen Zielen der Verfassung eines freiheitlichen und säkularen Staates.“ (FAZ, 29.6.)*

Eine gesetzliche Legalisierung der Beschneidung wird als Bruch der kindlichen Grundrechte erachtet, das Eingehen auf die Bedürfnisse des Judentums mit einem Tabubruch verglichen.

> *„Es wird fortan legal sein, was bisher undenkbar war, nämlich dass das Grundrecht auf Unversehrtheit der Person einem wie auch immer begründeten religiösen Ritual und dem ‚Kindeswohl' geopfert wird.“ (Spiegel, 17.12)*

Das in Interpunktionszeichen gesetzte Wort „Kindeswohl“ wird kontrastiert zum „Grundrecht auf Unversehrtheit“, die Praxis des Judentums mit dem Grundgesetz als unvereinbar deklariert.

Zwischen dem modernen Verfassungsstaat und dem Judentum wird sukzessiv ein Gegensatz aufgebaut:

> *„Wo käme eine moderne Gesellschaft hin, wenn die Eltern, legitimiert über ihr Erziehungsrecht, der jeweils nachwachsenden Generation ihren Willen in unverhältnismäßiger Weise aufzwingen könnten? […] Und diejenigen, die für das grundgesetzlich geschützte Kindeswohl in Deutschland eintreten, wollen ebenso wenig die jüdische Religion beeinflussen, wie umgekehrt die Juden die Verfassung ansonsten antasten wollen.“ (Spiegel, 20.7)*

Die Worte „unverhältnismäßig“ und die Verwendung des Verbs „aufzwingen“ verschärfen die Kontrastierung und untermalen die vermeintliche Rücksichtslosigkeit des Ritus. Ob der zweite Satz als Selbstrestriktion oder Warnung zu verstehen ist, erklärt der Autor nicht.

Andere Autoren erwähnen die Beschneidung nicht explizit, sondern stellen in einer allgemeinen Aussage die Grundrechte des Kindes dar. Der Bezug zur Verletzung derselben durch die Beschneidung ist zwar hier nur impliziert, jedoch offensichtlich.

> *„Im Gegensatz dazu ist der Schutzanspruch des Kindes vor jeglicher Misshandlung, Missbrauch und Vernachlässigung sowie die Achtung seiner Würde und körperlichen Integrität*

als ethischer Standard juristisch und wissenschaftlich heute gut begründbar. […] Demnach sind körperliche Bestrafungen, seelische Verletzungen und andere entwürdigende Maßnahmen durch die Eltern unzulässig." (FAZ, 9.7.)

„Allerdings sieht das Grundgesetz nicht vor, Religionskörperschaften Gruppenrechte zuzugestehen, die Menschenrechte des Einzelnen brechen." (FAZ, 7.10.)

In beiden Exzerpten wird die Beschneidung mit willkürlicher Körperverletzung und vorsätzlicher Erniedrigung und Entwürdigung des Kindes gleichgesetzt. Durch die Verwendung des Wortes „brechen" in Kombination mit Menschenrechten erhält die Formulierung eine affektive Komponente: Die jüdische Beschneidung soll als gewalttätige Handlung mit einer besonderen Rohheit charakterisiert werden.

Dem Vorwurf der Verabsolutierung medizinischer bzw. säkularer Prinzipien wird mit der Äußerung entgegnet, nicht der Säkularismus, sondern das Judentum trage totalitäre, d. h. mit Gewalt reglementierende Züge:

„Es handelt sich beim Verbot der Beschneidung nämlich nicht um den Zugriff der Mehrheit auf die Minderheit, sondern um den Schutz des einzelnen Unmündigen vor dem Zugriff der als Mehrheit auftretenden Religionsgemeinschaft. Es ist hier gerade nicht der Kölner Richter, dem man in die Nähe totalitären Gedankenguts rücken kann." (SZ, 13.7.)

Ein anderer Autor sieht in der Beschneidung faschistoide Züge:

„Jüdische Identität wird primär via Geburt durch eine jüdische Mutter begründet und zum Ritus dieser Gemeinschaft gehört es nun mal, den Bund mit Jahwe durch die Beschneidung der Neugeborenen zu bekräftigen. Für den Rechtsstaat, zumal den deutschen, ist diese Blutsidentität sehr delikat. Der gefährliche Bruder des Sippenrechtes ist die Sippenhaft und diese bildete die Grundlage für den Rassenwahn der Nationalsozialisten." (FR, 11.12.)

Die Freiheitsfeindlichkeit des Judentums wird unterstrichen durch die Hervorhebung der Wehrlosigkeit der Kinder und den Eingriff als quasi-sexuelle Gewalt:

„Peanuts, sagen nun viele. War doch schon immer so. Und wollen wir vielleicht, wie die Kanzlerin wegwerfend meinte, zur ‚Komiker-Nation' mutieren, indem wir uns kümmern? Aber vielleicht geht es hier doch um Grundsätzliches, um das elementare Recht von kleinen und sehr hilflosen Wesen, die man wie Prinzen aufzäumt, um ihnen anschließend die Hose herunterzuziehen und die Vorhaut abzuschneiden. Ist das wirklich mit der Würde des Menschen vereinbar?" (TS, 27.7.)

Hier spielt der Autor versteckt mit Stereotypen, in dem den Juden eine die Kinderwürde verletzende Handlung vorgeworfen wird: Dem hilflosen Kinde wird das gefühlslose, aggressive Herunterziehen der Hose gegenübergestellt: Eine affektive Antinomie. Indem den Juden kinderfeindliche Gewalttaten unterstellt werden, tradiert der Absatz Attribuierungen, die an die Blutkultlegenden erinnern.

Andere Artikel benutzen Vokabular wie „Verbrechen" und „Grausamkeit" (TAZ, 4.7.), um die Beschneidung zu beschreiben. Ein Artikel in der FAZ setzt die Beschneidung mit „Kindesmissbrauch" gleich (FAZ, 28.6.).

Wie bereits aus den ersten Zitaten ersichtlich, wird die Beschneidung mehrfach mit körperlicher Züchtigung und Erniedrigung des Kindes gleichgesetzt. So antwortet der Psychiater, der einen Rabbi wegen Durchführung von Beschneidungen angezeigt hatte, auf die Frage nach seinen Gründen:

> *„Ich habe während meiner Tätigkeit in der Psychiatrie die historischen Folterkeller und menschenverachtenden Maßnahmen des NS-Regimes mit Entsetzen begutachten können und fühle mich seither dem Schutz der Menschenrechte in besonderer Weise verpflichtet." (FR, 8.9.)*

Hier wird ein direkter Vergleich zwischen den Massenmorden der Nationalsozialisten und der Beschneidung hergestellt, der Ritus wird als barbarischer, menschenverachtender Eingriff präsentiert. Durch den Verweis auf den Schutz der Menschenrechte wird die Gleichstellung zudem legitimiert.

Andernorts wird die Beschneidung mit dem Schlagen von Kindern oder anderen entwürdigenden Maßnahmen verglichen, die mittlerweile gesetzlich verboten sind.

> *„Anderenfalls würden Kinder zu Menschen zweiter Klasse degradiert. Nicht zuletzt wurde aus diesem Grund das Schlagen von Kindern in Deutschland mit guten Gründen verboten, obwohl Züchtigung durchaus als Erziehungsmethode oder als religiöses Gebot verstanden werden kann." (FR, 11.12.)*

> *„Bisher galt es als Rechtsfortschritt in Deutschland, dass die Prügelstrafe abgeschafft wurde und Kinder ein Recht auf gewaltfreie Erziehung haben." (FAZ, 15.7.)*

> *„Die Unterdrückung, Erniedrigung und Ausbeutung von Frauen ist ebenfalls uralt. Aber wir gehen dagegen vor." (TS, 27.7.)*

Der Vorwurf, der hinter diesen Vergleichen steckt, ist die Qualifizierung der rituellen Beschneidung als eine Bestrafung und Erniedrigung des Kindes durch die jüdischen Eltern. Den Vormündern des Kindes wird niedere Absicht unterstellt, mit bewusster Missachtung seiner fundamentalen Menschenrechte. Zudem wird dem Judentum ein Aufholbedarf unterstellt, quasi eine Modernisierungslücke, die es von der aufgeklärten Gesellschaft trennt. Bewusst oder unbewusst wird das Judentum hier als gewalttätige, rückständige, die Freiheitsrechte missachtende Gruppe dargestellt.

Autoren, die eine Legalisierung des Beschneidungsrituals rechtlich nicht nachvollziehen können oder möchten, suchen die Gründe in der Sonderrolle des deutschen Judentums. Beträfe das Urteil nicht die Juden, so der Tenor der Kritik, würde der Eingriff verboten. Das Beschneidungsgesetz wird als widerrechtliche und vernunftwidrige Ausnahmeregelung für das Judentum aufgrund der deutschen Geschichte verstanden. Dem Staat wird ein Einknicken gegenüber dem Judentum vorgeworfen und ein Verleugnen seiner rechtsstaatlichen Prinzipien aufgrund einer historischen Schuld.

> *„Das* [das Beschneidungsgesetz] *wäre wohl nicht der Fall, wenn es hier nur um Muslime und um die Verletzung von Mädchen ginge." (FAZ, 18.7.)*

> *„Der Gesetzgeber will die Genitalverstümmelung von Jungen erlauben, weil es politisch opportun scheint […]." (FAZ, 7.10)*

> *„Und ginge es dabei um einen rein muslimischen Ritus, hätte der Bundestag auf das Kölner Urteil gewiss nicht mit einem Entschließungsantrag wie dem vom 19. Juli reagiert." (SZ, 30.8.)*

Tradierten Klischees entspricht in diesen Beispielen weniger der Verweis auf eine womöglich existierende Rücksichtnahme auf das Judentum in Deutschland als vielmehr die Formulierung und die Wortwahl: Keiner der drei Artikel verwendet das Wort „Judentum", nur durch den Kontext und das lange tradierte antisemitische Bild des Judentums als im Hintergrund wirksame Macht, durch dessen Sonderstellung Kinder „verstümmelt" werden, wird das Argument hier deutlich.

Andere Artikel verknüpfen den „Respekt" vor dem deutschen Judentum explizit mit Unrecht:

> *„Ethik ist nicht, wenn man das politisch und gesellschaftlich Gewollte mit eitel Moraltapete zukleistert, sondern etwa offen sagte: „Wir akzeptieren hier Unrecht aus religiöser Toleranz und Respekt gerade vor dem Judentum. Dafür übernehmen wir die Verantwortung." (TAZ, 27.8.)*

In diesen Exzerpten schwingt der implizite Vorwurf mit, den Juden werde aufgrund der jüdisch-deutschen Geschichte ein Sonderrecht gewährt, in dessen Genuss andere gesellschaftliche und religiöse Gruppen nicht kommen würden. Die in den Augen der Autoren erfolgte Verletzung der Kinderrechte wird somit als „Wiedergutmachungszahlung" des deutschen Staates an die jüdischen Gemeinden gesehen.[427] Obwohl die Juden als Akteure hier nicht genannt werden,

---

427 Vgl. Schwarz-Friesel und Reinharz, *Die Sprache der Judenfeindschaft im 21. Jahrhundert.* S. 125.

sehen die Autoren den Staat unter dem moralischen Druck des Judentums. Der Staat wird dort kritisiert, wo eigentlich das Judentum gemeint ist. Schwarz-Friesel nennt dies eine „referentielle Verschiebung".[428] Die empfundene Rücksichtnahme auf das Judentum und sowie ein gewährtes „Sonderrecht" wird dabei für zunehmend unerwünscht und lästig gehalten. So schreibt der *Tagesspiegel* in einem Bericht über einen jüdischen Polizisten, der, eine Demonstration schützend, entgegen der Dienstvorschriften eine Kippa getragen hatte:

> *„Dennoch wird Schlesinger dem Vernehmen nach nicht belangt – um nicht die Diskussion ‚Polizeiführung maßregelt jüdischen Beamten' anzufachen." (TS, 11.9.)*

Eine ähnliche Abwehrhaltung wird artikuliert, wenn Autoren den Vorwurf des Antisemitismus von sich weisen. Zahlreiche Textstellen zeigen sich empört über tatsächliche oder vermeintliche Vorwürfe, angesichts der Geschichte des Holocaust unsensibel zu argumentieren oder jüdisches Leben durch ein Beschneidungsverbot einzuschränken. Solche Anschuldigungen, so eine öfters codierte Argumentation, sei eine unsachliche Reaktion auf das eigentliche Motiv der Beschneidungsgegner, die Wahrung des Kindeswohls. In den Textstellen schwingt der Vorwurf mit, durch solche Vorwürfe sollten die Befürworter eines Verbotes mundtot gemacht werden.

> *„Mit den Keulen des Antisemitismus [...] soll jede Diskussion über die Sinnhaftigkeit und Veränderbarkeit von religiösem Brauchtum von vorneherein erstickt werden." (TS, 19.7.)*

Die NZZ gibt zu verstehen, dass jede Diskussion über die offenbare Rechtsverletzung des Kindes mit dem Verweis auf den Antisemitismus zum Schweigen gebracht werde:

> *„Denn kann man noch etwas dagegen haben, einem kindlichen Penis die Vorhaut abzutrennen, wenn man sich mit seiner Ablehnung in die Nähe antisemitischer Traditionen begibt?" (NZZ, 13.7.)*

Der deutliche Gegensatz zwischen der Suggestivfrage („kann man noch etwas dagegen haben...?"), als deren Antwort ein „Ja" verlangt wird, und dem Verweis auf den Antisemitismusvorwurf elaboriert den Vorwurf des Meinungsdiktats, der in Deutschland nach dem Holocaust herrsche. Mit der Verwendung des Wortes „abtrennen" wird der augenscheinliche Kontrast zwischen den Menschenrechten und dem jüdischen Sonderrecht verstärkt. Allgemein zeichnet die Textstellen eine „Überdrussmentalität" angesichts wahrgenommener Sprachverbote aus.[429]

---

428 Schwarz-Friesel, „Die Sprache der Judenfeindschaft". S. 7.
429 Ebd. S. 11.

Der bereits zitierte Artikel aus der NZZ bringt die Beschneidung zudem in Verbindung mit dem Nahostkonflikt:

> *„Dass die Bibel allerdings, wie der Theologe und Historiker Thomas Lentes meint, die Beschneidung zum ‚Gründungsakt überhaupt' der jüdischen Religion erklärt, steht in Konkurrenz zu anderen Lesarten. Der Bund, den die Beschneidung bekräftigt, besteht darin, dass die Israeliten Gott anerkennen und dass Gott ihnen das Land Kanaan, worin Abraham noch ‚als Fremdling weilt', zum Eigentum gibt. Im Zentrum stehen also, hält man sich an die biblische Überlieferung, Gottesverehrung auf der einen, eine Landnahme auf der anderen Seite. Dieser Bund hat viel zu tun mit dem Palästinakonflikt, jedoch noch nichts mit der Stiftung einer moralischen Grundordnung,“ (NZZ, 13.7.)*

Der Autor verbindet die monotheistische Gottesverehrung durch die Israeliten mit der „Landnahme“ der Juden im Nahen Osten, bezichtigt den Ritus also, eher politischer als religiöser Natur zu sein. Die religiöse Bedeutung wird negiert, ein politisch-annektionistisches Sentiment des Judentums wird suggeriert. Die Beschneidung wird somit nicht nur schädlich für das Kind angesehen, sie wird zugleich als Symbol bzw. Ursache für einen vermeintlichen Landraub im Sinne einer Landwegnahme im Nahen Osten erachtet. Aus einem irrationalen Brauch, so die unterschwellige Unterstellung, ergebe sich eine unbegründete Besiedlung. Ein Verbot der Beschneidung diente in diesem Sinne mehreren Gütern.

Unter Verwendung der oben zitierten Definition von Schwarz-Friesel bieten zwei Artikel aus der FAZ ebenfalls mögliche Beispiele für die Verwendung sprachlicher Negativbilder. Sie sollen hier gesondert Erwähnung finden. Beide stammen vom selben Autor, dem Psychologen Matthias Franz.[430] Der erste ist der Offene Brief zur Beschneidung, der am 21.7. in der FAZ erschien und von mehr als hundert Ärzten und Juristen unterzeichnet wurde.[431] Der andere stammt von Franz alleine, erschien etwas mehr als eine Woche früher, am 9.7.[432] Beide Artikel enthalten gemäß obiger Definition ein breites – womöglich unreflektiertes – Spektrum an impliziten Vorwürfen und Klischees und ragen in der Dominanz, mit der diese Denkmuster die Sprache prägen, aus der Masse der Artikel heraus. Blumenberg klassifiziert den Aufruf Franz' als judenfeindlich: „Sprach früher die mittelalterliche Judenfeindlichkeit von der gefühllosen Heimtücke

430 M. Franz wird hier explizit nicht des bewussten Antisemitismus beschuldigt. Vielmehr erfolgt eine Analyse seiner Artikel anhand der o.g. Kriterien.

431 Matthias Franz, „Offener Brief zur Beschneidung. ‚Religionsfreiheit kann kein Freibrief für Gewalt sein'“, *Frankfurter Allgemeine Zeitung*, 21. Juli 2012.

432 Franz, „Ritual Trauma Kindeswohl“.

der Juden, das Blut christlicher Kinder zur Feier des jüdischen Pessach-Festes sich barbarisch und erbarmungslos verschaffen zu müssen, so meint heutzutage ein deutscher Psychoanalytiker die jüdischen Kinder vor ihren unbarmherzigen und perfiden jüdischen Eltern schützen zu müssen, um ein sadistisches Ritual zu verhüten."[433]

Der offene Brief bezeichnet die Beschneidung als „sexuelle Gewalt" und beschuldigt damit Juden implizit des Missbrauchs ihrer Kinder. Jüdische Eltern werden zudem, wie bereits oben erwähnt, der Empathieverweigerung gegenüber den Kindern beschuldigt. Dieser Vorwurf ähnelt dem hergebrachten Stereotyp des gefühlskalten jüdischen Kindesmörders. Teilweise haftet den Äußerungen des Artikels ein patriarchales, belehrendes Denkmuster an.

> *„Der schwerwiegende Vorwurf jedoch – unter assoziativem Verweis auf den Holocaust – durch ein Verbot der rituellen Jungenbeschneidung würde ‚jüdisches Leben in Deutschland' unmöglich werden, ist für Vertreter des Kinderschutzgedankens nicht hinnehmbar. Es geht vielmehr darum, auch jüdisches […] Leben im Rahmen der deutschen Rechtsordnung zu schützen. Als Kinder der Aufklärung müssen wir endlich die Augen aufmachen: Man tut Kindern nicht weh!" (21.7.)*

Dieser Absatz enthält Formulierungen, die mehreren Stereotypen nahekommen. Zum einen wird das Argument unter Zurückweisung der Holocaust-Assoziation als objektiv legitimiert. Den Juden wird vorgeworfen, den Holocaust und ihren „besonderen Status als Opfer" taktisch auszunutzen.[434] Zum anderen wird der Beschneidungskritiker als „Vertreter des Kinderschutzgedankens" dargestellt, das Judentum also zu einem Gegner des Kinderschutzes, auch wenn dies nicht dezidiert formuliert wird. Das Judentum wird konzeptionell durch die Erzeugung eines Kontrastes zwischen einer Wir- und einer Ihr-Gruppe entwertet.[435] Jüdisches Leben soll geschützt werden, doch (endlich) angepasst an die „deutsche Rechtsordnung", in deren Widerspruch ebenjenes jüdisches Leben bislang stattfand. Der Verweis auf die Aufklärung stellt das Judentum – wie bereits erwähnt – in einen Gegensatz zu kognitiven Errungenschaften der Moderne. Der Ausspruch „Man tut Kindern nicht weh!" ist der kumulative Abschluss des Gedankens, denn er setzt Juden dem Vorwurf aus, ihren Kindern habituell aus

---

433 Blumenberg, „Von Trauma und Tradition". S. 104–05.

434 Schwarz-Friesel und Reinharz, *Die Sprache der Judenfeindschaft im 21. Jahrhundert*. S. 155.

435 Vgl. Schwarz-Friesel, „‚Dies ist kein Hassbrief – sondern meine eigene Meinung über Euch!' – Zur kognitiven und emotionalen Basis der aktuellen antisemitischen Hassrede". S. 155.

niederen Gedanken Schmerzen zuzufügen und stellt das Judentum als Gefahr für Kinder dar. Hier ist zudem ein Erziehungsgedanke und -aufruf enthalten; das Judentum soll sich assimilatorisch wandeln und von seinem Ritus ablassen, dem durch den Ausdruck „wehtun" zugleich etwas Barbarisches, Archaisches anhaftet. Kritik am Judentum wird hier hinter allgemein anerkannten moralischen Prinzipien versteckt.

Es folgt die Unterstellung, ein das die Beschneidung legalisierendes Gesetz würde allein auf Druck der jüdischen Gemeinde und aus Angst zustande kommen.

> *„Eine Lösung dieses Konfliktes kann nicht auf der Grundlage von Angst und Zwang erfolgen." (21.7.)*

Franz bezichtigt in seinem Artikel jüdische Eltern ferner implizit durch geschickte Vergleiche der „sexuellen Gewalt", zudem des „Missbrauches", der „Misshandlung" und „Vernachlässigung" ihrer Kinder. Das männliche Rollenverständnis der jüdischen Männer wird außerdem als archaisch und überholt beschrieben. Franz unterstellt ihnen einen verkehrten Männlichkeitswahn:

> *„Darüber hinaus erscheint das klaglose Eingehen und Ertragen von Gesundheitsrisiken bis heute als ein konsensfähiger Kernaspekt männlichen Rollenverhaltens." (9.7.)*

Ebenso bezichtigt er die Politik, aus Angst gegenüber dem Judentum bisher auf die notwendige Debatte verzichtet zu haben.

Unter dem Deckmantel der Wissenschaftlichkeit konstruiert Franz eine Logik der Beschneidung, die weit über die Artikulation medizinischer Sorgen hinausgeht. Die Beschneidung beschreibt er als Strafandrohung und prähistorische Disziplinierungsmaßnahme gegenüber dem Kind:

> *„Durch ein demonstratives, öffentlich wiederholtes Ritual mit Drohpotential wird ein Phantasieraum erschlossen, in dem Kastration als Strafe vielleicht doch möglich ist." (9.7.)*

Generalisierend und Veröffentlichungen im Bereich der Psychologie zitierend beschreibt er jüdische Eltern zudem als empathielos und traumatisiert gewalttätig:

> *„Dann kann das emotionale Erleben von Angst und Schmerz des kindlichen Opfers von den handelnden Erwachsenen nicht mehr empathisch erfasst werden, und eine Täter-Opfer-Kette kann sich transgenerational über lange Zeiträume hinweg etablieren. Eine deutsche Variante, noch gar nicht so lange her: Eine ordentliche Tracht Prügel hat noch niemandem geschadet." (9.7.)*

Auch Franz gibt das Sprachmuster des die Grundlagen der Kinderrechte missachtenden Judentums wieder, dem die Erkenntnisse der Moderne nahgebracht werden müssen:

„Man tut Kindern nicht weh, man macht ihnen keine Angst." (9.7.)

Die genannten Beispiele verdeutlichen, dass die Beschneidungsdebatte trotz der unterstellten Qualität der untersuchten Medien nicht frei von Formen diskriminatorischer Sprache ist. Juden und ihre religiösen Bräuche werden als fremd und andersartig dargestellt, das Judentum wird mit Begriffen wie „atavistisch", „brutal" und „blutig" beschrieben, mit mangelndem Mitgefühl und Gewalt in Verbindung gebracht.[436] Kinder, so der Grundtenor, müssten vor dem Judentum in Schutz genommen werden. Das Judentum als Religion wird damit diffamiert und von der modernen Gesellschaft abgegrenzt. Kritische Sprachmuster kommen dabei nicht nur in den Zeitungen vor, die sich mehrheitlich gegen die Beschneidung ausgesprochen haben, sondern sind in allen Publikationen aus allen politischen Spektren präsent.

Einige Diskursteilnehmer sind sich der Existenz eines judeophoben Grundtenors durchaus bewusst und weisen darauf hin.[437] So wird im Diskurs 131 Mal das Argument codiert, dass die Beschneidungsgegner religionsfeindlich bzw. antisemitisch argumentierten. In den Codierungen ist das Argument jedoch nicht weiter differenziert.

Aus der Untersuchung wird ersichtlich, dass negative Einstellungen gegenüber Juden und dem Judentum kein Phänomen des gesellschaftlichen Randes, sondern wiederkehrende Muster in der Mitte des nationalen Diskurses sind. Wenn die wiedergegebenen Beispiele Abbilder vorherrschender Einstellungen sind, sind tradierte Denkstrukturen tief im Beschneidungsdiskurs verankert.

Zu beachten ist, dass die hier vorgenommene Untersuchung der Sprachtropen durchaus Interpretationsspielraum zulässt und subjektiv ist. Den Autoren selbst oder den Verlagen soll hier daher nicht Antisemitismus unterstellt werden, sondern – sicherlich unbewusste – Analogien von Formulierungen zu tradierten Sprach- und Denkmustern aufgezeigt werden, der obigen Definition entsprechend. Ebenso sind zahlreiche Artikel, die ähnlich klassifizierbare Aussagen enthalten, hier nicht aufgeführt, sodass bereits im

436 Vgl. Ebd. S. 1 für die Kategorisierung als Antisemitismus.

437 Siehe auch: Wolfgang Eckart, „Beschneidungsdiskurse und Fremdenfeindlichkeit", *Trauma und Gewalt* 6, Nr. 4 (2012): 1–2.

Codieren eine Selektion besteht. Den vorherigen Analysen der „Pro"- und „Contra"-Argumente kann entnommen werden, dass es auch unterschwellige Tendenzen gibt, Juden als fremd und anders darzustellen, ohne dass diese hier gesondert codiert sind. Dies wird offenbar, wenn das Judentum in einen Gegensatz zur modernen und aufgeklärten Gesellschaft und deren Gesetzen gestellt wird – was in Verbindung mit den Assimilationsaufrufen des 19. Jahrhunderts gebracht werden kann[438] –, wenn ihm ein Mangel an Wissen und Reflexion vorgeworfen wird und wenn der Grund für die Beschneidung allein in mangelnder Information der Eltern gesucht wird. Das Judentum wird dadurch als rückständig präsentiert und von der Gesellschaft separiert, während die nichtjüdische, weitgehend säkularisierte Gesellschaft als Synonym für Zivilisation verstanden wird.

Die Analyse zeigt, dass Negativbilder des Judentums in der öffentlichen Debatte um die rituelle Beschneidung präsent und überindividuell waren. Zum anderen kann dargestellt werden, dass sich die meisten Denkmuster in nur wenige Kategorien zusammenfassen lassen, untereinander also eine große Ähnlichkeit besitzen. Keiner der Autoren bezeichnet sich selbst als judeophob, in den meisten Textstellen werden die Juden oder das Judentum nicht einmal offen genannt. Meist stehen die Vorurteile unter dem Deckmantel des verantwortungsbewussten Autors und Bürgers, der die Rechte Dritter im Sinn hat. Nach Schwarz-Friesel ist dies eine typische Konstellation für den deutschen Diskurs.[439] „Die Verfasser antisemitischer Schreiben, die der Mitte zuzuordnen sind, verschlüsseln ihre judenfeindlichen Vorurteile oft mittels impliziter oder re-klassifizierter Sprachformen und benutzen verschiedene Typen von Legitimierungs- und Rechtfertigungsstrategien, um ihre semantisch radikale Argumentation einerseits zu rechtfertigen und andererseits mittels verbaler Kodierung konzeptionell umzudeuten."[440] Die in der Beschneidungsdebatte verwendete Sprache gibt sich ebenfalls in diesem Kontext anständig und ehrbar, enthält aber dennoch die gängigen Muster.

438 Vgl. Schwarz-Friesel, „Die Sprache der Judenfeindschaft". S. 6.

439 Schwarz-Friesel und Reinharz, *Die Sprache der Judenfeindschaft im 21. Jahrhundert.* S. 397.

440 Ebd.

6.4 Zusammenfassung und Bewertung

6.4.1 Zusammenfassung der Ergebnisse

Die quantitative Analyse veranschaulicht die Dynamik des Beschneidungsdiskurses zwischen Ende Juni und Mitte Dezember 2012. Insgesamt erschienen 1252 Artikel zur Beschneidung, wovon 474 „wertender" und 778 „berichtender" Natur waren. 1005 Artikel hatten die Beschneidung zum Hauptthema, 247 zum Nebenthema. Die meisten Artikel zur Beschneidung erschienen im Juli, gefolgt vom September. Zwei Indikatoren für die Intensität der Debatte wurden gebildet: Zum einen die Artikelanzahl pro Tag. Hier verzeichnet der Juni die meisten Einträge, mit einem deutlichen Abfall in den Folgemonaten. Zum anderen die Wortanzahl pro Artikel, die zeigt, dass die Länge der Artikel im November gegenüber den anderen Monaten deutlich zunahm.

Die qualitative Untersuchung der Artikel zeigt, dass die Mehrheit der Autoren der rituellen Beschneidung positiv gegenüberstanden und ein Verbot nicht befürworteten. Lediglich die FAZ und die TAZ veröffentlichten in der Mehrzahl Artikel, die sich für ein Verbot der frühkindlichen Beschneidung aussprachen. Anhand der geschaffenen Artikeldatenbank lässt sich ein Publikationsmuster der wertenden Artikel über die Zeit darstellen. Der Anteil der „Pro"-Artikel nimmt im Verhältnis zur Gesamtanzahl der Artikel bis Oktober auf über 70 % zu, um dann wieder leicht auf unter 60 % abzufallen.

Die Argumente, die jeweils in Befürwortung oder in Ablehnung der Beschneidung vorgebracht werden, lassen sich einzelnen Gruppen zuordnen. Bei den „Contra"-Argumenten fallen 75 % der codierten Textstellen in vier Argumentgruppen: „Betonung der Nachteile der Beschneidung", „Kritik am Judentum", „Fehlen der medizinischen Indikation" und „Etikettierung der Beschneidung als Gewalt". Argumente gegen die Beschneidung erscheinen nicht nur in „Contra"-Artikeln, sondern auch in „Pro"-Artikeln, jedoch weniger zahlreich und mit einer anderen Schlussfolgerung.

Eine Einteilung in Argumentkategorien lässt sich auch bei „Pro"-Argumenten vornehmen. Hier sind die Argumente jedoch weniger auf einzelne Kategorien konzentriert als bei den „Contra"-Argumenten. Die häufigsten drei Kategorien umfassen lediglich ca. 60 % der codierten Argumente, während die weiteren Argumente stärker fragmentiert sind.

Auffallend ist zudem, dass trotz der mehrheitlichen Befürwortung der Beschneidung mehr Textsegmente für „Contra"-Argumente (903) codiert wurden als für „Pro"-Argumente (768). Unter anderem liegt dies daran, dass auch viele „Pro"-Artikel starke Vorbehalte gegen die rituelle Beschneidung äußern und den Ritus oft weniger aus Überzeugung befürworten denn aus Gründen der „Toleranz" gegenüber religiösen Vorstellungen. Andere Autoren halten ein Verbot für kontraproduktiv und bevorzugen eine verpflichtende Aufklärung der Eltern.

Zu beachten ist auch, dass als Grundlage für die Einteilung der Artikel in die „Pro"- und „Contra"-Kategorie die Haltung zum Verbot der rituellen Beschneidung herangezogen wurde, nicht der Grundtenor des Artikels. So konnte ein Autor durchaus gegen die Beschneidung sein sowie Nachteile und Risiken zitieren, diese Faktoren jedoch nicht gewichtig genug für ein Verbot erachten. Andere Autoren lehnen ein Verbot der jüdischen Beschneidung aufgrund der deutschen Geschichte ab. Eine Codierung, die die Haltung des Autors unabhängig von der rechtlichen Bewertung kategorisieren würde, käme möglicherweise zu einer anderen Verteilung.

Der Vorteil dieser Kategorisierung ist jedoch, dass sie von der Einstellung des Autors die Konsequenz verlangt, aus seiner Ablehnung der rituellen Beschneidung auch die rechtlichen Schlüsse zu ziehen und sich deutlich befürwortend oder ablehnend gegenüber dem Kölner Urteil zu positionieren. Somit heißen alle als „Contra" codierten Artikel das Urteil des Landgerichtes gut und sind gegen eine weitere Zulässigkeit der rituellen Beschneidung und für ein Verbot insbesondere des jüdischen Ritus. Umso bemerkenswerter ist es, dass sich 69 % der Artikel der FAZ deutlich gegen die Beschneidung und für ein rechtliches Verbot aussprechen. Der Grundtenor der FAZ ist gegenüber der Beschneidung besonders negativ und ablehnend. Die Zeitung ergreift von allen untersuchten Publikationen für das Urteil am deutlichsten Partei und bietet Beschneidungsgegnern ein öffentliches Forum. So veröffentlicht sie am 21.7. einen öffentlichen Aufruf von über hundert Beschneidungsgegnern. Am 9.7. wird zudem dem Artikel des Psychologen und erklärten Beschneidungsgegners Matthias Franz eine ganze Zeitungsseite zugewiesen. Auch der Holm Putzke unterstützende Jurist Reinhard Merkel veröffentlicht einen Artikel in der FAZ, in dem er die Beschneidung scharf verurteilte. Mit der vorgenommenen Einteilung lässt sich für jeden Artikel – und mit Einschränkungen auch für die jeweilige Publikation – eindeutig bestimmen, inwieweit das Kölner Urteil und ein Verbot mitgetragen werden.

Der Analyse kann entnommen werden, dass medizinisches Wissen, sowohl von Laien als auch von professioneller Seite, die Debatte um die Beschneidung bestimmte. Sowohl den „Contra"- als auch den „Pro"-Artikeln ist eine starke Prägung durch medizinische Argumentation gemeinsam. Bei den „Contra"-Argumenten beziehen sich über 65 % der codierten Textstellen auf das Fehlen einer medizinischen Indikation, das Fehlen eines medizinischen Nutzens oder kritisieren das Judentum für seine als unaufgeklärt titulierte Praxis, eine Operation ohne medizinische Indikation vorzunehmen. Argumente, die sich auf die Nachteile der Beschneidung beziehen, bewerteten den ausgemachten „Schaden" meist auf Grundlage der fehlenden medizinischen Indikation.

Auch die befürwortende Seite war von der medizinischen Diskussion stark beeinflusst. Zwar bezogen sich die meisten codierten Textstellen auf die religiösen Bedeutung des Ritus, doch hatten diese meist die Form einer Feststellung und weniger eines Argumentes. Eine eingehende religiöse (Er-) Klärung der hinter dem Ritus stehenden religiösen Wertvorstellungen findet sich in einer einstelligen Zahl der codierten Artikel. Argumentativ dominiert die wissenschaftliche Beweisführung oder der Verweis darauf. Fast die Hälfte der insgesamt codierten Aussagen in den „Pro"-Artikeln war durch medizinisch geprägte Argumente beeinflusst. 118 bzw. 104 Textstellen beschäftigten sich mit körperlichen Vor- bzw. Nachteilen der Beschneidung. Die Warnung vor einem Beschneidungstourismus nimmt Bezug auf die medizinischen Umstände einer andernorts vorgenommenen Beschneidung. Der Verweis auf die weltweite Ubiquität des Eingriffes sollte seine medizinische Ungefährlichkeit belegen. Das Zitieren einer WHO-Empfehlung für die Beschneidung in Ländern mit hohen HIV-Raten nahm ebenfalls Bezug auf gesundheitliche Vorteile.

Zentraler Akteur im Beschneidungsdiskurs war die „Contra"-Seite. Sie bestimmte, unterstützt vom Kölner Urteil, mit ihrer Beschreibung der Beschneidung den Inhalt der Debatte. Die befürwortende Seite entwickelte ihre Argumente fast ausschließlich reaktiv verteidigend. Die Autoren bzw. Debattenteilnehmer rekurrierten in ihren Äußerungen auf einen eng definierten Aufgabenbereich der Medizin, der ihren Handlungsspielraum nur in der Förderung und Einhaltung der körperlichen Gesundheit sah. Aus diesem Aufgabenbereich ergab sich einerseits für den Arzt die Verpflichtung, Operationen, die die körperliche Gesundheit nicht fördern oder wiederherstellen, zu unterlassen, andererseits wurden Eingriffe nur dann als zulässig empfunden, wenn sie in den Aufgabenbereich der Medizin fielen. Gesundheit, sofern nicht aufgrund von Präventionsmaßnahmen anders bedingt, wurde zum Synonym für den Naturzustand des Körpers.

Auffallend ist demgegenüber das negative Bild, das von der Religion entworfen wurde. Bereits vor Beginn der Debatte merkte Deusel in ihrem Buch an, dass in der Beschneidungsdebatte „religiös motiviertes Handeln [als] bestenfalls unaufgeklärt, schlimmstenfalls gefährlich und teilweise sogar kriminell" eingestuft wird.[441] In der kurz darauf folgenden öffentlichen Debatte wurde dieses Bild bestätigt. Gegenüber dem Primat der Medizin wirkte die Religion rückständig, überholt und modernisierungsverweigernd. Die Vernünftigkeit des Judentums und der Gläubigen wurde in Frage gestellt.

Andere Aspekte der Gesundheit werden in den Artikeln kaum berücksichtigt. Lediglich sechs Artikel stellten die rein an medizinischen Kriterien ausgerichtete Entscheidungsfindung in der Debatte in Frage. Diese Artikel verurteilten die Verabsolutierung der Medizin in Bezug auf die Beschneidung und mahnten an, auch die religiöse, nicht körperliche Dimension des Eingriffes zu berücksichtigen.[442] Diese Ansicht blieb jedoch in der Minderheit und wurde kaum rezipiert.

Die Argumente der Beschneidungsdebatte illustrieren das diametrale Verhältnis zwischen dem medizinischen und dem religiösen Diskurs und ihre gegenseitige Beeinflussung. Als Lösung des Konfliktes schlugen die Beschneidungsgegner eine Verschiebung des Ritus bzw. einen Ersatz durch einen symbolischen Akt vor. Ersatzweise wurde an 27 Textstellen behauptet, die Beschneidung im Kindesalter sei nicht konstitutiv für das Judentum. Eine medizinisch nicht-indizierte Operation könne nur ein mündiger Erwachsener an sich vornehmen lassen. Hier wird der medizinische Vernunftdiskurs zur religiösen Bevormundung.

Eine Untersuchung der Artikel auf antisemitische Stereotypen oder Sprachmuster zeigt zudem, dass auch die öffentliche Debatte in überregionalen Tageszeitungen nicht frei von Sprache ähnlich judeophober Gedankenmuster war. Wiewohl judeophob anmutende Aussagen in den Artikeln der Zeitungen und Nachrichtenmagazine meist unterschwelliger Art waren, bedienten sie zuverlässig Vorstellungen eines mithin kinderquälenden Judentums und separierten die Juden als Gruppe von der aufgeklärten Zivilisation. Hinweise auf die Verteidigung der Menschenrechte und die Werte der Aufklärung wirkten als Legitimierungsstrategien. Insbesondere die FAZ gab dezidierter Kritik an der Beschneidung mit zweifelhaften Formulierungen einen breiten Raum. Distanzierungen vom Autor Matthias Franz, der gleich in zwei langen Artikeln Denkmuster offenbar werden lässt, die kritisch reflektiert werden sollten, sind nicht bekannt.

441 Deusel, *Mein Bund, den ihr bewahren sollt: Religionsgesetzliche und medizinische Aspekte der Beschneidung*. S. 147.

442 U.a. FR 3.7., TAZ 17.7., FAZ 22.7. und 15.10., NZZ 8.7.

6.4.2 Dominanz des Medizinischen

Die Medizin, ihre Erkenntnisse und der von der jeweiligen Seite in Anspruch genommene Forschungsgegenstand definierten den Diskurs um die Beschneidung. Die Autoren verbanden mit dem Rückgriff auf medizinische Argumente eine vorausgesetzte Rationalität und Säkularität und damit auch Autorität. Unweigerlich wird dadurch alles als zweifelhaft angesehen, bedarf alles der Rechtfertigung, was der medizinischen Indikation bzw. dem medizinischen Stand des Wissens nicht entspricht.

Im Zentrum des Diskurses stand der Begriff des „Kindeswohls", der überwiegend mit der Idee der körperlichen Unversehrtheit gleichgesetzt wurde, solange keine medizinischen Umstände ihre Verletzung notwendig machten. Die Unveränderbarkeit des kindlichen Körpers wurde zu einem ethischen Begriff mit einer normativen Wertung, der den Naturzustand des Kindes als besonders schützenswert ansah.[443] Gleichzeitig setzte der Kindeswohl-Begriff den kindlichen Körper ins Verhältnis zu seiner späteren Verfügbarkeit als Erwachsener. Ein gegenwärtig bei moralischen Einwänden nicht beschnittener Junge könnte den Eingriff als Erwachsener für moralisch geboten halten. Das Unverletzlichkeits-Kriterium galt somit nur für den kindlichen Körper, während dem Erwachsenen ein Selbstbestimmungsrecht zugesprochen wurde. Um der Ambivalenz, die in dieser sich zwischen objektiver und subjektiver Normativität befindenden Position zu begegnen, wurden die medizinischen Normen als diejenigen definiert, die den Kindesinteressen am nächsten kamen, ohne selbst in Frage gestellt werden zu müssen. Der Medizin kam somit im Diskurs axiomatische Bedeutung zu, das Kindeswohl wurde zum „selbsterklärende[n] ethischen Prinzip".[444] Durch die medizinische Indikation wurde eine Auffassung des Kindeswohls objektiviert.

Durch die Dominanz der medizinischen Kriterien wurde die Debatte jedoch nicht nüchtern geführt, sondern sogar zunehmend emotional. Das zur Beschreibung der Kindeswohl-Verletzung verwendete Vokabular, das unter anderem häufig auf die deskriptiven Begriffe „Schmerz", „Schaden", „Verlust" und „Verletzung" zurückgriff, emotionalisierte die Debatte und führte zu ihrer Moralisierung. Denn die vermeintliche Objektivität, die hinter diesen Begriffen steht, fügte der Beschneidung ein präskriptives Element hinzu, dem auch ihre Befürworter nicht entkamen. Sie waren gezwungen, die Beschneidung entweder zu re-moralisieren, oder sie aber trotz ihrer dem modernen Moralcode

443 Claudia Wiesemann, „Kindeswohl – Ein Problemaufriss aus der Perspektive der Medizinethik", *Zeitschrift für medizinische Ethik* 62, Nr. 3 (2016): 235–44.

444 Ebd.

zuwiderlaufenden Eigenschaften als fremdes Element zu tolerieren. Durch die verwendeten sprachlichen Mittel wurde die Verletzung des kindlichen Körpers zugleich auf eine kognitive und affektive Ebene verlagert. Ausgedrückt ist dies im in der FAZ veröffentlichten Aufruf vom 21.7. in der Formulierung: „Man tut Kindern nicht weh“. Andere Sprachelemente zielten darauf ab, kognitiv-neurologische Elemente der Schmerzempfindung im Zuhörer selbst hervorzurufen. Begriffe wie „Amputation“, „blutig“ oder die Verbindung der Begriffe „Schneiden“ und „Penis/Genital“ stellten einen Bezug zur Körperlichkeit des Lesers her. Der von der Medizin ausgemachte verursachte Schaden am Kind konnte und sollte nachempfunden werden. Der Beschneidungsschaden konnte so eindrücklich kommuniziert werden, weil die Reaktion des Lesers eine Vermeidungshaltung auslöste.

Die dominierende Kommunikation über Schmerz und Schaden hatte zusätzlich den Effekt, die Debattenteilnehmer einem Lernprozess zu unterwerfen. In den Augen des Befürworters wie des Gegners der Beschneidung war der Eingriff fortan fest mit der Schmerz- und Schadenskomponente verbunden. Diese Verbindung wurde als Wissen behandelt. Ihr Ausmaß bestimmte fortan den Diskurs und das Schicksal der rituellen Beschneidung. Die medizinische Diskursebene setzte den Schmerz und den Schaden als Abschreckungsmerkmal ein. Darstellungen des Schmerzes, den das Kind während der Beschneidung erleidet, des veränderten Körpers des beschnittenen Kindes sowie des bleibenden Schadens am ursprünglich vollkommenen Körper zielten darauf ab, das Problem der religiösen Beschneidung durch die Einführung von linguistischen wie bilderreichen Schmerzszenarien zu lösen. Die Rolle der Schmerz- und Schadensterminologie innerhalb der Debatte war somit nicht stets ein Mittel des rationalen Appells, das den Adressaten durch Anrufung zu Mechanismen der logischen Deduktion und zum gewünschten Verhalten führen soll, sondern es war primär eine des Glauben-Machens, um die Nonkonformität der ihre Kinder beschneidenden Eltern ins Negative zu kehren. Stärkte man den Glauben der Betroffenen und Unbeteiligter an die Schädlichkeit der Handlung und an die Wirksamkeit der Verhaltensänderung, so schien ein Auftreten des gewünschten Verhaltens wahrscheinlicher. Der Schmerz- und Schadensdiskurs beanspruchte somit für sich, korrigierende Funktion zu haben.

Foucaults Theorien zur Ausweitung des medizinischen Wissens in gesellschaftliche Gebiete hinein, die vorher nicht-medizinisch waren, lassen sich auf die Debatte um die rituelle Beschneidung daher anwenden. Denn die Debatte illustriert zugleich eine Aufwertung der Macht der Medizin über Riten des religiösen Bereiches als auch eine Manifestation dieser Macht. Die Religion, bislang weitgehend unabhängig agierend innerhalb gewisser gesellschaftlicher – nicht-medizinischer – Normen, geriet in das „Fürsorgesystem“[445] der Medizin und sah ihren Handlungsspielraum eingeschränkt durch den Stand der medizinischen Wissenschaft. Die Medizin nahm damit eine Funktion an, die Foucault in seinem Werk *Überwachen und Strafen* beschrieben hat: Sie überwacht und sanktioniert den Körper im öffentlichen wie im privaten Raum. Vor der Religion noch beanspruchte die Medizin die Hoheit über den kindlichen Körper und bestimmte den Umgang mit ihm. Was zunächst einleuchtend erscheint, hat jedoch spezifische diskursive Implikationen: Denn das Judentum, die Religion, wurde mit diesem Eingreifen in den Verdacht der Norm-Abweichung gerückt. Der Blick der medizinischen Wissenschaft wurde zum prüfenden Blick der Norm.[446] Die medizinische Betrachtung der Religion wurde zum Dauerzustand gemacht, alte Macht- und Wissensbeziehungen durch neue überlagert und ersetzt. Die Macht der Medizin verbirgt sich dabei hinter der vermeintlichen Objektivität von wissenschaftlichen Studien, dem Messen von Schmerzen und der Quantifizierung von Schaden.[447]

Der Sprache der Medizin über den Zustand des Körpers, die Sexualität und die Psyche fiel es zu, im Diskurs ein allgemein akzeptiertes Wissen über das Individuum zu ermöglichen. Unter dem Blick der Medizin war es nicht länger möglich, den Körper des Kindes sich auch in „idealen Wahrheiten“ auflösen zu lassen, worunter andere Wahrheiten gemeint sind als diejenigen, die der Empirie zugänglich sind. Die medizinische Sprache konstruierte um das Individuum herum eine „unreduzierbare Qualität“, die sich durch das Religiöse nicht länger auflösen ließ.[448]

Zugleich zeigte sich der Machtzuwachs der Medizin in der Disziplinierung der Justiz.[449] Die rechtliche Diskussion bestand aus einem Abwägen zwischen den Rechten des Kindes und denen der Eltern und implizierte damit, dass beide von Natur aus im Widerspruch stünden. Grundlage der Rechte beider Parteien waren nicht die religiösen Gründe oder Argumente, die für den Eingriff angeführt wurden, sondern der Grad, bis zu dem nicht-medizinische Sichtweisen in die medizinischen Rechte eingreifen dürfen.

Die Beschneidungsdebatte veranschaulicht damit, was Foucault unter der Enteignung des Körpers durch die Medizin verstand. Der Akkumulation

---

445 Schäfer, „Medizin, Macht und Körper. Überlegungen zu Foucault“. S. 191.

446 Vgl. Michel Foucault, *Überwachen und Strafen. Die Geburt des Gefängnisses* (Frankfurt a.M.: Suhrkamp, 2012). S. 239.

447 Vgl. Schäfer, „Medizin, Macht und Körper. Überlegungen zu Foucault“. S. 191.

448 Vgl. Foucault, *Die Geburt der Klinik. Eine Archäologie des ärztlichen Blicks*. S. 17.

449 Schäfer, „Medizin, Macht und Körper. Überlegungen zu Foucault“. S. 191.

medizinischen Wissens über Schmerz, Anatomie, Psychologie und sexueller Empfindung steht eine zunehmend ohnmächtige Religion gegenüber, der eine Unkenntnis, Beschädigung und Verleugnung des analysierten Körpers vorgeworfen wurde.[450] Der nicht-medizinische Diskurs über den Körper wurde gleichsam disqualifiziert.

Damit wurde die Medizin zu einer Art Wahrheitsregime im Foucault'schen Sinne.[451] Foucault verstand darunter eine Gesellschaft, in deren Zentrum die Medizin stand. „Die Medizin ist zu einer allgemeinen gesellschaftlichen Funktion geworden, die das Recht durchdringt und in Gang hält."[452] Durch die aufgestellten Prinzipien der Medizin wird der öffentliche Diskurs zu einem „Diskurs der Regel", d.h. der Norm. Die Medizin, so sagte Foucault voraus, werde „ein Gesetzeswerk definieren, welches das Gesetzeswerk nicht des Gesetzes, sondern der Normierung sein wird, und sie werden sich dabei notwendigerweise auf einen theoretischen Horizont beziehen, der nicht das Gebäude des Rechts, sondern das Feld der Humanwissenschaften sein wird, und ihre Rechtsprechung wird die eines klinischen Wissens sein."[453] Was der Medizin zu ihrer Autorität verhilft, ist ihr Anspruch, eine überprüfbare Wissenschaft zu sein. „Medicine is a moral enterprise like law and religion, seeking to uncover and control things that it considers undesirable."[454] Der Unterschied der Medizin zur Religion liegt darin, dass sie für sich selbst beansprucht, auf objektiven, nachweisbaren Erkenntnisse zu beruhen.[455] Dies ist weniger eine Wissensentscheidung als eine Glaubensentscheidung, und wie Göckenjan andeutet, „eine Entscheidung, die in der Entwicklung kultureller Normen begründet ist".[456] Die Dominanz der Medizin ist somit auch immer gesellschaftlicher Konsens.

Zu beobachten ist dies an der Reaktion der „Pro"-Seite, die in Verteidigung der Beschneidung die Adäquatheit des Eingriffes nach medizinischen Regeln

---

450 Vgl. Ebd. S. 192.

451 Michel Foucault, *Die Regierung der Lebenden : Vorlesung am Collège de France; 1979–1980* (Berlin: Suhrkamp, 2014). S. 136ff.

452 Foucault, *Mikrophysik der Macht: Michel Foucault über Strafjustiz, Psychiatrie und Medizin*. S. 85.

453 Foucault, *Analytik der Macht*. S. 123.

454 Eliot Freidson, *Professional dominance: the social structure of medical care* (New York: Atherton Press, 1970). S. 208.

455 Vgl. Ebd.

456 Göckenjan, *Kurieren und Staat machen. Gesundheit und Medizin in der bürgerlichen Welt*. S. 86, vgl. auch Fink-Eitel, *Michel Foucault*., S. 34.

beweisen musste, um in ihrer Position anerkannt zu werden. Das rein religiöse Argument wird ausgeschlossen und für ungültig erklärt. Die Anzahl der Subjekte, denen es erlaubt wird, qualifiziert über die Beschneidung zu sprechen, wird kleiner: Nicht die Juden wurden gefragt, ihren Ritus zu verteidigen, sondern das Judentum sah sich angewiesen auf externe Gutachten, die die Harmlosigkeit der Beschneidung bestätigten. Die Religion verlor damit ihre Stellung als moralische Autorität. Sie durfte kein „moralisches Substrat des Lebens" mehr sein, sondern stand lediglich unter dem Vorbehalt der Medizin.[457] Das Religiöse konnte somit nur überleben, wenn die Medizin Wahres über sie sprach.

Der Diskurs über die Beschneidung wurde dadurch zum „Diskurs der konträren Bedingungen".[458] Eine gleichwertige und gleichberechtigte Auseinandersetzung über die unterschiedlichen Argumentationsebenen der Diskursparteien fand nicht statt. Die Diskursbedingungen waren asymmetrisch, da das religiöse Argument weniger Bedeutung hatte als das medizinische. Denn abstrakt kann festgehalten werden, dass die Medizin nicht anders handelt als die Religion, ihre Handlungen nur anders begründet. Die Medizin schützt den Körper folglich nicht vor den Eingriffen Fremder, sondern unterwirft dieses Eingreifen einem anderen Grundsatz als die Religion, nämlich der medizinischen Indikation. Sie unterwirft den Körper einer klassifizierenden, diagnostizierenden Ordnung und steht damit im Gegensatz zu einer idealisierenden Ordnung der Religion.[459]

Im Beschneidungsdiskurs manifestierte sich eine soziale Wirklichkeit, die durch die Dominanz des Medizinischen offenbar wurde. Es gilt zu bedenken, dass das Kölner Urteil nicht durch die Klage eines Betroffenen zustande kam. Solange es keine Klagen von Beschnittenen über Traumatisierung und körperliche Funktionsausfälle gibt, ist der medizinisch dominierte Beschneidungsdiskurs stets ein Diskurs über die Betroffenen, nicht von den Betroffenen. Der Medizin wurde eine singuläre Urteilszuständigkeit darüber zugesprochen, was für den Körper nützlich und wohltuend ist und was nicht.[460]

457 Vgl. Michel Foucault, *Wahnsinn und Gesellschaft: eine Geschichte des Wahns im Zeitalter der Vernunft* (Frankfurt a.M.: Suhrkamp, 2011). S. 514.

458 Liesching, Meyer, und Raspe, „Eine Analyse des nationalen öffentlichen Priorisierungsdiskurses in deutschen Printmedien". S. 394.

459 Vgl. Giorgio Agamben, „Homo Sacer. Die souveräne Macht und das nackte Leben.", in *Biopolitik. Ein Reader.*, hg. von Andreas Folkers und Thomas Lemke (Frankfurt a.M.: Suhrkamp, 2014), 191–227. S 201.

460 vgl. Wiesemann, „Kindeswohl – Ein Problemaufriss aus der Perspektive der Medizinethik".

Dies lässt sich konkret auch am Umgang mit dem – von der Beschneidung betroffenen – Kind und dem kindlichen Körper ablesen. Zwar lässt sich konstatieren, wie Wiesemann schreibt, dass die Diskussion um die Beschneidung und die Verwendung des Kindeswohl-Begriffes einen Paradigmenwechsel darstellt; Wissenschaft wie Gesellschaft sind bereit, das Kind als gleichwertig und mit gleichen Rechten ausgestattet anzuerkennen.[461] Das Kind wird nicht mehr zum Menschen „gemacht", es ist bereits ein moralisches Wesen. Gleichzeitig wird jedoch – dem neuen Paradigma zum Trotz – der kindliche Körper dem medizinischen Primat unterworfen. Seine Rechte und Möglichkeiten unterliegen der Einschränkung, was die Eltern und die Religion im Rahmen der Indikation dem Körper antun dürfen oder nicht dürfen. Der Wille und die moralischen Pflichten des Kindes und zukünftigen Erwachsenen bleiben gleichwohl angesichts der Dominanz der Medizin unberücksichtigt.[462] Wo die Medizin den Menschen berücksichtigen will, läuft sie Gefahr, ihn stattdessen zu bevormunden.

Am Beschneidungsdiskurs wird erkennbar, welche zentrale Rolle der Medizin im Regulierungsprozess des Verhältnisses von gesetzlicher Norm und individueller Freiheit zugeschrieben wird. Indem eine große Überschneidungsmenge von Medizin und Kindeswohl gebildet wurde, rückte die Medizin vor in das Feld der Definition von Altruismus und erhielt einen „moralisch-politischen Charakter".[463] Medikalisierung bedeutet in diesem Zusammenhang nicht mehr die Grenzziehung zwischen krank und gesund, sondern die Ausdifferenzierung von gesellschaftlich „konformen" und „a-konformen" Handlungen.

Debatten über Schaden und Einbußen der Sexualität, die überwiegend von Nicht-Juden geführt werden, waren damit vorerst nichts weiter als jene „historisch kontingenten Konstruktionen oder Interpretationen" von Wahrheit, deren Machtwirkung die Gesellschaft Foucault zufolge tagtäglich unterliegt.[464] Nicht nur wird der Gegendiskurs als unvernünftig abgetan, auch die Betroffenen selber wurden durch die Sprache der Medizin entmündigt, indem ihnen bescheinigt wurde, sie seien schlicht traumatisiert. An die Stelle der Innenperspektive

461 Claudia Wiesemann, „Hört auf die Kinder!", *Süddeutsche Zeitung*, 1. Oktober 2012., vgl. auch den Umgang mit dem Schmerz von Neugeborenen bis in die 1980er Jahre, bündig beschrieben in Christina Hucklenbroich, „Als Jeffreys Mutter Fragen stellte", *Frankfurter Allgemeine Zeitung*, 27. Juni 2014.

462 Wiesemann, „Hört auf die Kinder!". Die Autorin weist auf den Begriff der „nötigen Schmerzen" im Gesetzestext hin, der sich nur unzureichend inhaltlich füllen lässt.

463 Forster, *Psychiatriereform zwischen Medikalisierung und Gemeindeorientierung. Eine kritische Bilanz*. S. 131.

464 Fink-Eitel, *Michel Foucault*. S. 87.

des freien Subjektes trat fortan seine Außenperspektive. Der Körper wurde quasi zum Foucault'schen stummen, starren Objekt, das sich den Erwägungen der Medizin unterworfen sieht.[465] Somit wurde das Religiöse zum Schweigen gebracht. Sieht man die rituelle Beschneidung als historische Antithese, jedwedes Verhalten den Bedingungen der Moderne anzupassen, so kann man ihre fortwährende Durchführung auch als einen Versuch interpretieren, sich dieser immer enger werdenden Kontrolle durch die Medizin zu entziehen.

Die Beschneidungsdebatte kann darüber hinaus als Beispiel für einen Zustand der Moderne angesehen werden, die Bauman als „liquid modernity" definierte, eine Abkehr von festen, konstruierten Vorstellungsschemen hin zu einem Zustand der Dekonstruktion und Befreiung von althergebrachten Vorstellungen und Verbindungen.[466] Verwirklicht ist dies nicht nur in der Auflösung religiöser Vorstellungswelten durch die Anforderungen der Medizin, sondern auch die inhaltliche Kritik am religiösen Ritus, dem vorgeworfen wurde, er lege die Religion zu früh im Leben des Kindes fest und inskribiere eine vorher freie Zukunft. Das Kind soll demnach aus den Netzwerken der Religion und Tradition befreit werden und stets frei wechseln können, seinen Präferenzen gemäß. Zugleich ist aber auch dem medizinischen Vorbehalt der Beschneidung etwas Unstetes inhärent, da sie sich abhängig macht vom Stand der medizinischen Wissenschaft. Sollten Studien ergeben, dass die frühkindliche Beschneidung doch zum gesundheitlichen Nutzen des Kindes ist, so wäre die rituelle Beschneidung zwar nicht unter religiösen, jedoch präventiven Gesichtspunkten vertretbar. Auch die Ablehnung der Beschneidung bleibt somit unter ihren Bedingungskonstellationen kontingent, fließend und keineswegs festgeschrieben.

6.4.3 Konsequenzen für den Diskurs

Für den gesellschaftlichen Diskurs über die Beschneidung hat die Dominanz der Medizin weitgehende Folgen. Nach allgemein vertretener Auffassung können gesellschaftliche Erörterungen profitieren, wenn mit der Medizin eine überprüfbare Wissenschaft in den Diskurs tritt.[467] Jedoch bedeutet das Hinzutreten der Medizin auch immer die Verallgemeinerung des Partikularen innerhalb des „klinischen Diskurses". Die Medizin „zieht verminderte Kontrollmöglichkeiten über das Geschehen und die Abhängigkeit von Expertenurteilen nach sich,

465 Vgl. Ebd. S. 36.

466 Zygmunt Bauman, *Liquid modernity* (Cambridge University Press, 2000).

467 Forster, *Psychiatriereform zwischen Medikalisierung und Gemeindeorientierung. Eine kritische Bilanz*. S. 135.

sie befördert Tendenzen zu vorschnellen [...] Interventionen bei gleichzeitiger Vernachlässigung von langfristigen Folgen" für gesellschaftliche Akteure. „Die Unterstellung eines Problems unter medizinische Autorität führt somit notwendigerweise zur Abwertung des Laienstandpunktes, von alltäglichen Sichtweisen und Bewältigungsformen."[468]

Als Antwort auf den zunehmenden Widerspruch zur *Brit Mila*, der im eigenen Glaubenssystem durch den Schmerz- und Schadensvorwurf erzeugt wird, versuchte das Judentum offenbar, den inneren Konflikt – nämlich Zukunftsgewandtheit versus Tradition – mit einer reaktiven Medikalisierung zu begegnen. Vertreter der Religion versuchten, die Medizin für die eigene Seite zu gewinnen. Damit verbunden war jedoch die Problematik der Verwässerung des ursprünglichen Anliegens: Wenn der religiöse Diskurs das medizinische System in seine eigene Argumentation übernimmt, verändert sich innerhalb des Diskurses auch die Legitimationsbasis der *Brit Mila*. Dies definiert das religiöse Dilemma: Die religiöse Kommunikation über die Beschneidung erhält anderweitig keine soziale Akzeptanz als dadurch, sich auf diejenigen Systeme zu berufen, „deren Ausdifferenzierung und Freisetzung" die Beschneidung überhaupt erst ihre Existenz im öffentlichen Diskurs verdankt.[469] Weil diese Rationalitäten innerhalb des Diskurses alternativlos geworden sind, kommt keine Beschreibung oder Rechtfertigung der Beschneidung ohne Hinweis auf die Logik desjenigen Systems aus, das es durchdrungen hat, nämlich die Medizin. Die Medizin setzt damit die Spielregeln für den Ablauf des Diskurses.

Der rein medizinische Diskurs der Debatte geriet nicht in Rechtfertigungsprobleme, weil er ein Prinzip aufstellte, dessen Gültigkeit von der anderen Seite nicht grundsätzlich bestritten wurde. Das Problem des Diskurses besteht darin, dass mit dem medizinischen Primat ein Prinzip aufgestellt wurde, das Allgemeingültigkeit beanspruchte, da es an die Vernunft aller Protagonisten appellierte. Das heißt, nicht nur wird der Nutzen des Rituals allein an einem medizinischen Prinzip gemessen, alle Eingriffe in den Körper müssen ihre Vernünftigkeit nun auf dieses Prinzip hin ausrichten, sofern sie von der Medizin und ihren Vertretern als gerechtfertigt angesehen werden wollen.

Die Beschneidungsdebatte wurde auf einem Feld geführt, das der Religion selbst nicht zugänglich erschien. Sie selbst argumentierte auf einem Feld, das der medizinischen Indikation fremd war. Die besondere Beziehung des Judentums

468 Ebd.

469 Volker Schmidt, „Die Systeme der Systemtheorie: Stärken, Schwächen und ein Lösungsvorschlag", *Zeitschrift für Soziologie* 34, Nr. 6 (2005): 406–24. S. 418.

zur Medizin rückte die Bedeutung dieser diskursiven Macht jedoch auch innerhalb des Judentums in den Blickpunkt. Vertreter der Religion mochten für sich in Anspruch nehmen, medizinische Standards nicht zu vernachlässigen, während sie zugleich beanspruchten, auch für die Gesundheit ihrer religiösen Gemeinschaft und Mitglieder verantwortlich zu sein.

Als problematisch kann dabei jedoch angesehen werden, dass der medizinische Diskurs selbst kein verlässliches moralisches Prinzip aufstellt. Widerstreitende, nicht-medizinische Ansichten wurden in der Debatte als Traditionsmoral abgetan, womit eine deutliche Hierarchie innerhalb der moralischen Prinzipien erstellt wurde. Der Begriff des medizinischen Schadens bietet jedoch kein Schema an, um eine Traditionsmoral von einer allgemeingültigen Moral, anhand derer über religiöse Riten entschieden werden könnte, zu unterscheiden. Der medizinische Schadensbegriff schien allein durch seine diskursive, auf die Vernunft verweisende Macht, feststellen zu wollen, welches moralische Prinzip für die Medizin als adäquat angesehen wurde.[470]

Somit fehlte der Beschneidungsdebatte ein Meinungspluralismus. Wenn sich liberale Gesellschaften dadurch auszeichnen, „dass sie einen Pluralismus an Weltanschauungen, Wertoptionen, kulturellen Hintergründen und religiösen Überzeugungen repressionsfrei ermöglichen", fällt der Widerspruch innerhalb des Beschneidungsdiskurses auf.[471] Der theoretische Pluralismus nimmt an, dass ein grundsätzlich richtiges komplexes ethisches Prinzip mithilfe verschieden formulierter, in ihrem Grundsatz jedoch gleichgerichteter Theorien erfasst werden kann. Meinungen, die einen nicht-medizinischen Diskursansatz wählen, fallen in der vorliegenden Debatte jedoch nicht unter den theoretischen Pluralismus, weil sie einen Ansatz haben, der vom dominierenden Diskurs nicht akzeptiert wird. Ein Diskurs nach dem Prinzip des Vernunftpluralismus müsste jedoch allen Teilnehmern die Möglichkeit eröffnen, selbst mit den verschiedensten moralischen Theorien aufzuwarten, wie sie ihr Leben und das anderer gestalten wollen – ohne dass daraus ein sofortiger Gestaltungsanspruch entstünde.

Mit dem Urteil und der anschließenden Debatte tat sich zwischen dem Recht auf der einen und dem Judentum auf der anderen Seite eine Interpretationsasymmetrie auf. Der Beschneidung kommt innerhalb des Judentums eine größere

---

470 Vgl. Donald C Ainslie, „Bioethics and the problem of pluralism.", *Social philosophy & policy* 19, Nr. 2 (2002): 1–28, http://www.ncbi.nlm.nih.gov/pubmed/12678080. S. 5.

471 Jürgen Goldstein, „Signaturen der Moderne: Vernünftiger Pluralismus", *Universität Koblenz-Landau*, o. J., https://www.uni-koblenz-landau.de/de/orientierung/forschung/forschungi/vernuenftiger-pluralismus-prof-dr-juergen-goldstein (abgerufen am 12.12.2016).

Bedeutung zu als bloß positives Recht oder bloße Pflicht zu sein, als welche es von den Juristen und von den Medizinern behandelt wurde. Das Problem der Asymmetrie in diesem Dialog ergab sich aus dem Umstand, dass Medizin und Religion von unterschiedlichen Wahrheitshierarchien ausgehen. Die Besonderheit der Medizin liegt jedoch darin, dass sie für sich in Anspruch nimmt bzw. in Anspruch genommen wird, die Vernunft bzw. die Wahrheit nicht nur zu behandeln, sondern zu repräsentieren. Der Diskurs über die Beschneidung wird zu einem Machtdiskurs nicht nur über ein gesellschaftliches Thema, sondern zu einer Auseinandersetzung über die gesellschaftliche Deutungshoheit zwischen zwei Disziplinen, von denen die eine, die Medizin, die diskursive Wahrheitsfindung der anderen ablehnt, während die andere, das Judentum, der medizinischen Wissensfindung von jeher aufgeschlossen gegenüberstand.

Diese Deutungshoheit wirkt mit der medizinischen Wortwahl bis weit in andere Disziplinen hinein. Wird die Beschneidung beispielsweise als „Verstümmelung" oder „Gewalt" bezeichnet, wird das medizinische Nicht-Akzeptieren in den Bereich des Rechts getragen – der festgestellte medizinische Schaden nimmt sozusagen den rechtlich nicht haltbaren Zustand schon vorweg und bezichtigt damit nicht nur das Judentum einer Untat im rechtlichen und medizinischen Sinne, sondern auch den Gesetzgeber, wenn er eine solche Tat zulässt (vgl. Zastrow, FAZ, 6.10.2012). Mit dem Urteil des Kölner Landgerichtes wurde die Verwendung des medizinischen Diskurses nochmals radikalisiert. Denn das Urteil setzt in seiner Begründung voraus, dass alle Teilnehmer der Debatte aufgrund einer empirisch feststellbaren körperlichen Veränderung zur selben ablehnenden Auffassung kommen müssen, ganz gleich welches moralische Prinzip sie ihrer Argumentation zugrunde legen. Die Beschneidungsdebatte offenbarte einen Kampf um die Stellung des nicht mit einem objektiv nachvollziehbaren Nutzen begründeten religiösen Ritus gegen eine rationalisierte „wissenschaftsbasierte" Medizin, die ihren Ursprung in den Überlappungsbereichen der pluralisierten Gesellschaft findet: Akzeptiert aus dem religiösen Begründungsbereich wird nur, was als „vernünftig" nach naturwissenschaftlichen Maßstäben betrachtet wird.

Unabhängig von der eigenen kritischen oder befürwortenden Position zur religiösen Beschneidung muss festgehalten werden: Der medizinische Diskurs betrachtet somit nicht ausreichend den Grad, zu dem die verschiedenen Diskursteilnehmer andere moralische und dennoch vernünftige Auffassungen zum Thema der Zirkumzision haben können. Wer die Trennlinie der Diskussion zwischen einer modernen Medizin mit einem strikten Schadensbegriff und „antiken Riten" sieht, trifft gleichzeitig eine Aussage über den Modernisierungsgrad seines Diskussionsgegners bzw. dessen Distanz zu all dessen, was die Medizin an unbestreitbaren Wissenskompendien für sich in Anspruch nimmt. Gleichzeitig wird die Medizin mit der Moderne gleichgesetzt, die Begriffe sind synonym austauschbar.[472]

Ohne Frage stellt die jüdische Beschneidung die medizinische Ethik vor grundlegende Probleme. Ein Eingriff in den kindlichen Körper, dessen medizinischer Nutzen zumindest angezweifelt wird, wird aus Gründen vorgenommen, die sich dem medizinischen Prinzip fast vollständig entziehen. Komplikationen, wie immer selten, sind nicht zu vernachlässigen. Die Frage nach Eingriffen in das Recht auf Selbstbestimmung muss gestellt werden. Somit ist die Debatte keineswegs per se illegitim. Es ist auch nicht Aufgabe des medizinischen Diskurses, die Sinndeutung der Religion auf ihre theologische Kohärenz hin zu überprüfen. Der säkulare Rationalismus ist nicht zu verwerfen, wo er versucht, gesellschaftliche Probleme unter anderen Prämissen anzugehen als die Religionen das tun. Der Rationalismus wird aber dort zudringlich, wo er „den Angehörigen der Religionsgemeinschaften die eigene Sinndeutung ihrer religiösen Praxis faktisch" aberkennt.[473] Die Religion wird dann dargestellt, als bleibe sie in einem quasi archaischen „Verblendungszusammenhang" zurück, der durch den qua natura überlegenden Rationalismus leicht aufgelöst werden kann.[474] Da die Knabenbeschneidung anders als die Mädchenbeschneidung nicht von erniedrigenden Grundsätzen ausgeht, kann sie zumindest diskursfähig sein.

Die vorliegende Untersuchung der Beschneidungsdebatte zeigt die Bedeutung der Qualität der Sprache für den Diskurs über eine ethische Fragestellung. Wenn in einer Gesellschaft über Fragen wie Beschneidung noch diskutiert werden soll, dürfen religiöse Gruppen nicht von Vornherein „an der Wurzel der demokratischen Willensbildung abgeschnitten werden", indem ihre Vorstellungen als irrational und unaufgeklärt abgetan werden. „Religiösen Bürgern und Religionsgemeinschaften muss es freistehen, sich auch in der Öffentlichkeit religiös darzustellen, sich einer religiösen Sprache und entsprechender Argumente zu bedienen."[475]

---

472 Für ein eindrückliches Beispiel siehe Dena Davis, „Ancient rites and new laws: how should we regulate religious circumcision of minors?", *Journal of medical ethics* 39, Nr. 7 (2013): 456–58.

473 Bielefeldt, „Der Kampf um die Beschneidung. Das Kölner Urteil und die Religionsfreiheit". S. 67.

474 Ebd.

475 Jürgen Habermas, „Wie viel Religion verträgt der liberale Staat?", *Neue Zürcher Zeitung*, 4. August 2012.

Für die Religionsgemeinschaften zeigt der Diskurs, dass ihre religiösen Vorstellungen negativen Grenzziehungen unterliegen. Wo und wie diese Grenzen gezogen werden, ist Sache eines Diskurses, der auch medizinische Expertise beinhaltet. Die Frage für den Diskurs zwischen Wissenschaft und Religion – den „Agonisten der Aufklärung“ – ist, wie weit dieser Diskurs auf rein säkularer Basis geführt werden sollte.[476] Die Wertvorstellungen des Judentums, aber auch des Islams, fordern die „agnostische Wissenschaft“ heraus, aber auch eine gesellschaftliche Religionsvorstellung, die den Anspruch auf innere Wahrheitsanspruch weitgehend aufgegeben hat.[477] Es ist ein Kennzeichen der Moderne, dass sich Religion in Auseinandersetzung mit dem neuesten Stand der Wissenschaft immer wieder neu behaupten muss. Das Judentum setzt mit der Beschneidung der „naturalistisch ausgehöhlten Religion“[478] in der zeitgenössischen Gesellschaft eine religiöse Glaubensvorstellung entgegen, die sich die Verdrängung durch die Medizin verbietet. Die Beschneidung ist ein Beispiel für eine mögliche Parallelität von wissenschaftlicher Erkenntnis und dogmatischer „Glaubenspraxis“[479] und die Behauptung einer religiösen Mythologie inmitten einer von der Wissenschaft dominierten Öffentlichkeit. „Wenn Religion heißt, seinem Leben Verbindlichkeit zu geben, sind religiöse Riten insoweit ernster zu nehmen, als sie den Anschluss an eine Sinnordnung ermöglichen, die menschliche Existenz für bedeutsam hält.“[480] Andererseits darf sich auch die Religion einer naturwissenschaftlichen Auseinandersetzung mit ihren Erkenntnissen und Riten nicht verwehren. Der Beschneidungsdiskurs verdeutlicht jedoch die kommunikativen und rechtlichen Probleme, die entstehen, wenn diese Auseinandersetzung nur mit naturwissenschaftlichen Grundsätzen geführt wird. Der Diskurs zeigt, dass dies zu einer Reduktion und Verdrängung der argumentativen Position der Religionsgemeinschaften führt, die der religiösen Bewertung des religiösen Ritus nicht gerecht wird. Die Religion wird dabei ins Private gedrängt, nur das Körperliche wird öffentlich. In einem gleichberechtigten Diskurs müssen jedoch beide Seiten ihre eigenen Wahrheitsgehalte erörtern können und vom anderen

---

476 Thomas Thiel, „Man scheue die nihilistischen Herausforderungen nicht“, *Frankfurter Allgemeine Zeitung*, 14. Dezember 2016.

477 Ebd.

478 Ebd.

479 Ebd.

480 Ebd. Siehe auch: Jürgern Habermas, „Kulturelle Gleichbehandlung – und die Grenzen des Postmodernen Liberalismus“, *Deutsche Zeitschrift für Philosophie* 51, Nr. 3 (2003): 367–94. S. 380.

nicht geteilt, aber zumindest ernstgenommen sehen.[481] Dem Problem religiöser, invasiver Riten, die nicht darauf aus sind, ein Mitglied der Gemeinschaft zu demütigen oder schlechter zu stellen, kann nur gerecht diskursiv begegnet werden, wenn die unterschiedlichen Reflexionsfelder, die zwischen der Religion und der Wissenschaft stehen, respektiert werden.

481 Habermas, „Kulturelle Gleichbehandlung – und die Grenzen des Postmodernen Liberalismus". S. 393–394: „Die Erwartung einer fortdauernden Nicht-Übereinstimmung von Weltwissen und religiöser Überlieferung verdient nämlich nur dann das Prädikat „vernünftig", wenn religiösen Überzeugungen aus der Sicht des säkularen Wissens ein epistemischer Status zugestanden wird, der nicht schlechthin irrational ist."

7 Zusammenfassung und Schluss

Ein öffentlicher Diskurs verfolgt einen Zweck. Die an ihm beteiligten Akteure versuchen, andere von ihrer Position zu überzeugen. Sie werden stets versuchen, die eigene Meinung als die Mehrheitsmeinung durchzusetzen. Ein Diskurs ist somit eine Auseinandersetzung um Deutungshoheiten.[482] In jedem Diskurs kommen – abhängig von der Thematik und den Akteuren – unterschiedliche Strategien zum Einsatz, mit denen dieses Ziel erreicht werden soll. In der vorliegenden Untersuchung wurden 1252 Artikel analysiert, die zwischen dem 26. Juni 2012 und dem 15. Dezember 2012 zur Debatte um die rituelle Beschneidung erschienen sind. Die Artikel wurden 12 deutschen überregionalen Tageszeitungen und Nachrichtenmagazinen entnommen. Zudem wurden mit dem *Deutschen Ärzteblatt* und der *Jüdischen Allgemeinen* zwei für die Debatte thematisch spezifische Publikationen in die Untersuchung einbezogen. Durchgeführt wurde eine systematische Inhaltsanalyse, getrieben von der Frage nach der Art und Weise der öffentlichen Diskussion über die rituelle Beschneidung. Es wurde vermutet, dass der Diskurs von medizinischen Fragestellungen dominiert wurde. Diese Frage wurde durch die Untersuchung bestätigt.

Die Artikel wurden zunächst eingeteilt in „wertende" und „nicht wertende" Artikel. Sodann wurden die „wertenden" Artikel auf ihre Haltung gegenüber einer Zulässigkeit der Beschneidung in die Kategorien „Pro", „Contra" und „nicht zuordenbar" unterteilt. Die wertenden Artikel wurden einer weiteren inhaltlichen Analyse unterzogen und die Argumente dargestellt und interpretiert.

Die quantitative Untersuchung ergab, dass die Verteilung der Artikel den Ereignissen der Debatte folgte. Die meisten Artikel wurden im Juli 2012 veröffentlicht. Von August bis September folgte ein leichter Abfall der Artikel, im November wurden wieder mehr Artikel veröffentlicht, mutmaßlich in Reaktion auf veröffentliche Gesetzesvorhaben und mit der Debatte im Zusammenhang stehende Äußerungen und Vorkommnissen.

Der deutlich überwiegende Teil der Artikel transportierte eine zustimmende Haltung zur rituellen Beschneidung. 65 % der Artikel waren gegen ein Verbot der Beschneidung, 26 % befürworteten das Kölner Urteil. Die Differenz zu 100 % ergibt sich aus den in ihrer Haltung nicht eindeutig einschätzbaren Artikeln. Bei

482 Gerhards, „Diskursanalyse als systematische Inhaltsanalayse. Die öffentliche Debatte über Abtreibungen in den USA und in der Bundesrepublik Deutschland im Vergleich". S. 335.

den Publikationen wies die FAZ eine starke Tendenz für ein Verbot der rituellen Beschneidung auf, auch die *Tageszeitung* neigt dazu. Alle anderen Publikationen sprechen sich in ihren Artikel mehrheitlich für eine Zulässigkeit des religiösen Ritus aus.

Sowohl für die Argumente der „Contra"- als auch für die Argumente der „Pro"-Kategorie wurden ausgewählte Argumente anschließend einer genaueren sprachlichen und inhaltlichen Untersuchung unterzogen. Hierzu wurden die drei häufigsten Argument-Kategorien ausgewählt und die darin enthaltenen Aussagen einzelnen Subkategorien zugeordnet. Es stellte sich heraus, dass die Gegner der Beschneidung vornehmlich unter Bezugnahme auf den dem Kind durch die Beschneidung zugefügten körperlichen Schaden argumentierten. Schmerz und Schaden wurden akzeptiert, wenn sie durch eine ärztliche Indikation veranlasst waren, nicht jedoch bei einem religiösen Ritus. Damit einher ging eine Einteilung des Schmerzes in „nötig" und „unnötig", die stark zu der negativen Bewertung des Beschneidungsschmerzes beitrug. Die Orientierung an der medizinischen Notwendigkeit fungierte für viele Beschneidungsgegner zudem als Synonym für die Aufklärung und wurde zur Trennlinie zwischen „modern" und „unmodern" deklariert. Befürworter des Ritus sahen sich damit in die Position versetzt, für die Akzeptanz des Unaufgeklärten in der modernen Gesellschaft zu werben. Eine breite Gegenmeinung zur ausschließlichen Gleichsetzung von Medizin und Moderne entstand in der Debatte nicht.

Die Befürworter der rituellen Beschneidung argumentierten hauptsächlich auf zwei Wegen. Zum einen unterstrichen sie die religiöse Bedeutung der Beschneidung, ihre althergebrachte Tradition, die identitätsstiftenden Aspekte und die Folgen eines Beschneidungsverbotes. Zum anderen versuchten sie, das Argument des medizinischen Schadens zu widerlegen. Zusätzlich wurden den behaupteten Nachteilen der Vorhautentfernung medizinische Vorteile entgegengehalten.

Zudem wurden die Artikel auf antisemitische Tendenzen und Sprachtropen hin untersucht. Es wurde gezeigt, dass in einer bedeutsamen Anzahl der Artikel sprachlich codierte Differenzkonstruktionen zu finden sind. Diese wurde aufgeschlüsselt und einzelnen Kategorien zugeordnet. Zwei Artikel aus der *Frankfurter Allgemeinen Zeitung* wurden gesondert untersucht und gezeigt, dass einige Formulierungen tradierten Mustern nicht unähnlich sind.

Die Auswertung ergab, dass der öffentliche Diskurs über die rituelle Beschneidung von medizinischen Fragestellungen dominiert war. Sowohl die „Contra"- als auch die „Pro"-Artikel waren darauf ausgerichtet, den medizinischen Schaden entweder zu belegen oder zu widerlegen. Die meisten „Contra"-Artikel fokussierten sich auf den medizinischen Aspekt, ohne die religiöse

Komponente in ihre Erörterung miteinzubeziehen. Das Ergebnis der Abwägung von Vor- und Nachteilen des Eingriffes war daher für die diese Autoren meist eindeutig. Die Beschneidungsbefürworter hingegen sahen sich mit einer neuen Art des Rationalismus konfrontiert, der auch über Jahrhunderte tradierte Traditionen angreift und in Frage stellte. Da ihre dem Ritus inhärenten, d. h. religiösen Argumente im Diskurs nur bedingt Geltung erlangten, waren sie gezwungen, neue Begründungsschemata für die rituelle Beschneidung zu finden. Der Ritus selbst wurde dadurch in der Begründung zunehmend säkularisiert und medikalisiert. Unterstützt wurden die Beschneidungsbefürworter durch den Gesetzesentwurf und die entschlossene Haltung der Bundesregierung. Mit der Verabschiedung des Beschneidungsgesetzes im Dezember 2012 fand die öffentliche Debatte weitgehend ein Ende. Es wäre interessant zu sehen, inwieweit sich der innerjüdische Diskurs in Reaktion auf die Debatte verändert hat.

Die Dominanz der Medizin innerhalb der Beschneidungsdebatte kann als Beispiel für die Theorie der Medikalisierung der Sprache im Sinne Michel Foucaults gesehen werden. „Die Befreiung des Individuums" durch die Medizin führte, so Bodenheimer, „faktisch zu einer Verstaatlichung des Individuums und der Moral".[483] Die Medizin bestimmte darüber, wie der kindliche Körper zu sein hatte und was mit ihm – auch auf Veranlassung der Eltern – geschehen durfte. Dabei wurde die gesellschaftlich wahrgenommene Übereinstimmung von Medizin und Vernunft bewusst ausgenutzt und argumentativ eingesetzt, um das Religiöse an den Rand zu drängen und den kindlichen Körper vor den Zugriffen nicht-medizinischer Motivation zu bewahren. Die neue Begründungskonstellation wurde unterstrichen durch den Umstand, dass die meisten Beschneidungsgegner nichts gegen eine Zirkumzision einzuwenden hätten, wenn die medizinische Studienlage eindeutig für einen Nutzen des Eingriffs spräche. Dass ein und derselbe Eingriff auf medizinischer Grundlage angenommen, auf religiöser jedoch abgelehnt wird, ist beispielhaft für die von Foucault wahrgenommene medizinische Dominanz über den Körper.

Die vorliegende Analyse stellt nur einen Teil der Debatte dar. Zum einen ist es auch mit einer qualitativen Analyse nicht möglich, einen Diskurs vollständig zu erfassen. Zum anderen ergeben sich aus der gewählten Methodik immer auch Aspekte, die nicht abgedeckt werden können. Für diese Arbeit wurden einige methodische Einschränkungen vorgenommen, die die Auswertung beeinflusst

483 Alfred Bodenheimer, zitiert in: Johan Schloemann, „Das Anstößige der frommen Unbedingtheit", *Süddeutsche Zeitung*, 12. Dezember 2012.

haben. So wurden nur die „wertenden“ Artikel qualitativ codiert, nicht jedoch die in den „beschreibenden“ Artikeln enthaltenen Zitate. Auch wurde zwischen „wertenden“ Berichten und Interviews nicht unterschieden, sondern das Augenmerk darauf gelenkt, welche Meinungen die Zeitungen zu Wort kommen lassen. Die Einteilung in „wertende“ und „deskriptive“ ist Artikel zudem mitunter abhängig vom Codierenden. Zukünftige Arbeiten können die Untersuchung durch eine Analyse der „beschreibenden“ Artikel fortführen. Hier wäre von Interesse, welche Haltungen und Beiträge zitiert werden und welches Vokabular verwendet wird. Ergiebig wäre darüber hinaus womöglich eine Untersuchung der Leserbriefe der untersuchten Zeitungen. Leserkommentare könnten anhand derselben Kategorien untersucht werden wie in der vorliegenden Untersuchung. Eine Codierung antisemitischer Textstellen wäre hier unter Umständen noch ergiebiger.

Die kritische Analyse eines Diskurses mit seinen Wahrheiten und strukturellen Zusammenhängen und das Aufweisen der impliziten Bedeutungen und Konsequenzen des Gesagten erzeugt unweigerlich eine Art Gegendiskurs, bei der man Gefahr läuft, Sympathien für die im Diskurs unterdrückte Partei zu ergreifen. Eine solche Position wird hier weder beabsichtigt noch begründet. Da Kritik im Diskurs jedoch meist an Macht- und Herrschaftsverhältnissen geübt wird, lässt sich dies jedoch kaum vermeiden.[484] Parteinahme für einen ausgeglicheneren Diskurs darf jedoch nicht mit Parteinahme für bestimmte Positionen verwechselt werden. Vielmehr soll auf die Notwendigkeit eines vernünftigen moralischen Pluralismus hingewiesen werden, der – wie dargestellt – derzeit durch die Gleichsetzung von medizinischem Argument mit moralischer Überlegenheit unterdrückt wird.

Aus Diskursen der Gegenwart lassen sich prognostische Aussagen über Diskursverläufe der Zukunft ableiten und die Entwicklungsrichtung des religiösen Diskurses aufzeigen. Jäger spricht hier von „Beharrungstendenzen“, denen Diskurse unterliegen.[485] Der Beschneidungsdiskurs des Jahres 2012 hat zumindest sprachliche und argumentative Strukturen geschaffen, die nicht so leicht zu revidieren sind. Der medizinische Aspekt hat sich dem Beschneidungsdiskurs tief eingeprägt, sodass es in Zukunft schwerfallen wird, eine Aussage über die Beschneidung zu treffen, ohne sich zugleich zur medizinischen Fragestellung zu positionieren. Im Beschneidungsdiskurs wurde neues Wissen produziert, das

484 Jäger, *Kritische Diskursanalyse. Eine Einführung*. S. 225–29.
485 Ebd. S. 203.

ältere, rein religiöse Übereinkünfte ersetzt hat. Es ist somit gelungen, mit dem vorhandenen Quellenkorpus ein breites Abbild der Beschneidungsdebatte im Deutschland des Jahres 2012 zu geben und im Sinne der Fragestellung die Natur des Diskurses darzustellen, zentrale Akteure jeder Seite auszumachen und die Grundstruktur der Argumentation offenzulegen.

Anhang

A Urteil des LG Köln vom 7.5.2012[486]

10.07.2012 · IWW-Abrufnummer 122086

Landgericht Köln: Urteil vom 07.05.2012 – 151 Ns 169/11

Diese Entscheidung enthält keinen zur Veröffentlichung bestimmten Leitsatz.

Tenor:

Die Berufung der Staatsanwaltschaft gegen das Urteil des Amtsgerichts Köln vom 21.09.2011 wird verworfen.

Die Staatskasse trägt die Kosten des Verfahrens und die dem Angeklagten entstandenen notwendigen Auslagen.

Gründe

I.

Die Staatsanwaltschaft Köln wirft dem Angeklagten vor, am 04.11.2010 in Köln eine andere Person mittels eines gefährlichen Werkzeugs körperlich misshandelt und an der Gesundheit geschädigt zu haben (§§ 223 Abs. 1, 224 Abs. 1 Nr. 2, Alternative 2 StGB):

Am 04.11.2010 führte der Angeklagte in seiner Praxis in der S-Straße in Köln unter örtlicher Betäubung die Beschneidung des zum Tatzeitpunkt vierjährigen K1 mittels eines Skalpells auf Wunsch von dessen Eltern durch, ohne dass für die Operation eine medizinische Indikation vorlag. Er vernähte die Wunden des Kindes mit vier Stichen und versorgte ihn bei einem Hausbesuch am Abend desselben Tages weiter. Am 06.11.2010 wurde das Kind von seiner Mutter in die Kindernotaufnahme der Universitätsklinik in Köln gebracht, um Nachblutungen zu behandeln. Die Blutungen wurden dort gestillt.

---

486 Quelle: http://www.iww.de/quellenmaterial/id/85915 (abgerufen am 22.12.2016)

Das Amtsgericht Köln hat den Angeklagten mit Urteil vom 21.09.2011 (528 Ds 30/11) auf Kosten der Staatskasse freigesprochen. Gegen dieses Urteil hat die Staatsanwaltschaft Köln form- und fristgerecht Berufung eingelegt. Das Rechtsmittel hatte im Ergebnis keinen Erfolg.

II.

Der Vorwurf der Staatsanwaltschaft hat sich in tatsächlicher Hinsicht in der Hauptverhandlung bestätigt. Der Angeklagte hat das äußere Geschehen in vollem Umfange eingeräumt. Ergänzend hat die Kammer festgestellt, dass die Familie des Kindes dem islamischen Glauben angehört. Der Angeklagte führte die Beschneidung aus religiösen Gründen auf Wunsch der Eltern durch. Aufgrund des von der Kammer eingeholten Sachverständigengutachtens steht fest, dass der Angeklagte fachlich einwandfrei gearbeitet hat. Ein Behandlungsfehler liegt nicht vor. Außerdem besteht - so der Sachverständige - jedenfalls in Mitteleuropa keine Notwendigkeit Beschneidungen vorbeugend zur Gesundheitsvorsorge vorzunehmen.

III.

Der Angeklagte war aus rechtlichen Gründen freizusprechen.

Der äußere Tatbestand von § 223 Abs. 1 StGB ist erfüllt. Nicht erfüllt sind die Voraussetzungen von § 224 Abs. 1 Nr. 2, Alternative 2 StGB. Das Skalpell ist kein gefährliches Werkzeug im Sinne der Bestimmung, wenn es - wie hier - durch einen Arzt bestimmungsgemäß verwendet wird (vgl. BGH NJW 1978, 1206 [BGH 22.02.1978 - 2 StR 372/77]; NStZ 1987, 174 [BGH 23.12.1986 - 1 StR 598/86]).

Die aufgrund elterlicher Einwilligung aus religiösen Gründen von einem Arzt ordnungsgemäß durchgeführte Beschneidung eines nicht einwilligungsfähigen Knaben ist nicht unter dem Gesichtspunkt der sogenannten „Sozialadäquanz" vom Tatbestand ausgeschlossen. Die Entwicklung der gegenteiligen Auffassung durch Exner (Sozialadäquanz im Strafrecht - Zur Knabenbeschneidung, Berlin 2011, insbesondere Bl. 189 f.) überzeugt nicht. Die Eltern bzw. der Beschneider sollen demnach nicht über § 17 StGB entschuldigt sein. Der Veranlassung der Beschneidung durch die Eltern soll auch keine rechtfertigende Wirkung zukommen, da dem Recht der Eltern auf religiöse Kindererziehung in Abwägung zum Recht des Kindes auf körperliche Unversehrtheit und auf Selbstbestimmung kein Vorrang zukomme, so dass mit der Einwilligung in die Beschneidung ein Widerspruch zum Kindeswohl festzustellen sei. Gleichwohl soll der gegen das Kindeswohl verstoßende und nicht entschuldigte Vorgang sozial unauffällig, allgemein gebilligt und geschichtlich üblich und daher dem formellen Strafbarkeitsverdikt entzogen sein.

Nach richtiger Auffassung kommt der Sozialadäquanz neben dem Erfordernis tatbestandspezifischer Verhaltensmissbilligung keine selbstständige Bedeutung zu. Die Sozialadäquanz eines Verhaltens ist vielmehr lediglich die Kehrseite dessen, dass ein rechtliches Missbilligungsurteil nicht gefällt werden kann. Ihr kommt nicht die Funktion zu, ein vorhandenes Missbilligungsurteil aufzuheben (vgl. Freund in: Münchener Kommentar zum StGB, 2. Aufl., vor §§ 13 ff. Rn. 159; im Ergebnis ebenso: Fischer, StGB, 59. Aufl., § 223 Rn. 6 c, anders noch bis zur 55. Aufl., § 223 Rnr. 6 b; wie hier ferner: Herzberg, JZ 2009, 332 ff.; derselbe Medizinrecht 2012, 169 ff.; Putzke NJW 2008, 1568 ff.; Jerouschek NStZ 2008, 313 ff.; a.A. auch: Rohe JZ 2007, 801, 802 und Schwarz JZ 2008, 1125 ff.).

Die Handlung des Angeklagten war auch nicht durch Einwilligung gerechtfertigt. Eine Einwilligung des seinerzeit vierjährigen Kindes lag nicht vor und kam mangels hinreichender Verstandesreife auch nicht in Betracht. Eine Einwilligung der Eltern lag vor, vermochte indes die tatbestandsmäßige Körperverletzung nicht zu rechtfertigen.

Gemäß § 1627 Satz 1 BGB sind vom Sorgerecht nur Erziehungsmaßnahmen gedeckt, die dem Wohl des Kindes dienen. Nach wohl herrschender Auffassung in der Literatur (vgl. Schlehofer in: Münchener Kommentar zum StGB, 2. Aufl., vor §§ 32 ff. Rn. 43; Lenckner/Sternberg-Lieben in: Schönke/Schröder, StGB, 28. Aufl., vor §§ 32 ff. Rn. 41; Jerouschek NStZ 2008, 313, 319; wohl auch Exner a.a.O.; Herzberg a.a.O.; Putzke a.a.O.) entspricht die Beschneidung des nicht einwilligungsfähigen Knaben weder unter dem Blickwinkel der Vermeidung einer Ausgrenzung innerhalb des jeweiligen religiös gesellschaftlichen Umfeldes noch unter dem des elterlichen Erziehungsrechts dem Wohl des Kindes. Die Grundrechte der Eltern aus Artikel 4Abs. 1, 6 Abs. 2 GG werden ihrerseits durch das Grundrecht des Kindes auf körperliche Unversehrtheit und Selbstbestimmung gemäß Artikel 2 Abs. 1 und 2 Satz 1 GG begrenzt. Das Ergebnis folgt möglicherweise bereits aus Artikel 140 GG i.V.m. Artikel 136 Abs. 1 WRV, wonach die staatsbürgerlichen Rechte durch die Ausübung der Religionsfreiheit nicht beschränkt werden (so: Herzberg JZ 2009, 332, 337; derselbe Medizinrecht 2012, 169, 173). Jedenfalls zieht Artikel 2 Abs. 2 Satz 1 GG selbst den Grundrechten der Eltern eine verfassungsimmanente Grenze. Bei der Abstimmung der betroffenen Grundrechte ist der Verhältnismäßigkeitsgrundsatz zu beachten. Die in der Beschneidung zur religiösen Erziehung liegende Verletzung der körperlichen Unversehrtheit ist, wenn sie denn erforderlich sein sollte, jedenfalls unangemessen. Das folgt aus der Wertung des § 1631 Abs. 2 Satz 1 BGB. Zudem wird der Körper des Kindes durch die Beschneidung dauerhaft und irreparabel verändert. Diese Veränderung läuft dem Interesse des Kindes später selbst über seine Religionszugehörigkeit entscheiden zu können zuwider. Umgekehrt wird das Erziehungsrecht der Eltern nicht unzumutbar beeinträchtigt, wenn sie gehalten sind abzuwarten, ob sich der Knabe später, wenn er mündig ist, selbst für die Beschneidung als sichtbares Zeichen der Zugehörigkeit zum Islam entscheidet (zu den Einzelheiten vgl.: Schlehofer a.a.O.; a.A. im Ergebnis Fischer, 59. Aufl., § 223 Rn. 6 c; inzident wohl auch: OLG Frankfurt NJW 2007, 3580; OVG Lüneburg NJW 2003, 3290; LG FrankenthalMedizinrecht 2005, 243, 244; ferner Rohe JZ 2007, 801, 802 jeweils ohne nähere Erörterung der Frage). Schwarz (JZ 2008, 1125, 1128) bewertet die Einwilligung unter Berücksichtigung verfassungsrechtlicher Kriterien als rechtfertigend, er geht jedoch nur auf die Elternrechte aus Artikel 4 und 6 GG, nicht hingegen - was notwendig wäre - auf die eigenen Rechte des Kindes aus Artikel 2 GG ein. Seine Auffassung kann schon aus diesem Grunde nicht überzeugen.

Der Angeklagte handelte jedoch in einem unvermeidbaren Verbotsirrtum und damit ohne Schuld (§ 17 Satz 1 StGB).

Der Angeklagte hat, das hat er in der Hauptverhandlung glaubhaft geschildert, subjektiv guten Gewissens gehandelt. Er ging fest davon aus, als frommem Muslim und fachkundigem Arzt sei ihm die Beschneidung des Knaben auf Wunsch der Eltern aus religiösen Gründen gestattet. Er nahm auch sicher an sein Handeln sei rechtmäßig.

Der Verbotsirrtum des Angeklagten war unvermeidbar. Zwar hat sich der Angeklagte nicht nach der Rechtslage erkundigt, das kann ihm hier indes nicht zum Nachteil gereichen. Die Einholung kundigen Rechtsrates hätte nämlich zu keinem eindeutigen Ergebnis geführt. Ein unvermeidbarer Verbotsirrtum wird bei ungeklärten Rechtsfragen angenommen, die in der Literatur nicht einheitlich beantwortet werden, insbesondere wenn die Rechtslage insgesamt sehr unklar ist (vgl. Joecks in: Münchener Kommentar zum StGB, 2. Aufl., § 17 Rn. 58; Vogel in: Leipziger Kommentar zum StGB, 12. Aufl., § 17 Rn. 75; BGHNJW 1976, 1949, 1950 zum gewohnheitsrechtlichen Züchtigungsrecht des Lehrers bezogen auf den Zeitraum 1971/1972). So liegt der Fall hier. Die Frage der Rechtmäßigkeit von Knabenbeschneidungen aufgrund Einwilligung der Eltern wird in Rechtsprechung und Literatur unterschiedlich beantwortet. Es liegen, wie sich aus dem Vorstehenden ergibt, Gerichtsentscheidungen vor, die, wenn auch ohne nähere Erörterung der wesentlichen Fragen, inzident von der Zulässigkeit fachgerechter, von einem Arzt ausgeführter Beschneidungen ausgehen, ferner Literaturstimmen, die sicher nicht unvertretbar die Frage anders als die Kammer beantworten.

IV.

Die Kostenentscheidung folgt aus § 473 Abs. 1 StPO.

Literaturverzeichnis

Abdulwahab-Ahmed, Abdullahi, und IsmailaA Mungadi. „Techniques of male circumcision". *Journal of Surgical Technique and Case Report* 5, Nr. 1 (2013).

„About the World Union for Progressive Judaism". *World Union for Progessive Judaism*, 2016. http://wupj.org/about/about.asp (abgerufen am 26.10.2016).

Abusch, Ra'Anan. „Circumcision and Castration unter Roman Law in the Early Empire". In *The Covenant of Cirumcision: New Perspectives on an Ancient Jewish Rite*, herausgegeben von Elizabeth Wyner Mark, 75–86. Hanover, London: Brandeis University Press, 2003.

„AG Köln, 528 Ds 30/11", 2011. http://www.justiz.nrw.de/nrwe/ag_koeln/j2011/528_Ds_30_11_Urteil_20110921.html (abgerufen am 26.10.2012).

Agamben, Giorgio. „Homo Sacer. Die souveräne Macht und das nackte Leben." In *Biopolitik. Ein Reader.*, herausgegeben von Andreas Folkers und Thomas Lemke, 191–227. Frankfurt a.M.: Suhrkamp, 2014.

Aggleton, Peter. „‚Just a Snip?': A social History of Male Circumcision". *Reproductive Health Matters* 15, Nr. 29 (2007): 15–21.

Ainslie, Donald C. „Bioethics and the problem of pluralism." *Social philosophy & policy* 19, Nr. 2 (2002): 1–28. http://www.ncbi.nlm.nih.gov/pubmed/12678080.

Alexander, Carl. *Die hygienische Bedeutung der Beschneidung*. Breslau: Th. Schatzky, 1902.

Ambrosch, Manuel. *Die Bedeutung von Prävention in der Berichterstattung deutscher Zeitungen über Brustkrebs und Lungenkrebs*. Dissertation, Universität Leipzig, 2012.

„Amerika sieht Vorteile in der Beschneidung". *Frankfurter Allgemeine Zeitung*, 29. August 2012.

„Amtsgericht Düsseldorf, 411 Ds 60 Js 3518/00", 2004. https://openjur.de/u/654823.html (abgerufen am 03.11.2017).

„Antrag der Fraktionen CDU/CSU, SPD und FDP: Rechtliche Regelung der Beschneidung minderjähriger Jungen". *Deutscher Bundestag. Drucksache 17/10331*, 19. Juli 2012. http://dipbt.bundestag.de/dip21/btd/17/103/1710331.pdf.

„Ärztepräsident Montgomery rät von Beschneidungen ab". *Handelsblatt*, 8. Juli 2012. http://www.handelsblatt.com/politik/deutschland/nach-umstrittenem-urteil-aerztepraesident-montgomery-raet-von-beschneidungen-ab/6853816.html (abgerufen am 07.07.2016).

Aurenque, Diana, und Urban Wiesing. „German law on circumcision and its debate: How an ethical and legal Issue turned political." *Bioethics* 29, Nr. 3 (2015): 203–10.

„Bahr für Regelung der Beschneidung im Patientenrecht". *Frankfurter Allgemeine Zeitung*, 16. Juli 2012.

Bauman, Zygmunt. *Liquid modernity*. Cambridge University Press, 2000.

Beckhardt, Lorenz. „Beschnitten und traumatisiert. Die Schoah unterbrach den Weg der Juden in die Moderne, auch darum halten sie an der Beschneidung fest." *Frankfurter Rundschau*, 23. August 2012.

Benatar, Michael, und David Benatar. „Between Prophylaxis and Child Abuse: The Ethics of Neonatal Male Circumcision". *American Journal of Bioethics* 3, Nr. 2 (2003): 35–48.

„Beschneidung gestoppt". *Frankfurter Rundschau*, 14. Juli 2012.

„Beschneidung von Jungen jetzt gesetzlich geregelt". *Deutscher Bundestag*, 12. Dezember 2012. http://www.bundestag.de/dokumente/textarchiv/2012/42042381_kw50_de_beschneidung/210238 (abgerufen am 26.10.2016).

Beulke, Werner, und Annika Dießner. „‚(…) ein kleiner Schnitt für einen Menschen, aber ein großes Thema für die Menschheit': Warum das Urteil des LG Köln zur religiös motivieren Beschneidung von Knaben nicht überzeugt." *Zeitschrift für internationale Strafrechtsdogmatik* 7 (2012): 338–46. http://www.zis-online.com/dat/artikel/2012_7_685.pdf (abgerufen am 27.10.2016).

Bielefeldt, Heiner. „Der Kampf um die Beschneidung. Das Kölner Urteil und die Religionsfreiheit". *Blätter für deutsche und internationale Politik* 9 (2012): 63–71.

Blum, Erhard, E.P. Sanders, Robert Goldberg, und Ulrich Rebstock. „Beschneidung". Herausgegeben von Hans-Dieter Betz. *Religion in Geschichte und Gegenwart Online*. Tübingen: Mohr Siebeck, 2015.

Blumenberg, Yigal. „Von Trauma und Tradition". In *Die „unheimliche" Beschneidung. Aufklärung und die Wiederkehr des Verdrängten*, herausgegeben von Yigal Blumenberg und Wolfgang Hegener, 95–133. Frankfurt a.M.: Brandes & Apsel, 2013.

Blumenberg, Yigal, und Wolfgang Hegener. *Die „unheimliche" Beschneidung: Aufklärung und Wiederkehr des Verdrängten*. Frankfurt am Main: Brandes & Apsel, 2013.

———. „Einleitung: Von der Wiederkehr des Verdrängten". In *Die „unheimliche" Beschneidung. Aufklärung und die Wiederkehr des Verdrängten*, herausgegeben von Yigal Blumenberg und Wolfgang Hegener, 11–30. Frankfurt a.M.: Bandes & Apsel, 2013.

———. „Geschichtsvergessenheit? - Eine Antwort auf die Entgegnungen von Wolfgang Schmidbauer und Matthias Franz". *Psyche - Z Psychoanal* 67 (2013): 483–89.

———. „Juristischer und psychoanalytischer Furor gegen die Beschneidung - oder das alte Lied vom ausgeschlossenen Dritten". *Psyche - Z Psychoanal* 66 (2012): 1118–28.

Bodenheimer, Alfred. *Haut ab! Die Juden in der Beschneidungsdebatte.* Göttingen: Wallstein Verlag, 2012.

———. „Verletzung von Körper und Würde. Beobachtungen einer Begriffskontingenz". In *Die „unheimliche" Beschneidung. Aufklärung und die Wiederkehr des Verdrängten*, herausgegeben von Yigal Blumenberg und Wolfgang Hegener, 135–46. Frankfurt a.M.: Brandes & Apsel, 2013.

Bommarius, Christian. „Rechtsschutz für die Beschneidung". *Frankfurter Rundschau*, 26. September 2012.

Brämer, Andreas. „Die jüdische Beschneidungsfrage in Deutschland um 1850". In *Beschneidung: Das Zeichen des Bundes in der Kritik*, herausgegeben von Johannes Heil und Stephan Kramer, 36–40. Berlin: Metropol, 2012.

Brumlik, M. „Die Beschneidungsdebatte: Grenz- und Bewährungsfall einer advokatorischen Ethik". In *Die „unheimliche" Beschneidung. Aufklärung und die Wiederkehr des Verdrängten*, herausgegeben von Yigal Blumenberg und Wolfgang Hegener, 31–50. Frankfurt a.M.: Bandes & Apsel, 2013.

Bull, Malcom. „Secularization and Medicalization". *The British Journal of Sociology* 41, Nr. 2 (1990): 245–61.

Bundesministerium der Justiz und für Verbraucherschutz. „Bürgerliches Gesetzbuch (BGB) § 1631d Beschneidung des männlichen Kindes". *Juristisches Informationssystem für die BRD*, 2016. https://www.gesetze-im-internet.de/bgb/__1631d.html (abgerufen am 26.10.2016).

Bundesregierung der Bundesrepublik Deutschland. „Entwurf eines Gesetzes über den Umfang der Personensorge bei einer Beschneidung des männlichen Kindes". *Deutscher Bundestag. Drucksache 17/11295*, 5. November 2012. http://dipbt.bundestag.de/dip21/btd/17/112/1711295.pdf.

Burack, Jeffrey H. „Jewish reflections on genetic enhancement". *Journal of the Society of Christian Ethics* 26, Nr. 1 (2006): 137–61.

Carpenter, Laura M. „On remedicalisation: male circumcision in the United States and Great Britain". *Sociology of Health & Illness* 32, Nr. 4 (2010): 613–30.

Cetin, Zülfukar, Heinz-Jürgen Voß, und Salih Wolter. *Intervention gegen die deutsche „Beschneidungsdebatte"*. Münster: Assemblage, 2012.

Cetin, Zülfukar, und Salih Alexander Wolter. „Fortsetzung einer ‚Zivilisierungsmission': Zur deutschen Beschneidungsdebatte". *Jahrbuch für Islamophobieforschung*, 2013, 19–37.

Cohen, Jeremy. *Why aren't Jewish Women Circumcised? Gender and Covenant in Judaism*. Berkeley: University of California Press, 1999.

Cohen, Shaye J D. *Why aren't Jewish Women Circumcised*. Berkeley/Los Angeles/London: University of California Press, 2005.

Conrad, Peter. „Medicalization and Social Control". *Annual Review of Sociology* 18 (1992): 209–32.

Darby, Robert. „The Sorcerer's Apprentice: Why can't the United States stop circumcising boys?" *History of Circumcision*, 2005. http://www.historyofcircumcision.net/index.php?option=content&task=view&id=61 (abgerufen am 16.12.2016).

Davis, Dena. „Ancient rites and new laws: how should we regulate religious circumcision of minors?" *Journal of medical ethics* 39, Nr. 7 (2013): 456–58.

Degenhard, Joachim. *Konformitätsverhalten und Medien-Kampagnen der Leitmedien in der Politik-Berichterstattung*. Dissertation. Universität Dortmund, 2010.

Deusel, Antja. „Medizinische Aspekte der Brit Mila". In *Beschneidung: Das Zeichen des Bundes in der Kritik*, herausgegeben von Johannes Heil und Stephan Kramer, 181–90. Berlin: Metropol, 2012.

Deusel, Antje. *Mein Bund, den ihr bewahren sollt: Religionsgesetzliche und medizinische Aspekte der Beschneidung*. Freiburg: Herder, 2012.

Deutsche Akademie für Kinder- und Jugendmedizin. „Stellungnahme zur Beschneidung von minderjährigen Jungen", 2012. http://dakj.de/wp-content/uploads/2015/09/2012_Stellungnahme_Beschneidung.pdf (abgerufen am 01.10.2016).

Deutscher Ethikrat. „Pressemitteilung 09/2012: Ethikrat empfiehlt rechtliche und fachliche Standards für Beschneidung", 23. August 2012.

Deutschland, Zentralrat der Juden in. „Presserklärung: Zum Urteil des Kölner Landgerichts zur Beschneidung von Jungen". Zugegriffen 8. Juli 2016. http://www.zentralratdjuden.de/de/article/3705.zum-urteil-des-kölner-landgerichts-zur-beschneidung-von-jungen.html (abgerufen am 17.10.2016).

———. „Warum beschneiden Juden ihre Kinder?", 2012. https://www.zentralratderjuden.de/aktuelle-meldung/warum-beschneiden-juden-ihre-kinder/ (abgerufen am 8.7.2016).

Dinges, Martin. „Männergesundheit im Wandel : Ein Prozess nachholender Medikalisierung ?" *Bundesgesundheitsblatt* 59 (2016): 925–31.

Drentwett, Christine. *Vom Nachrichtenvermittler zum Nachrichtenthema. Metaberichterstattung bei Medienereignissen*. Wiesbaden: VS Verlag für Sozialwissenschaften, 2009.

Eckart, Wolfgang. „Beschneidungsdiskurse und Fremdenfeindlichkeit". *Trauma und Gewalt* 6, Nr. 4 (2012): 1–2.

Ederberg, Gesa. „‚Durch dein Blut sollst du leben.'" In *Beschneidung: Das Zeichen des Bundes in der Kritik*, herausgegeben von Johannes Heil und Stephan Kramer, 199–204. Berlin: Metropol, 2012.

„Einwilligung in die rituelle Beschneidung eines Neunjährigen". *Medizinrecht* 23, Nr. 4 (2005): 243–45.

„Ethikrat spricht sich für Beschneidung aus". *Spiegel Online*, 23. August 2012.

Fateh-Moghadam, Bijan. „Religiöse Rechtfertigung? Die Beschneiung von Knaben zwischen Strafrecht, Religionsfreiheit und elterlichem Sorgerecht." *Rechtswissenschaft* 1 (2010): 115–42.

Fink-Eitel, Hinrich. *Michel Foucault*. Hamburg: Junius, 1990.

Fischer, Lars. „The Non-Jewish Question and Other "Jewish Questions" in Modern Germany (and Austria)". *The Journal of Modern History* 82, Nr. 4 (2010): 876–901.

Foddy, Bennett. „Medical, religious and social reasons for and against an ancient rite." *Journal of medical ethics* 39, Nr. 7 (2013): 415. http://www.ncbi.nlm.nih.gov/pubmed/23781076.

Folkers, Andreas, und Thomas Lemke. „Einleitung". In *Biopolitik. Ein Reader.*, herausgegeben von Andreas Folkers und Thomas Lemke, Bd. 7–64. Frankfurt a.M.: Suhrkamp, 2014.

Forster, Rudolf. *Psychiatriereform zwischen Medikalisierung und Gemeindeorientierung. Eine kritische Bilanz*. Opladen: Westdeutscher Verlag, 1997.

Foucault, Michel. *Analytik der Macht*. Frankfurt a.M.: Suhrkamp, 2015.

———. *Archäologie des Wissens*. Frankfurt a.M.: Suhrkamp, 1981.

———. *Die Geburt der Klinik. Eine Archäologie des ärztlichen Blicks*. Frankfurt a.M.: Fischer, 2011.

———. *Die Regierung der Lebenden : Vorlesung am Collège de France; 1979 - 1980*. Berlin: Suhrkamp, 2014.

———. „In Verteidigung der Gesellschaft. Vorlesung vom 17. März 1976". In *Biopolitik. Ein Reader.*, herausgegeben von Andreas Folkers und Thomas Lemke, 88–114. Frankfurt a.M.: Suhrkamp, 2014.

———. *Mikrophysik der Macht: Michel Foucault über Strafjustiz, Psychiatrie und Medizin*. Berlin: Merve Verlag, 1976.

———. *Ordnung des Diskurses*. Frankfurt a.M.: Suhrkamp, 1993.

———. *Überwachen und Strafen. Die Geburt des Gefängnisses.* Frankfurt a.M.: Suhrkamp, 2012.

———. *Wahnsinn und Gesellschaft: eine Geschichte des Wahns im Zeitalter der Vernunft.* Frankfurt a.M.: Suhrkamp, 2011.

Franz, Matthias. „Individuelle Binnendifferenzierung versus kollektive Differenz. Ein Projekt der Psychoanalyse". *Psyche - Z Psychoanal* 67 (2013): 495–98.

———. „Offener Brief zur Beschneidung. ‚Religionsfreiheit kann kein Freibrief für Gewalt sein' ". *Frankfurter Allgemeine Zeitung*, 21. Juli 2012.

———. „Ritual Trauma Kindeswohl". *Frankfurter Allgemeine Zeitung*, 9. Juli 2012.

———. „Zur Verleugnung der Gewaltaspekte der rituellen Beschneidung kleiner Jungen - oder: Dürfen deutsche Nichtjuden deutsche Juden analysieren?" *Psyche - Z Psychoanal* 67, Nr. 183–193 (2013).

Freidson, Eliot. *Professional dominance: the social structure of medical care.* New York: Atherton Press, 1970.

„Gemeinsam für Kinderschutz – ein Appell für mehr Verantwortung und Augenmaß in der Beschneidungsdebatte. Stellungnahme der Deutschen Kinderhilfe", 2012. http://die-petition.de/pressemappe/stellungnahme-der-deutschen-kinderhilfe-gemeinsam-fuer-kinderschutz/ (abgerufen am 26.10.2016).

Gerhards, Jürgen. „Diskursanalyse als systematische Inhaltsanalayse. Die öffentliche Debatte über Abtreibungen in den USA und in der Bundesrepublik Deutschland im Vergleich". In *Handbuch sozialwissenschaftliche Diskursanalyse. Band 2: Forschungspraxis.* Wiesbaden: VS Verlag für Sozialwissenschaften, 2008.

„Gesetz über den Umfang der Personensorge bei einer Beschneidung des männlichen Kindes". *Deutscher Bundesrat, Drucksache 739*/12, 14. Dezember 2012.

Giordano-Bruno-Stiftung. „Mein Körper gehört mir", 2012. http://www.giordano-bruno-stiftung.de/sites/gbs/files/download/flyer-beschneidung.pdf (augerufen am 16.12.2016).

Glassberg, Abraham. „Die Beschneidung in ihrer geschichtlichen ethnographischen religiösen und medicinischen Bedeutung". Berlin: Boas Nacht, 1896.

Göckenjan, Gerd. *Kurieren und Staat machen. Gesundheit und Medizin in der bürgerlichen Welt.* Frankfurt a.M.: Suhrkamp, 1985.

Goldingay, John. „The Significance of Circumcision". *Journal for the Study of the Old Testament* 88 (2000): 3–18.

Goldman, Ronald. *Circumcision, the hidden trauma: How an American cultural practice affects infants and ultimately us all.* Boston: Vanguard, 1997.

———. „Circumcision policy: A psychosocial perspective". *Paediatrics and Child Health*, 2004.

———. *Questioning Circumcision: A Jewish Perspective*. Boston: Vanguard, 1998.

———. „The Growing Circumcision Debate". In *Flesh and Blood - Perspectives on the Problem of Circumcicion in Contemporary Society*, herausgegeben von George Denniston, Frederick Hodges, und Marilyn Milos. New York: Kluwer, 2004.

———. „The psychological impact of circumcision". *BJU International* 83, Nr. 1 (1999): 93–102.

Goldstein, Jürgen. „Signaturen der Moderne: Vernünftiger Pluralismus". *Universität Koblenz-Landau*, o. J. https://www.uni-koblenz-landau.de/de/orientierung/forschung/forschungi/vernuenftiger-pluralismus-prof-dr-juergen-goldstein (abgerufen am 12.12.2016).

Gollaher, David. *Circumcision - A History of the World's Most Controversial Surgery*. New York: Basic Books, 2000.

Gubser, Martin. *Literarischer Antisemitismus*. Göttingen: Wallstein Verlag, 1998.

Haberman, Bonna Devora. „Foreskin Sacrifice: Zipporah's Ritual and the Bloody Bridegroom". In *The Covenant of Cirumcision: New Perspectives on an Ancient Jewish Rite*, herausgegeben von Elizabeth Wyner Mark. Hanover, London: Brandeis University Press, 2003.

Habermas, Jürgen. „Wie viel Religion verträgt der liberale Staat?" *Neue Zürcher Zeitung*, 4. August 2012.

Habermas, Jürgern. „Kulturelle Gleichbehandlung - und die Grenzen des Postmodernen Liberalismus". *Deutsche Zeitschrift für Philosophie* 51, Nr. 3 (2003): 367–94.

Hainz, Tobias. „The Enhancement of Children versus Circumcision: A Case of Double Moral Standards?" *Bioethics* 29, Nr. 7 (2015): 507–15.

Haller, Michael. „Die ‚ Flüchtlingskrise ' in den Medien. Tagesaktueller Journalismus zwischen Meinung und Information." OBS-Arbeitsheft 93. Frankfurt a.M., 2017.

Halser, Marlene. „Reisender Beschneider angezeigt". *TAZ.de*, 22. August 2012. http://www.taz.de/!5085836/ (abgerufen am 26.10.2016).

Hanke, Katja. „Tageszeitungen in Deutschland. Eckpfeiler der Demokratie." *Goethe Institut*, 2011. https://www.goethe.de/de/kul/med/20364797.html (abgerufen am 16.12.2016).

Hartwich, Rieke. „Die Zukunft der Bibliotheken im Spiegel der Presse. Eine Analyse von Zeitungsartikeln." *Berliner Handreichungen zur Bibliotheks- und Informationswissenschaft* 384 (2014).

Hays, Christopher. „‚Lest Ye Perish in The Way‘: Ritual and Kinship in Exodus 4:24–26“. *Hebrew Studies* 48 (2007): 39–54.

Hegener, Wolfgang. „Beschneidung und Monotheismus - Kritische Überlegungen zu einem Buch von Franz Maciejewski“. *Psyche - Z Psychoanal* 58 (2004): 61–76.

———. „Blutbeschuldigungen oder die Gleichzeitigkeit von Ungleichzeitigem. Kulturgeschichtliche und psychoanalytische Anmerkungen zur aktuellen Beschneidungsdebatte“. In *Die „unheimliche“ Beschneidung. Aufklärung und die Wiederkehr des Verdrängten*, herausgegeben von Yigal Blumenberg und Wolfgang Hegener, 51–93. Frankfurt a.M.: Brandes & Apsel, 2013.

Hegg, Tim. „Circumcision as a sign: the theological significance“. *Evangelical Theological Society Northwest Regional Meeting April 21, 1990*. http://www.torahresource.com/EnglishArticles/CircumcisionETS.pdf, 1990.

Heil, Johannes. „Beschneidung als Motiv in Alteritätsdiskursen und Judenfeindschaft“. In *Beschneidung: Das Zeichen des Bundes in der Kritik*, herausgegeben von Johannes Heil und Stephan Kramer, 23–35. Berlin: Metropol, 2012.

Heil, Johannes, und Stephan Kramer. *Beschneidung: Das Zeichen des Bundes in der Kritik*. Berlin: Metropol, 2012.

Heimbach-Steins, Marianne. „Religious Freedom and the German Circumcision Debate“, 2013.

Heine, Hannes, und Christian Böhme. „Unzureichend und unklar“. *Tagesspiegel.de*, 7. September 2012. https://www.tagesspiegel.de/politik/beschneidung-unzureichend-und-unklar/7104060.html (abgerufen am 26.10.2016).

Herzberg, Rolf Dietrich. „Die Beschneidung gesetzlich gestatten?“ *Zeitschrift für internationale Strafrechtsdogmatik* 10/2012 (2012): 486–505. http://www.zis-online.com/dat/artikel/2012_10_705.pdf.

———. „Rechtliche Probleme der rituellen Beschneidung“. *Juristenzeitung* 64 (2009): 332–39.

———. „Religionsfreiheit und Kindeswohl: Wann ist die Körperverletzung durch Zirkumzision gerechtfertigt?“ *Zeitschrift für internationale Strafrechtsdogmatik* 7–8/2010 (2010): 471–75. http://www.zis-online.com/dat/artikel/2010_7-8_468.pdf.

———. „Steht dem biblischen Gebot der Beschneidung ein rechtliches Verbot entgegen?“ *Medizinrecht* 30 (2012): 169–75.

Hoisl, A., R. Barbey, B. M. Graf, J. Briegel, und T. Bein. „Wertungen des ‚Transplantationsskandals‘ durch die Medien. Diskursanalytische Sutide an ausgesuchten deutschen Zeitungen.“ *Anaesthesist* 64 (2015): 16–25.

Hucklenbroich, Christina. „Als Jeffreys Mutter Fragen stellte“. *Frankfurter Allgemeine Zeitung*, 27. Juni 2014.

Ilkilic, Ilhan. „Islamische Aspekte der Beschneidung von minderjährigen Jungen". *Zeitschrift für medizinische Ehtik* 60 (2014): 63–72.

„In Israel die Regel, in Schweden geregelt". *Frankfurter Allgemeine Zeitung*, 28. Juni 2012.

Jäger, Siegfried. *Kritische Diskursanalyse. Eine Einführung*. 2. Aufl. Duisburg: DISS, 1999.

———. „Wege durchs Dickicht. Vorschläge zur Durchführung von Diskursanalysen." *Duisburger Institut für Sprach- und Sozialforschung*, 1997. http://www.diss-duisburg.de/2014/03/wege-durchs-dickicht/ (abgerufen am 26.10.2016).

Janisch, Wolfgang. „Raus aus der Illegalität". *Süddeutsche Zeitung*, 5. Oktober 2012.

Jerouschek, Günter. „Beschneidung und das deutsche Recht Historische, medizinische, psychologische und juristische Aspekte". *Neue Zeitschrift für Strafrecht* 6 (2008): 313–22.

Judd, Robin. „Circumcision and Modern Jewish life: A German Case Study, 1843–1914". In *The Covenant of Cirumcision: New Perspectives on an Ancient Jewish Rite*, herausgegeben von Elizabeth Wyner Mark. Hanover, London: Brandeis University Press, 2003.

———. *Contested Rituals*. Ithaca: Cornell University Press, 2007.

„Juden und Muslime fordern Korrektur des Urteils". *Focus Online*, 30. Juni 2012. http://www.focus.de/politik/deutschland/verbot-der-beschneidung-juden-und-muslime-fordern-korrektur-des-urteils_aid_775212.html (abgerufen am 24.10.2016).

„Jüdisches Krankenhaus Berlin stoppt religiöse Beschneidungen". *Spiegel Online*, 29. Juni 2012. http://www.spiegel.de/panorama/gesellschaft/juedisches-krankenhaus-berlin-stoppt-religioese-beschneidungen-a-841804.html (abgerufen am 22.10.2012).

„Jugendliche verletzen und beleidigen Rabbiner". *Der Spiegel*, 29. August 2012. http://www.spiegel.de/panorama/justiz/ueberfall-in-berlin-jugendliche-beleidigen-und-verletzen-rabbiner-a-852818.html (abgerufen am 26.10.2016).

Jütte, Robert. „Die Medikalisierung eines religösen Rituals - oder: von der wachsenden Deutungsmacht der Ärzte im Beschneidungsdiskurs". In *Beschneidung: Das Zeichen des Bundes in der Kritik*, herausgegeben von Johannes Heil und Stephan Kramer, 173–80. Berlin: Metropol, 2012.

Kajezke, Laura. *Wissen im Diskurs: Ein Theorienvergleich von Bourdieu und Foucault*. Wiesbaden: VS Verlag, 2008.

Kamann, Matthias. „‚Die Eltern sollen selbst entscheiden'". *Die Welt*, 14. Juli 2012.

Kaminer, Isidor. „Die Brit-Milah (Bund der Beschneidung) - ein ‚Fortschritt in der Geistigkeit'". In *Die „unheimliche" Beschneidung. Aufklärung und die Wiederkehr des Verdrängten*, herausgegeben von Yigal Blumenberg und Wolfgang Hegener, 147–78. Frankfurt a.M.: Brandes & Apsel, 2013.

Keilani, Fatina. „Beschneidung: Heilmann und der Berliner Weg". *Tagesspiegel.de*, September 2012. http://www.tagesspiegel.de/berlin/keine-strafrechtliche-verfolgung-beschneidung-heilmann-und-der-berliner-weg/7099290.html (abgerufen am 26.10.2016).

„Kinderspital Zürich führt wieder Beschneidungen durch". *NZZ Online*, 10. August 2012. http://www.nzz.ch/zuerich/beschneidungen-kinderspital-zuerich-1.17462267 (abgerufen am 27.10.2016).

Kissler, Alexander. „Ausgegrenzt und abgewertet". *Jüdische Allgemeine*, 9. August 2012.

Knobloch, Charlotte. „Wollt ihr uns Juden noch?" *Süddeutsche Zeitung*, 5. September 2012.

Kovács, Eva, und Julia Vajda. „Circumcision in Hungary after the Shoah". In *The Covenant of Circumcision. New Perspectives on an Ancient Jewish Rite*, herausgegeben von Elizabeth Wyner Mark, 177–93. Lebanon, NH: Brandeis University Press, 2003.

Krauss, Martin. „Rabbiner angezeigt". *Jüdische Allgemeine*, 23. August 2012.

Krochmalnik, Daniel. „Mila und Schoa". In *Beschneidung: Das Zeichen des Bundes in der Kritik*, herausgegeben von Johannes Heil und Stephan Kramer, 41–50. Berlin: Metropol, 2012.

Kuntze, Johannes. „Rechtsfragen zur religiösen Knabenbeschneidung". *Zeitschrift für evangelisches Kirchenrecht* 336, Nr. 342 (2013): 47–77.

Kutna, S. *Sollen wir unsere Knäblein beschneiden?* Premissel: Robinsohn & Beglückter, 1903.

Laitman, Michael. „The Zohar". *Bnei Baruch*, 2014. http://www.kabbalah.info/eng/content/view/frame/2842?/eng/content/view/full_list/2842&main (abgerufen am 26.02.2019).

Levenson, Jon. „The New Enemies of Cirumcision". *Commentary* 109, Nr. 3 (2000): 29–36. https://www.commentarymagazine.com/articles/the-new-enemies-of-circumcision/ (abgerufen am 03.04.2016).

„LG Köln 151 Ns 169/11", o. J. http://www.iww.de/quellenmaterial/id/85915 (abgerufen am 01.07.2014).

Liesching, Florian, Thorsten Meyer, und Heiner Raspe. „Eine Analyse des nationalen öffentlichen Priorisierungsdiskurses in deutschen Printmedien". *Zeitschrift fur Evidenz, Fortbildung und Qualitat im Gesundheitswesen* 106, Nr. 6 (2012): 389–96. doi:10.1016/j.zefq.2012.06.007.

Maimonides, Moses. *Guide to the Perplexed*. Herausgegeben von M Friedlander. http://www.teachittome.com/seforim2/seforim/the_guide_for_the_perplexed.pdf, 1904.

Malone, Padraig, und Henrik Steinbrecher. „Medical aspects of male circumcision." *BMJ* 335, Nr. 7631 (2007): 1206–90.

Mark, Elizabeth Wyner. *Covenant of Circumcision*. Herausgegeben von Elizabeth Wyner Mark. Hanover, London: Brandeis University Press, 2003.

———. „Crossing the Gender Divide: Public Ceremonics, Private Partes, Mixed Feelings". In *The Covenant of Cirumcision: New Perspectives on an Ancient Jewish Rite*, herausgegeben von Elizabeth Wyner Mark, xiii–xxiv. Hanover, London: Brandeis University Press, 2003.

Massry, Shaul G. „History of circumcision: a religious obligation or a medical necessity." *Journal of Nephrology* 24 Suppl 1 (2011): S. 100–102. http://www.ncbi.nlm.nih.gov/pubmed/21614789.

„Merkel – ‚Wir machen uns zur Komikernation'". *Welt.de*, 16. Juli 2012. https://www.welt.de/politik/deutschland/article108304605/Merkel-Wir-machen-uns-zur-Komikernation.html (abgerufen am 26.10.2016).

Merkel, Reinhard. „Minima Moralia". *Frankfurter Allgemeine Zeitung*, 26. November 2012.

Merkel, Reinhard, und Holm Putzke. „After Cologne: male circumcision and the law. Parental right, religious liberty or criminal assault?" *Journal of Medical Ethics* 39, Nr. 7 (2013): 444–49.

Metzl, Jonathan M, und Rebecca M Herzig. „Medicalisation in the 21st century: Introduction". *The Lancet* 369 (2007): 697–98.

Müller-Neuhof, Jost. „Die herrschende Meinung . . . und die, die sie machten: Wie ein Rechtsprofessor, eine Staatsanwältin und ein Richter die Debatte umBeschneidung steuerten, über die diese Woche auch der Deutsche Ethikrat debattiert." *Der Tagesspiegel*, 20. August 2012.

Munzer, Stephen. „Secularization, Anti-Minority Sentiment, and Cultural Norms in the German Circumcision Controversy". *University of Pennsylvania Journal of International Law* 37, Nr. 2 (2015): 503–82.

„Niedersächsisches OVG, Az. 4 ME 336/02", 2002. https://openjur.de/u/213718.html (abgerufen am 03.11.2017).

Nossig, Afred. „Die Sozialhygiene der Juden und des altorientalischen Völkerkreises". Stuttgart: Deutsche Verlags-Anstalt, 1894.

„NYC Health Commish Slams Metzitzah B'peh". *The Jewish Voice*, 13.06.*2012*, 2012.

Nye, Robert A. „The volution of the concept of medicalization in the late twentieth century". *Journal of History of the Behavioral Sciences* 39, Nr. 2 (2003): 115–29.

„Ohrlöcher: Bei Kindern Straftat?" *Frankfurter Allgemeine Zeitung*, 2. September 2012.

„OLG Frankfurt a.M., 21. 8. 2007 - 4 W 12/07: Schmerzensgeld für Jungen wegen Beschneidung". *NJW*, 2007, 3580–81.

„OVG Lüneburg, 4 L 5670 / 92", 1993. http://www.ievr-db.uni-trier.de/htdocs/ievr/main.cgi?action=search&lang=de (abgerufen am 26.10.2016).

Parsons, Talcott. *The Social System*. London: Routledge, 1991.

Persson, Ingmar, und Julian Savulescu. *Unfit for the Future: The Need for Moral Enhancement*. Oxford University Press, 2012.

Philo. „De Specialibus Legibus". http://www.earlyjewishwritings.com/text/philo/book27.html (abgerufen am 12.12.2016), o. J.

„Politicians Welcome German Circumcision Motion". *Spiegel Online International*, 20. Juli 2012. http://www.spiegel.de/international/germany/politicians-greet-german-parliament-resolution-supporting-circumcision-a-845535.html (abgerufen am 18.12.2016).

Pollack, Miriam. „Circumcision: Identity, Gender, and Power." *Tikkun* 26, Nr. 3 (2011): 97–104.

Propp, William. „The Origins of Infant Circumcision in Israel". *Hebrew Annual Review* 11 (1987): 355–70.

Putzke, Holm. „Die strafrechtliche Relevanz der Beschneidung von Knaben. Zugleich ein Beitrag über die Grenzen der Einwilligung in Fällen der Personensorge." In *Strafrecht zwischen System und Telos. Festschrift für Rolf Dietrich Herzberg zum siebzigsten Geburtstag*, herausgegeben von Holm Putzke, Bernhard Hardtung, und Tatjana Hörnle, 669–709. Tübingen: Mohr Siebeck, 2008.

———. „Rechtliche Grenzen der Zirkumzision bei Minderjährigen. Zur Frage der Strafbarkeit des Operateurs nach § 223 des Strafgesetzbuches". *Medizinrecht* 26 (2008): 268–72.

Quack, Joachimg. „Die traditionelle Beschneidung, ihr Verbot und ihre Sondergenehmigung im Alten Ägypten". In *Beschneidung: Das Zeichen des Bundes in der Kritik. Zur Debatte um das Kölner Urteil*, herausgegeben von Johannes Heil und Stephan Kramer, 17–22. Berlin: Metropol, 2012.

Ramsenthaler, Christina. „Was ist ‚Qualitative Inhaltsanalyse' ". In *Der Patient am Lebensende. Eine qualitative Inhaltsanalyse.*, herausgegeben von M. Schnell, C. Schulz, H. Kolbe, und C Dunger, 23–42. Wiesbaden: Springer, 2013. http://link.springer.com/10.1007/978-3-531-19660-2.

Reichstein, Ruth. „Verbot undenkbar". *Die Tageszeitung*, 12. Juli 2012.

Reinhardt, Peter. „‚Straflos' statt ‚zulässig'". *Mannheimer Morgen*, 2012. http://www.morgenweb.de/mannheimer-morgen_artikel,-laender-straflos-statt-zulaessig-_arid,389662.html (abgerufen am 26.10.2016).

Reisigl, Martin. „Sprachkritische Beobachtungen zu Foucaults Diskursanalyse". In *Foucault: Diskursanalyse der Politik*, herausgegeben von Brigitte Kerchner und Silke Schneider. Wiesbaden: VS Verlag für Sozialwissenschaften, 2006.

Robbins, Liz. „Baby's Death Renews Debate Over a Circumcision Ritual". *New York Times, 7.3.2012*, 2012. http://www.nytimes.com/2012/03/08/nyregion/infants-death-renews-debate-over-a-circumcision-ritual.html.

Rohe, Mathias. „Zur religiös motivierten Beschneidung von Jungen und Männern im Islam". *Deutsche Islamkonferenz*, 2012. http://www.deutsche-islam-konferenz.de/DIK/DE/Magazin/Recht/Beschneidung-Grundlagen/beschneidung-grundlagen-node.html (abgerufen am 24.04.2017).

Rüb, Matthias. „Der Kampf des Rabbis". *Frankfurter Allgemeine Zeitung*, 4.10.*20102*, 2012.

Rupprecht, Marlene, Katja Dörner, Diana Golze, und Et. Al. „Entwurf eines Gesetzes über den Umfang der Personensorge und die Rechte des männlichen Kindes bei einer Beschneidung". *Deutscher Bundestag, Drucksache 17*/11430, 8. November 2012.

Schäfer, Roland. „Medizin, Macht und Körper. Überlegungen zu Foucault". *Das Argument* 73 (1981): 178–95.

Schärdel, Julian. „‚Ein Schelm, wer Böses dabei denkt'". *Zeitschrift für Vergleichende Politikwissenschaft* 10, Nr. 2 (2016): 131–63. http://link.springer.com/10.1007/s12286-016-0301-1.

Schloemann, Johan. „Das Anstößige der frommen Unbedingtheit". *Süddeutsche Zeitung*, 12. Dezember 2012.

Schmidbauer, W. „Geschichtsklitterung? Eine Antwort auf die Entgegnung von Yigal Blumeberg und Wolfgang Hegener". *Psyche - Z Psychoanal* 67 (2013): 490–94.

Schmidt, Volker. „Die Systeme der Systemtheorie: Stärken, Schwächen und ein Lösungsvorschlag". *Zeitschrift für Soziologie* 34, Nr. 6 (2005): 406–24.

Schmitz, Barbara. „Antiochus Epiphanes und der epiphane Gott. Gefühle, Emotionen und Affekte im Zweiten Makkabäerbuch". In *Emotions from Ben Sira to Paul*, herausgegeben von Renate Egger-Wenzel und Jeremy Corley, 21–42. Berlin: De Gruyter, 2012. https://opus.bibliothek.uni-wuerzburg.de/frontdoor/index/index/docId/10891#? (abgerufen am 15.09.2017).

Schneider, Wolfgang. „Medikalisierung sozialer Prozesse". *Psychotherapeut* 58, Nr. 3 (2013): 219–36. http://link.springer.com/10.1007/s00278-013-0977-5.

Schramm, Frank. „Ist die rituelle Zirkumzision grundsätzlich strafbar?“ *Uro-News* 1, Nr. 38–40 (2010).

Schröder, Martin, und Florian Vietze. „Mediendebatten über soziale Ungleichheit, Armut und soziale Gerechtigkeit seit 1946 und wie sie mit Einkommensungleichheit zusammenhängen“. *Zeitschrift für Soziologie* 44, Nr. 1 (2015): 42–62.

Schwarz-Friesel, Monika. „Die Sprache der Judenfeindschaft“. Rabbiner-Brandt-Vorlesung 2013, 2013.

———. „‚Dies ist kein Hassbrief – sondern meine eigene Meinung über Euch!‘ – Zur kognitiven und emotionalen Basis der aktuellen antisemitischen Hassrede“. In *Hassrede / Hate Speech*, herausgegeben von Jörg Meibauer, 143–64. Gießener Elektronische Bibliothek, 2013.

Schwarz-Friesel, Monika, und Jehuda Reinharz. *Die Sprache der Judenfeindschaft im 21. Jahrhundert*. Berlin: De Gruyter, 2013.

Schwarz, Kyrill. „Verfassungsrechtliche Aspekte der religiösen Beschneidung“. *Juristenzeitung* 23 (2008): 1125–29.

Stehr, Maximilian, Holm Putzke, und Hans-Georg Dietz. „Strafrechtliche Konsequenzen auch bei religiöser Begründung“. *Deutsches Ärzteblatt* 105, Nr. 34–35 (2008): 1778–80.

Stern, Josef. „Maimonides on the Covenant of Circumcision and the Unity of God“. In *The Midrashic Imagination*, herausgegeben von Michael Fishbane. Albany: State University of New York Press, 1993.

Suhr, Katharina. *Der medizinisch nicht indifzierte Eingriff zur kognitiven Leistungssteigerung aus rechtlicher Sicht. Schriftenreihe Medizinrecht.* Heidelberg: Springer, 2016.

Swatek-Evenstein, Mark. „Limits of Enlightenment and the Law - On the Legality of Ritual Male Circumcision in Europe today“. *Merkourios* 29, Nr. 77 (2013): 42–50.

Sznajder, Lipman. *Wladek war ein falscher Name. Die wahre Geschichte eines dreizehnjährigen Jungen*. München: Snajder Lipman Verlag, 1991.

Teune, Simon, Moritz Sommer, und Dieter Rucht. „Zwischen Emphase und Aversion. Großdemonstrationen in der Medienberichterstattung“. *Forschungsbericht des Instituts für Protest- und Bewegungsforschung*, 2017. https://protestinstitut.eu/wp-content/uploads/2017/07/ipb-Forschungsbericht-Großdemonstrationen-in-der-Medienberichterstattung.pdf (abgerufen am 04.11.2017).

Thiel, Thomas. „Man scheue die nihilistischen Herausforderungen nicht“. *Frankfurter Allgemeine Zeitung*, 14. Dezember 2016.

Tittel, Silke. „Gegen den Bund“. *Jüdische Allgemeine*, 28.07.*2011*, 2011.

„Urteil zur Beschneidung von Jungen stößt auf Kritik“. *Frankfurter Allgemeine Zeitung*, 28. Juni 2012.

Valerius, Brian. „Die Berücksichtigung kultureller Wertvorstellungen im Strafrecht“. *Juristische Arbeitsblätter* 7 (2010): 481–86.

von der Osten-Sacken, Thomas, und Oliver M Piecha. „Zur Beschneidungsdebatte Nach dem Kölner Gerichtsurteil“. *Materialdienst*. EZW Berlin, 2012. http://www.ezw-berlin.de/html/15_2592.php (abgerufen am 26.10.2016).

Way, Ingo. „Im Ermessen. Warum die Brit Mila zum Elternrecht gehört“. *Jüdische Allgemeine*, 20. Mai 2010.

Wiesemann, Claudia. „Hört auf die Kinder!“ *Süddeutsche Zeitung*, 1. Oktober 2012.

———. „Kindeswohl – Ein Problemaufriss aus der Perspektive der Medizinethik“. *Zeitschrift für medizinische Ethik* 62, Nr. 3 (2016): 235–44.

Wißmann, Hans, Otto Betz, und Ferdinand Dexinger. „Beschneidung“. In *Theologische Realenzyklopädie*, 5:714–24. Berlin, New York: De Gryter, 1980.

Wolff, Eberhard. „Medizinische Kompetenz und talmudische Autorität: Jüdische Ärzte und Rabbiner als ungleiche Partner in der Debatte um die Beschneidungsreform zwischen 1830 und 1850“. In *Judentum und Aufklärung: Jüdisches Selbstverständnis in der bürgerlichen Öffentlichkeit*, herausgegeben von Arno Herzig, Hans-Otto Horch, und Robert Jütte, 119–49. Göttingen: Vandenhoeck und Ruprecht, 2002.

Wolff, Reinhard. „‚Das Beste für die Jungen‘“. *Die Tageszeitung*, 12. Juli 2012.

Wolfgang Joecks. „StGB § 223 Körperverletzung“,. In *Münchener Kommentar zum Strafgesetzbuch*, herausgegeben von Wolfgang Joecks; Klaus Miebach, 4. §§ 185., Rn 42–54, 2012.

Wolfson, Elliot. *Circumcision, Vision of God, and Textual Interpretation: From Midrashic Trope to Mystical Symbol. Circle in the Square: Studies in the use of gender in Kabbalistic symbolism*. Albany, NY: State University of New York Press, 1995.

———. „Circumcision, Vision of God, and Textual Interpretation“. *History of Religions* 27 (1987): 189–215.

Wyschogrod, Michael. *The Body of Faith: God in the People Israel*. Northvale, New Jersey / London: Jason Aronson Inc., 1996.

Zentrat der Muslime in Deutschland. „27.06.12 Pressemitteilung des ZMD zum sogenannten ‚Beschneidungsurteil‘“, o. J. http://zentralrat.de/20584.php (abgerufen am 26.10.2016).

„Zirkumzision". *Pschyrembel*. De Gruyter, 2012.

Zola, Irving. „Medicine as an institution of social control". *Sociological Review* 20, Nr. 4 (1972): 487–504. http://www.jstor.org/stable/j.ctt14bt7nw.13.

Zunz, Leopold. *Gutachten über die Beschneidung*. Frankfurt a.M.: Bach, 1844. http://sammlungen.ub.uni-frankfurt.de/freimann/content/titleinfo/409152 (Zugriff 22.9.2016).

Verzeichnis ausgewerteter Artikel

PUBLIKATION	DATUM	AUTOR[487]	ARBEITSTITEL[488]
Bild	26.06.12	NN	Landgericht Köln erklärt Beschneidungen strafbar
Bild	26.06.12	NN	Landgericht Köln Beschneidungen sind strafbar
Bild	27.06.12	NN	Islamische Religionsgemeinschaften gegen Eingriff
Bild	27.06.12	NN	Religiöse Beschneidung ist Straftat
Bild	27.06.12	NN	Muslime rügen Beschneidungsurteil
Bild	27.06.12	NN	Grüne regen Konsequenzen an
Bild	27.06.12	NN	Kinderschutzbund begrüßt Urteil
Bild	28.06.12	NN	Urteil sorgt für Debatten
Bild	29.06.12	NN	Westerwelle kritisiert Urteil
Bild	30.06.12	NN	Umfrage Mehrheit lehnt Beschneidung ab
Bild	04.07.12	NN	Muslime fordern gesetzliches Recht
Bild	10.07.12	NN	Bischof Urteil Eingriff in Religionsfreiheit
Bild	11.07.12	NN	So schön war meine Beschneidung
Bild	11.07.12	NN	Psychoanalytiker warnt vor Gefahren
Bild	12.07.12	NN	Schwerster Angriff seit Holocaust
Bild	13.07.12	NN	Juden planen Kampagne
Bild	13.07.12	NN	New Yorker demonstireren für Beschneidungsurteil
Bild	13.07.12	NN	Regierung plant Gesetz für legale Beschneidungen
Bild	14.07.12	NN	Böhmer: Zügig Rechtssicherheit
Bild	14.07.12	NN	Landesrabbiner Beschneidung Gebot
Bild	14.07.12	NN	Ärzte sehen Klärungsbedarf
Bild	14.07.12	NN	Kinderhilfe gegen Legalisierung
Bild	15.07.12	NN	Zustimmung zum Urteil aus Linkspartei
Bild	15.07.12	NN	Rabbiner Beschneidung muss legal sein
Bild	15.07.12	NN	Bund will Beschneidung regeln
Bild	16.07.12	NN	Kanzlerin warnt vor Beschneidungsverbot
Bild	10.07.12	Esser	Mein Sohn freut sich

487 NN: Autor nicht genannt/Kürzel/Agenturnachricht
488 Gekürzter Titel

PUBLIKATION	DATUM	AUTOR	ARBEITSTITEL
Bild	12.07.12	Meukow	Rabbi regt sich fürchterlich auf
Bild	15.07.12	Brandt	Beschneidungen müssen erlaubt bleiben
Bild	16.07.12	NN	Familienministerin will Beschneidung zulassen
Bild	17.07.12	Bilges	Schnell Klarheit schaffen
Bild	18.07.12	NN	Koalitionsfraktionen fordern Beschneidungsgesetz
Bild	18.07.12	NN	Endspurt zur Resolution
Bild	19.07.12	NN	Umfrage fast die Hälfte für Verbot
Bild	19.07.12	NN	Bundestag macht sich für Beschneidung stark
Bild	19.07.12	NN	Bundestag will Beschneidungen erlauben
Bild	21.07.12	Papier	Gesetz geht nicht auf die Schnelle
Bild	21.07.12	NN	Widerstand der Opposition
Bild	22.07.12	NN	Beschneidungsgesetz wird kompliziert
Bild	01.08.12	NN	Beschneidungen sorgen für Streit im Ethikrat
Bild	04.08.12	NN	Beschneidung bleibt in Hessen Grauzone
Bild	09.08.12	NN	Justizsenator will Beschneidung für Berlin regeln
Bild	12.08.12	Schuler	Interview mit Bischof Huber
Bild	15.08.12	Deliga	Lafos Ex
Bild	21.08.12	NN	Gesetz zu religiöser Beschneidung in Sicht
Bild	22.08.12	NN	Rabbiner lehnt Kompromisse ab
Bild	22.08.12	NN	Schröder für angemessene Betäubung
Bild	22.08.12	NN	Wowereit fordert rechtliche Klarheit
Bild	23.08.12	NN	Anhörung im Ethikrat
Bild	23.08.12	NN	Experten für straffreie Beschneidung
Bild	24.08.12	NN	Beschneidung könnte Thema bei Israelreise werden
Bild	26.08.12	NN	Rabbiner Gemeinde verunsichert
Bild	27.08.12	NN	Türkei sieht Religionsfreiheit in Gefahr
Bild	31.08.12	NN	Dürfen Eltern Ohrlöcher stechen lassen
Bild	05.09.12	NN	Beschneidung bleibt in Berlin straffrei
Bild	05.09.12	NN	Thierse lehnt Berliner Regelung ab
Bild	06.09.12	NN	Gauck antwortet Peres
Bild	06.09.12	NN	Kritik an Beschneidungsregelung
Bild	06.09.12	Seligmann	Deutsch jüdische Zukunft
Bild	09.09.12	NN	Demonstration gegen Beschneidungsurteil

PUBLIKATION	DATUM	AUTOR	ARBEITSTITEL
Bild	09.09.12	NN	Juden und Muslime demonstrieren gemeinsam
Bild	10.09.12	NN	Seehofer Beschneidung muss möglich bleiben
Bild	11.09.12	Kiewel	Fühlen Sie sich als Juden noch willkommen
Bild	13.09.12	NN	Muslime wollen Regelung
Bild	13.09.12	NN	Westerwelle spricht sich für Schutz aus
Bild	13.09.12	NN	Erzbischof für Recht auf Beschneidung
Bild	16.09.12	Backhaus	Warum sind die Grünen so leise
Bild	18.09.12	NN	Kinderschutzbund fordert Vetorecht
Bild	25.09.12	NN	Justizministerin legt Eckpunkte vor
Bild	26.09.12	NN	Beschneidung soll straffrei bleiben
Bild	26.09.12	NN	Zentralrat der Muslime begrüßt Straffreiheit
Bild	27.09.12	NN	Debatte über Beschneidung geht weiter
Bild	03.10.12	NN	Bundesregierung einig bei Gesetzentwurf
Bild	03.10.12	NN	Regierung einigt sich auf Gesetz
Bild	04.10.12	NN	Ministerinnen begrüßen Gesetzentwurf
Bild	10.10.12	NN	Kabinett will Gesetzesregelung auf den Weg bringe
Bild	10.10.12	NN	Juden loben Beschneidungsgesetz
Bild	10.10.12	NN	Kabinett bringt Gesetzesregelung
Bild	10.10.12	NN	Beschneidung bleibt erlaubt
Bild	10.10.12	NN	Neue Beschneidungsvorschriften
Bild	15.10.12	NN	Kinderärzte Verband kritisiert Beschluss
Bild	28.10.12	NN	Knobloch Beschneidungsdebatte beenden
Bild	22.11.12	NN	Justizministerin verteidigt Gesetzentwurf
Bild	22.11.12	NN	Religion oder Unversehrtheit
Bild	25.11.12	NN	Merkel sichert Solidarität zu
Bild	27.11.12	NN	Lehmann Beschneidung guter Kompromiss
Bild	12.12.12	NN	Bundestag beschließt Patriot und Beschneidung
Bild	12.12.12	NN	Graumann: Gesetz politisches Zeichen
Bild	12.12.12	NN	Justizministerin Beschneidungsgesetz führt zur Normalität zurück
Bild	12.12.12	NN	Beschneidung wird per Gesetz erlaubt
Bild	12.12.12	NN	Bundestag beschließt Gesetzentwurf
Bild	14.12.12	NN	Beschneidung bleibt erlaubt

PUBLIKATION	DATUM	AUTOR	ARBEITSTITEL
Bild	14.12.12	NN	Warum so kraftlos
Der Spiegel	26.06.12	Hans	Beschneidung aus religiösen Gründen ist strafbar
Der Spiegel	27.06.12	NN	Muslime fühlen sich kriminalisiert
Der Spiegel	27.06.12	NN	Bischöfe kritisieren Urteil
Der Spiegel	28.06.12	NN	Westerwelle kritisiert Urteil
Der Spiegel	29.06.12	NN	Jüdisches Krankenhaus Berlin stoppt Beschneidung
Der Spiegel	02.07.12	Schnipp	Schnipp
Der Spiegel	09.07.12	NN	Grüne wollen Beschneidung nicht als Straftat wer
Der Spiegel	12.07.12	NN	Rabbiner verschärfen Kritik
Der Spiegel	13.07.12	NN	Regierung will straffreiheit
Der Spiegel	13.07.12	Radbil	Als ich beschnitten wurde war ich bereits 16
Der Spiegel	13.07.12	Khalaf	Wir haben die ganze Straße eingeladen
Der Spiegel	13.07.12	Cihat	ich war gekleidet wie ein kleiner Pascha
Der Spiegel	14.07.12	NN	Oberster Mediziner warnt Ärzte
Der Spiegel	16.07.12	NN	Kanzlerin warnt vor Beschneidungsverbot
Der Spiegel	16.07.12	Kazim	Der demütigendste Moment
Der Spiegel	18.07.12	NN	Fraktionen fordern Gesetzentwurf
Der Spiegel	19.07.12	NN	Beschneidungsverbot entzweit Deutsche
Der Spiegel	19.07.12	NN	Mehrheit spricht sich für Beschneidung aus
Der Spiegel	20.07.12	NN	Richterbund verlangt Änderungen
Der Spiegel	20.07.12	Lohrenz	Vorhaut des Zanks
Der Spiegel	20.07.12	Röhl	Wohl des Kindes geht vor
Der Spiegel	21.07.12	Berg	Weiden am Männerleiden
Der Spiegel	22.07.12	NN	Experten warnen vor überstürzter Entscheidung
Der Spiegel	23.07.12	Stehr	Unzumutbare Schmerzen
Der Spiegel	23.07.12	Matussek	Toleranz und Tabus
Der Spiegel	23.07.12	Bönisch	Das Stückchen Fleisch
Der Spiegel	24.07.12	Darnstädt	Großer Schnitt für den Rechtsstaat
Der Spiegel	26.07.12	Fleischhauer	Sind so kleine Hände
Der Spiegel	27.07.12	Trepp	Unter die Haut
Der Spiegel	30.07.12	NN	Ohne Fraktionszwang
Der Spiegel	01.08.12	Raimann	Interview mit Christina Schröder
Der Spiegel	13.08.12	NN	Interview mit Zernikow: Beschneidungsschmerz verändert Gehirn

PUBLIKATION	DATUM	AUTOR	ARBEITSTITEL
Der Spiegel	21.08.12	NN	Deutsche Ärzte sollen Beschneider ausbilden
Der Spiegel	23.08.12	NN	Ethikrat spricht sich für Beschneidung aus
Der Spiegel	27.08.12	NN	Kein Fall fürs Strafrecht
Der Spiegel	29.08.12	Ballwieser	Kinderärzte befürworten Beschneidung
Der Spiegel	31.08.12	NN	Tattoo-Studio
Der Spiegel	10.09.12	Bartsch Kremers	Das große Unbehagen
Der Spiegel	17.09.12	NN	Der Preis der Freiheit
Der Spiegel	17.09.12	Hubert	Interview mit Friedrich
Der Spiegel	25.09.12	Neukirch	Beschneidung bleibt straffrei
Der Spiegel	27.09.12	NN	Opposition und Kinderschützer kritisieren
Der Spiegel	03.10.12	NN	Regierung legt Gesetz vor
Der Spiegel	10.10.12	NN	Kabinett beschließt Neuregelung
Der Spiegel	15.10.12	NN	Gesetz verletzt Grundrecht
Der Spiegel	22.10.12	Beyer	Knobloch Interview
Der Spiegel	18.11.12	NN	Beschlüsse aus Hannover
Der Spiegel	19.11.12	NN	Schnitt durch die Kehle
Der Spiegel	02.12.12	NN	Gauck warnt vor Vulgärrationalismus
Der Spiegel	12.12.12	NN	Bundestag beschließt Beschneidungsgesetz
Der Spiegel	17.12.12	Kelec	Akt der Unterwerfung
Der Tagesspiegel	27.06.12	NN	Nachrichten
Der Tagesspiegel	28.06.12	NN	Breite Kritik am Urteil zur Beschneidung
Der Tagesspiegel	28.06.12	Halter Gehlen	In den USA ist es Routine (Fragen des Tages)
Der Tagesspiegel	28.06.12	Keller Müller	Verletzte Gefühle (Fragen des Tages)
Der Tagesspiegel	28.06.12	Lehming	Riten und Rechte
Der Tagesspiegel	28.06.12	NN	Aus medizinischer Sicht (Fragen des Tages)
Der Tagesspiegel	29.06.12	Güsten	Empörung in der Türkei
Der Tagesspiegel	29.06.12	Keller	Geschäft für Scharlatane
Der Tagesspiegel	30.06.12	NN	Westerwelle kritisiert Urteil zur Beschneidung
Der Tagesspiegel	30.06.12	Heine	Kliniken stoppen Beschneidungen
Der Tagesspiegel	01.07.12	Beikler	Beschneidung Ärzte warnen vor Laien OPs
Der Tagesspiegel	01.07.12	Müller-Neuhof	Einfach ab
Der Tagesspiegel	02.07.12	Schmidt	Recht umstritten
Der Tagesspiegel	03.07.12	Dernbach	Zwischen Riten und Richtern
Der Tagesspiegel	04.07.12	Dotz	Haut ab

PUBLIKATION	DATUM	AUTOR	ARBEITSTITEL
Der Tagesspiegel	05.07.12	Heine	Ärzte befürchten OP-Tourismus
Der Tagesspiegel	05.07.12	Ehrmann	Eine schmerzhafte und belastende Operation
Der Tagesspiegel	07.07.12	Lehming	Kontrapunkt
Der Tagesspiegel	08.07.12	Mühling	Jens Mühling lernst Türkisch
Der Tagesspiegel	08.07.12	Schmidt	Fleisches Verlust
Der Tagesspiegel	10.07.12	NN	Nachrichten
Der Tagesspiegel	11.07.12	Fetscher	Kolonie Kindheit
Der Tagesspiegel	13.07.12	Dernbach	Schwerster Angriff seit dem Holocaust
Der Tagesspiegel	13.07.12	Leber	Kontrapunkt
Der Tagesspiegel	13.07.12	Gennies	Das Ritual
Der Tagesspiegel	13.07.12	NN	Es wird politisch
Der Tagesspiegel	14.07.12	NN	Regierung will strafffreie Beschneidung
Der Tagesspiegel	14.07.12	Bach	Interview mit Czaja
Der Tagesspiegel	14.07.12	Dernbach	Beschneidungsurteil-Im Zweifel liberal
Der Tagesspiegel	15.07.12	Woratschka	Ärzte wollen rasch Beschneidungsgesetz
Der Tagesspiegel	17.07.12	Woratschka	Zank um Kindeswohl
Der Tagesspiegel	18.07.12	Meisner	Bundestag will Beschneidung befürworten
Der Tagesspiegel	19.07.12	Osuch	Auch Rituale kann man verändern
Der Tagesspiegel	20.07.12	Meisner	Beschneidung ruck zuck
Der Tagesspiegel	20.07.12	Akyün	Meine Heimat
Der Tagesspiegel	21.07.12	NN	Ihre Rede ist ja ja nein nein
Der Tagesspiegel	21.07.12	Avidal	Im Land der Beschneidung
Der Tagesspiegel	21.07.12	Dernbach	Den Dingen auf den Grund gehen
Der Tagesspiegel	22.07.12	NN	Juden Kein Antisemitismus
Der Tagesspiegel	22.07.12	Martenstein	Ich verstehe das Problem nicht
Der Tagesspiegel	23.07.12	Sirletschov	Ein Einschnitt
Der Tagesspiegel	24.07.12	NN	Wer wie wann
Der Tagesspiegel	25.07.12	NN	Knobloch findet Debatte unerträglich
Der Tagesspiegel	25.07.12	Keller	Interview mit Holm Putzke
Der Tagesspiegel	27.07.12	Krause-Burger	Auf den Altaren der Muff von tausend Jahren
Der Tagesspiegel	29.07.12	NN	Inland
Der Tagesspiegel	29.07.12	Böhme Ciesinger	Wieviel Schutz braucht Religion?
Der Tagesspiegel	29.07.12	Müller-Neuhof	Augen auf beim Loch im Ohr
Der Tagesspiegel	30.07.12	NN	Letheusser will kein Gesetz
Der Tagesspiegel	30.07.12	Becker	Wer das Wohl des Kindes will
Der Tagesspiegel	30.07.12	Keller	Unverzichtbarer Einschnitt
Der Tagesspiegel	01.08.12	Lehming	Kontrapunkt
Der Tagesspiegel	02.08.12	Hallensleben	Des widerborstigen Zähmung
Der Tagesspiegel	03.08.12	Sirleschtov	Ministerin für Wiedervorlage

PUBLIKATION	DATUM	AUTOR	ARBEITSTITEL
Der Tagesspiegel	03.08.12	Dernbach	Nicht mit Gewalt
Der Tagesspiegel	06.08.12	Fetscher	Interview mit Kinderrechtlerin Bräcklein
Der Tagesspiegel	07.08.12	NN	Nachrichten
Der Tagesspiegel	10.08.12	Neuhof	Beschneidung könnte wieder möglich sein
Der Tagesspiegel	10.08.12	NN	Berlins Justizsenator will Beschneidung regeln
Der Tagesspiegel	10.08.12	Müller-Neuhof	Beschneidung und Recht
Der Tagesspiegel	11.08.12	NN	Kinderspital Zürich
Der Tagesspiegel	11.08.12	Müller-Neuhof Dernbach	Juristische Handreichung
Der Tagesspiegel	12.08.12	Martenstein	Jenseits der Vorhaut
Der Tagesspiegel	12.08.12	Minelli	Die Beschneidung des Herrn
Der Tagesspiegel	14.08.12	Sirleschtov	Die Baustellen der Kanzlerin
Der Tagesspiegel	14.08.12	Lehming	Kontrapunkt
Der Tagesspiegel	19.08.12	Dernbach	Multikulti ist kein Ponyhof
Der Tagesspiegel	20.08.12	Müller-Neuhof	Die herrschende Meinung
Der Tagesspiegel	21.08.12	NN	Nachrichten
Der Tagesspiegel	22.08.12	Keller	Das Siegel der Beschneidung
Der Tagesspiegel	23.08.12	Böhme	Haut euch
Der Tagesspiegel	23.08.12	NN	Nachrichten
Der Tagesspiegel	23.08.12	NN	Justiz prüft neuen Fall
Der Tagesspiegel	23.08.12	Stern	Heiliger Eifer von Intoleranten
Der Tagesspiegel	24.08.12	Keilani	Auch ein Ohrloch kann Körperverletzung sein
Der Tagesspiegel	24.08.12	Keller	Vom guten Leben
Der Tagesspiegel	24.08.12	NN	Ethikrat für Betäubung
Der Tagesspiegel	24.08.12	NN	Nachrichten
Der Tagesspiegel	25.08.12	Wahjudi	Manchmal garstig
Der Tagesspiegel	27.08.12	NN	Nachrichten
Der Tagesspiegel	28.08.12	NN	Nachrichten
Der Tagesspiegel	31.08.12	NN	Zentralrat der Juden geht auf Distanz
Der Tagesspiegel	01.09.12	Neuhof	Kritik an Plan für Beschneidungsgesetz
Der Tagesspiegel	01.09.12	Gehrke	Ohrloch Streit
Der Tagesspiegel	01.09.12	NN	Graumann: Wir Juden lassen uns nicht einschüchtern
Der Tagesspiegel	01.09.12	Graumann	Judentum in Hinterzimmern? Gastbeitrag
Der Tagesspiegel	02.09.12	Appenzeller	Interview mit Thierse
Der Tagesspiegel	04.09.12	NN	Nachrichten
Der Tagesspiegel	05.09.12	Kekule	Was Wissen schafft - Wein und Zäpfchen reichen

PUBLIKATION	DATUM	AUTOR	ARBEITSTITEL
Der Tagesspiegel	06.09.12	Keilani	Beschneidung in Berlin bleibt straffrei
Der Tagesspiegel	06.09.12	Keilani	Berliner Weg
Der Tagesspiegel	06.09.12	NN	Es wird wie es war
Der Tagesspiegel	07.09.12	NN	Juden lehnen Berliner Weg ab
Der Tagesspiegel	07.09.12	Heine	Unzureichend Unklar
Der Tagesspiegel	08.09.12	NN	Nachrichten
Der Tagesspiegel	10.09.12	Lassiwe	Stolz und Solidarität
Der Tagesspiegel	11.09.12	Hasselmann	Nicht ganz korrekt
Der Tagesspiegel	13.09.12	NN	Nachrichten
Der Tagesspiegel	13.09.12	Jarasch	Juden müssen in Berlin leben können
Der Tagesspiegel	14.09.12	NN	Die Fellows
Der Tagesspiegel	14.09.12	Keller	Im Glauben mit Nina Hagen
Der Tagesspiegel	14.09.12	Laurence	Fataes Signal
Der Tagesspiegel	16.09.12	Schwalme	Wer sind wir eigentlich?
Der Tagesspiegel	19.09.12	Peitz	Argument statt Attentat
Der Tagesspiegel	21.09.12	Wolffsohn	Danke Deutschland Gastbeitrag
Der Tagesspiegel	26.09.12	Jansen	Körperverletzung aber nicht strafbar
Der Tagesspiegel	26.09.12	NN	Beschneidung soll straffrei bleiben
Der Tagesspiegel	27.09.12	Böhme	Juden und Muslime sind zufrieden
Der Tagesspiegel	27.09.12	Müller-Neuhof	Nachher ist vorher
Der Tagesspiegel	28.09.12	Meisner	Kritik an Regeln zur Beschneidung
Der Tagesspiegel	29.09.12	NN	Knobloch beklagt Anfeindungen
Der Tagesspiegel	29.09.12	Böhme	Interview mit Knobloch
Der Tagesspiegel	29.09.12	Dernbach	Interview mit Holm Putzke
Der Tagesspiegel	29.09.12	Lehming	Glaube, Kinder, Eltern, Vorhaut
Der Tagesspiegel	30.09.12	NN	Inland
Der Tagesspiegel	01.10.12	NN	Beschneidung: Neue Fakten alte Irrtümer
Der Tagesspiegel	01.10.12	NN	Vier Fragen an Joffe
Der Tagesspiegel	02.10.12	Böhme	Auch Muslime beklagen Antisemitismus
Der Tagesspiegel	02.10.12	Böhme	Die gleichen Methoden
Der Tagesspiegel	04.10.12	NN	Nachrichten
Der Tagesspiegel	05.10.12	Neuhof	Erst betäuben, dann beschneiden
Der Tagesspiegel	07.10.12	Beikler	Interview mit Künast
Der Tagesspiegel	11.10.12	Nietfeld	Ein Recht auf Beschneidung
Der Tagesspiegel	12.10.12	NN	Nachrichten
Der Tagesspiegel	15.10.12	Dernbach	Der entscheidende Schnitt: Über Antje Deusel
Der Tagesspiegel	24.10.12	Wildermann	Kurz und Kritisch
Der Tagesspiegel	25.10.12	Gennies	Masel Zoff
Der Tagesspiegel	29.10.12	Keller	Sie hat ihren Koffer ausgepackt
Der Tagesspiegel	09.11.12	Böhme	9 November

PUBLIKATION	DATUM	AUTOR	ARBEITSTITEL
Der Tagesspiegel	18.11.12	Laurence	Doppelter Handschlag
Der Tagesspiegel	19.11.12	Luzina	Der Club der Versager
Der Tagesspiegel	23.11.12	NN	Beschneidung unter Bedingungen
Der Tagesspiegel	26.11.12	Keller	Porträt Graumann
Der Tagesspiegel	27.11.12	Müller-Neuhof	Juden wollen Zertifikat
Der Tagesspiegel	27.11.12	NN	Bundestag zur Beschneidung
Der Tagesspiegel	29.11.12	Keller	Ortstermin
Der Tagesspiegel	03.12.12	NN	Vier Fragen an Joffe
Der Tagesspiegel	07.12.12	Keller	Bittere Bilanz
Der Tagesspiegel	08.12.12	Dassler	Jeden Tag eine Kerze mehr
Der Tagesspiegel	13.12.12	NN	Beschneidung bleibt erlaubt
Der Tagesspiegel	14.12.12	NN	Nachrichten
Der Tagesspiegel	14.12.12	Luzina	Meister aller Kassen
Deutsches Ärzteblatt	26.06.12	NN	Religiös motivierte Beschneidung ist Straftat
Deutsches Ärzteblatt	28.06.12	NN	Religionsgemeinschaften kritisieren Beschneidungs-Urteil
Deutsches Ärzteblatt	09.07.12	NN	Künast und Beck
Deutsches Ärzteblatt	10.07.12	NN	Justizministerin ermuntert zu Verfassungsklage
Deutsches Ärzteblatt	12.07.12	NN	SPD und Grüne wollen Straffreiheit
Deutsches Ärzteblatt	13.07.12	NN	Regierung will religiös begründete Beschneidung absichern
Deutsches Ärzteblatt	16.07.12	NN	Leutheusser bittet bei Beschneidungsgesetz um Geduld
Deutsches Ärzteblatt	17.07.12	NN	Fraktionen-Gesetzentwurf zu Beschneidungen
Deutsches Ärzteblatt	18.07.12	NN	Israels Botschafter lobt
Deutsches Ärzteblatt	19.07.12	NN	Bundestag fordert von Regierung Regelung
Deutsches Ärzteblatt	23.07.12	NN	Gesetzesinitiative bleibt umstritten
Deutsches Ärzteblatt	25.07.12	NN	Voralberg empfiehlt Aussetzung
Deutsches Ärzteblatt	30.07.12	NN	Bundesjustizministerin gegen gesondertes Gesetz
Deutsches Ärzteblatt	06.08.12	Bielefeldt	Religiöse Beschneidungen

PUBLIKATION	DATUM	AUTOR	ARBEITSTITEL
Deutsches Ärzteblatt	06.08.12	Bruch	Religiöse Beschneidungen
Deutsches Ärzteblatt	06.08.12	Carlsson	Religiöse Beschneidungen
Deutsches Ärzteblatt	06.08.12	Magheli Hakenberg	Religiöse Beschneidungen
Deutsches Ärzteblatt	06.08.12	Putzke Stehr	Religiöse Beschneidungen
Deutsches Ärzteblatt	06.08.12	NN	Pro Kontra Beschneidung
Deutsches Ärzteblatt	17.08.12	NN	Diskussion über religiöse Beschneidung
Deutsches Ärzteblatt	21.08.12	NN	Oberrabiner schlägt Grundausbildung vor
Deutsches Ärzteblatt	22.08.12	NN	Arzt aus Hessen zeigt an
Deutsches Ärzteblatt	23.08.12	NN	Ethikrat tendiert zu Erlaubnis
Deutsches Ärzteblatt	28.08.12	NN	Türkischer Minister sieht Religionsfreiheit b
Deutsches Ärzteblatt	29.08.12	NN	US-Ärzte empfehlen Beschneidung
Deutsches Ärzteblatt	31.08.12	NN	Richter Ohrlochstechen Straftat
Deutsches Ärzteblatt	05.09.12	NN	Religiöse Beschneiden bleiben in Berlin straffrei
Deutsches Ärzteblatt	07.09.12	NN	Türkischer Bund in Berlin
Deutsches Ärzteblatt	10.09.12	NN	Bund soll Beschneidung von Jungen gesetzlich regeln
Deutsches Ärzteblatt	13.09.12	NN	Beschneidung: Kinderschützer fordern Moratorium
Deutsches Ärzteblatt	14.09.12	Siegmund-Schultze	Beschneidungsurteil als Präzedenz
Deutsches Ärzteblatt	25.09.12	NN	Eckpunkte für rechtliche Regelung
Deutsches Ärzteblatt	28.09.12	Klinkhammer	Zirkumzision Leserbriefe Zusammenfassung
Deutsches Ärzteblatt	02.10.12	NN	Kinderchirurgen kritisieren Pläne
Deutsches Ärzteblatt	04.10.12	NN	Juden und Muslime begrüßen Gesetze

PUBLIKATION	DATUM	AUTOR	ARBEITSTITEL
Deutsches Ärzteblatt	10.10.12	NN	Kabinett billigt Gesetzentwurf
Deutsches Ärzteblatt	14.10.12	NN	Bayerischer ärztetag
Deutsches Ärzteblatt	19.10.12	Gerst	71 Bayerischer Ärztetag
Deutsches Ärzteblatt	19.10.12	Klinkhammer	Gesetzentwurf Beschneidung soll straffrei sein
Deutsches Ärzteblatt	02.11.12	NN	Bundesrat-Beschneidung Praxisgebühr
Deutsches Ärzteblatt	12.11.12	NN	Alternativer Gesetzentwurf
Deutsches Ärzteblatt	22.11.12	NN	Beschneidung-regierung will Spielraum lassen
Deutsches Ärzteblatt	26.11.12	NN	Expertenanhörung des Rechtsausschusses
Deutsches Ärzteblatt	07.12.12	Albaum	Beschneidungsdebatte
Deutsches Ärzteblatt	12.12.12	NN	Religiöse Beschneidungen künftig erlaubt
Die Tageszeitung	27.06.12	NN	Keine religiöse Beschneidung
Die Tageszeitung	28.06.12	Rath	Strafbarer Ritus
Die Tageszeitung	28.06.12	Schmollack	Religionsfreiheit beschnitten
Die Tageszeitung	28.06.12	Charim	Zurück zum Fleischhauer
Die Tageszeitung	28.06.12	Gessler	Ein zentrales Zeichen
Die Tageszeitung	29.06.12	Gutmair	Kampf um die Vorhaut
Die Tageszeitung	30.06.12	NN	Keine Beschneidungen mehr
Die Tageszeitung	30.06.12	Gessler	Klinik stoppt religöse Beschneidungen
Die Tageszeitung	02.07.12	Cak	Interview mit Küppersbusch
Die Tageszeitung	03.07.12	NN	Die Vorhaut Debatte
Die Tageszeitung	03.07.12	Akyol	Interview mit Kinderchirurg Ulus
Die Tageszeitung	04.07.12	Sezgin	Beschnittene Meinung
Die Tageszeitung	04.07.12	Wali	Beschneidungen und andere Traumata
Die Tageszeitung	05.07.12	Beucker	Muslime fordern Beschneidungsgesetz
Die Tageszeitung	07.07.12	NN	Taz Thema der Woche
Die Tageszeitung	11.07.12	NN	Justizministerin für richterliche Klärung
Die Tageszeitung	12.07.12	Winkelmann	Karlsruhe soll's richten
Die Tageszeitung	12.07.12	Reichstein	EU Verbot undenkbar
Die Tageszeitung	12.07.12	Wolff	Das Beste für die Jungen
Die Tageszeitung	12.07.12	NN	Beschneidungs-Urteil
Die Tageszeitung	12.07.12	Gessler	Einschnitte in Fleisch und Frieden
Die Tageszeitung	13.07.12	NN	Beschneidung Grundrecht der Juden

PUBLIKATION	DATUM	AUTOR	ARBEITSTITEL
Die Tageszeitung	13.07.12	NN	Beschneidungen aller Art
Die Tageszeitung	14.07.12	NN	Vorhaut schutzlos
Die Tageszeitung	14.07.12	Maier	Kein Warten auf Karlsruhe
Die Tageszeitung	14.07.12	Winkelmann	Der Streit lohnt sich
Die Tageszeitung	16.07.12	NN	Beschneidung soll gesetzlich geregelt werden
Die Tageszeitung	16.07.12	NN	Wie geht es uns Herr Küppersbusch
Die Tageszeitung	16.07.12	Kerneck	Unerwartet gut gelandet
Die Tageszeitung	17.07.12	NN	Keine schnelle gesetzliche Beschneidung
Die Tageszeitung	17.07.12	Yücel	Der Wunsch nach Maßregelung
Die Tageszeitung	18.07.12	Cak	Missbrauch der Vorhaut
Die Tageszeitung	18.07.12	Knaul	Interview mit Beschneidungsgegener Enosch
Die Tageszeitung	19.07.12	NN	SPD-Laizisten sind verärgert
Die Tageszeitung	20.07.12	NN	Kein Konsens bei der Beschneidung
Die Tageszeitung	21.07.12	NN	Kinderschützer machen mobil
Die Tageszeitung	21.07.12	Hahn	Nicht nur behandeln auch heilen
Die Tageszeitung	21.07.12	NN	Beschneidung
Die Tageszeitung	21.07.12	Bax	Lust an der Zwangsbekehrung
Die Tageszeitung	21.07.12	Reichert	Hände auf die Bettdecke
Die Tageszeitung	23.07.12	NN	Justizministerin Gesetz kompliziert
Die Tageszeitung	24.07.12	Rath	Spielraum bei der Vorhaut
Die Tageszeitung	24.07.12	Oestreich	Männer kennen keinen Schmerz
Die Tageszeitung	25.07.12	El Kurdi	Vom Häuten der Nudel
Die Tageszeitung	25.07.12	Oestreich	Interview mit Psychotherapeut Franz
Die Tageszeitung	25.07.12	Stokowski	Vorhautneid und Peitschenhiebe
Die Tageszeitung	26.07.12	Pax	Interview mit Grünem MdB Kilic
Die Tageszeitung	28.07.12	NN	Aids-Medikamente noch zu teuer
Die Tageszeitung	28.07.12	Hahn	Die soziale Krankheit
Die Tageszeitung	28.07.12	NN	Ethikrat befasst sich mit Beschneidung
Die Tageszeitung	07.08.12	NN	Interview mit Eckhoff
Die Tageszeitung	09.08.12	NN	Beschneidung um Gottes Willen
Die Tageszeitung	10.08.12	NN	Einheitliche Regelung
Die Tageszeitung	15.08.12	Bax	Kein Einschnitt im Alltag
Die Tageszeitung	18.08.12	NN	Die Rechtslage
Die Tageszeitung	18.08.12	Bruhn	Warnung vor reisenden Beschneidern
Die Tageszeitung	18.08.12	Wiese	Schimäre des Säkularen
Die Tageszeitung	22.08.12	Sartorius	Rabbiner wirbt für Beschneidungskompromiss
Die Tageszeitung	23.08.12	NN	Und sonst
Die Tageszeitung	23.08.12	Halser	Der gefragte Mohel
Die Tageszeitung	24.08.12	Gamperl	Ohnmacht im Diskussionssaal

PUBLIKATION	DATUM	AUTOR	ARBEITSTITEL
Die Tageszeitung	25.08.12	Gamperl	Tränen im Tatoo Studio
Die Tageszeitung	27.08.12	NN	Wie geht es uns Herr Küppersbusch
Die Tageszeitung	27.08.12	Gessler	Interview mit Rabbiner Rothschild
Die Tageszeitung	29.08.12	NN	Juden demonstrieren für Beschneidung
Die Tageszeitung	29.08.12	NN	Juden wollen demonstrieren
Die Tageszeitung	29.08.12	Lohre	Ein Freund von mir
Die Tageszeitung	01.09.12	Bax	Antisemitismus geht alle an
Die Tageszeitung	01.09.12	Gamperl	Mädchen bekommt kleine Entschädigung
Die Tageszeitung	01.09.12	Schmuck	Ohrlöcher für Kinder
Die Tageszeitung	04.09.12	Akyol	Auch die Hamas ist für Beschneidung
Die Tageszeitung	05.09.12	Seeseln	Religionsvergiftung
Die Tageszeitung	06.09.12	Schmude	Schnippeln nicht strafbar
Die Tageszeitung	06.09.12	Alberti	Heilmann macht klare Ansage
Die Tageszeitung	07.09.12	NN	Flagrante Einmischung
Die Tageszeitung	07.09.12	NN	Juden kritisieren Heilmann
Die Tageszeitung	07.09.12	Oestreich	Interview zur Beschneidung
Die Tageszeitung	10.09.12	Kramer	Gemeinsam für Beschneidung
Die Tageszeitung	10.09.12	NN	Interview mit Küppersbusch
Die Tageszeitung	10.09.12	Hillenbrand	Alarmzeichen für die Demokratie
Die Tageszeitung	11.09.12	Sartorius	Vorhaut mit Zacken
Die Tageszeitung	13.09.12	NN	Polizist muss mit Verfahren rechnen
Die Tageszeitung	13.09.12	NN	Konsequenzen wegen Kippa
Die Tageszeitung	13.09.12	Gamperl	Warnung vor Eile bei Beschneidungsgesetz
Die Tageszeitung	15.09.12	Juel	Im Bett mit und ohne
Die Tageszeitung	17.09.12	Frank	Immer etwas Rechtschaffenes
Die Tageszeitung	22.09.12	Bachl	Das letzte Stück – Debatte
Die Tageszeitung	27.09.12	Rath	Juden und Muslime loben Justizministerin
Die Tageszeitung	02.10.12	Brumlik	Würdiger Namensgeber
Die Tageszeitung	04.10.12	NN	Gesetzentwurf liegt vor
Die Tageszeitung	04.10.12	Rath	Interview Ethikrat Mitglied Höfling
Die Tageszeitung	05.10.12	Wendt	Streit um das Wohl des Kindes
Die Tageszeitung	08.10.12	NN	Ethikratvorsitzende für Kinderveto
Die Tageszeitung	11.10.12	NN	Beschneidung soll erlaubt bleiben
Die Tageszeitung	12.10.12	Oestreich	Interview mit Chef des Kinderärzteverbande
Die Tageszeitung	13.10.12	Lohre u Rath	Ist das neue Beschneidungsgesetz gut?
Die Tageszeitung	15.10.12	Winkelmann	Jungliberal verunsichert
Die Tageszeitung	30.10.12	Zimmermann	Genderbending für den Penis
Die Tageszeitung	31.10.12	Sezgin	Linke Herrenwitze

PUBLIKATION	DATUM	AUTOR	ARBEITSTITEL
Die Tageszeitung	10.11.12	NN	Beschneidung erst ab dem 14 Lebensjahr
Die Tageszeitung	10.11.12	Kalarickal	Die Sache mit der Toleranz
Die Tageszeitung	17.11.12	Pitzer	Als Frau nicht Männer kopieren
Die Tageszeitung	21.11.12	Brumlik	Wofür steht Giordano Brunos Name
Die Tageszeitung	23.11.12	Oestreich	Darf Religion die Kinderrechte einschränken
Die Tageszeitung	24.11.12	Granzin	Warten auf den Beschneider
Die Tageszeitung	05.12.12	NN	Laizisten für Vorhaut
Die Tageszeitung	06.12.12	Wenk	Die kleine Wortkunde
Die Tageszeitung	13.12.12	Winkler	Bodenloses Erbosen
Die Tageszeitung	13.12.12	Bax	Nach den Regeln der Kunst
Die Welt	27.06.12	Ehrenstein	Gericht erklärt religiöse Beschneidungen für strafbar
Die Welt	28.06.12	Borgstede	Warum beschneiden Muslime und Juden
Die Welt	28.06.12	Friedmann	Dieses Urteil wirkt wie eine Diskriminieru
Die Welt	29.06.12	Kelek	Opfer für Allah
Die Welt	29.06.12	Schuster	Grundgesetz und Bibel
Die Welt	30.06.12	Broder	Peepshow für den anspruchslosen Voyeur
Die Welt	01.07.12	NN	Politik WaS
Die Welt	02.07.12	NN	Deutschland kompakt
Die Welt	05.07.12	Schuster	Bedrängtes Leben
Die Welt	06.07.12	NN	Deutschland kompakt
Die Welt	07.07.12	Broder	Wieviel Zivilcourage passt auf die Vorhaut
Die Welt	09.07.12	Hasse	Kammer Chef warnt vor Beschneidung
Die Welt	11.07.12	Bomsdorf	Judenhass im Norden
Die Welt	11.07.12	Posener	Vorhaut und Freiheit
Die Welt	12.07.12	NN	Der heikle Tanz
Die Welt	13.07.12	Kamann	Rabbiner sehen Religionsfreiheit gefährdet
Die Welt	13.07.12	Zippert	Zippert zappt
Die Welt	13.07.12	Schuster	Eine deutsche Posse
Die Welt	14.07.12	NN	Beschneidung wird geregelt
Die Welt	14.07.12	NN	Schnellstmöglich Rechtssicherheit
Die Welt	14.07.12	Kamann	Interview Bahr
Die Welt	14.07.12	Wergin	Deutscher Furor
Die Welt	15.07.12	NN	Vierjähriger litt unter schweren Komplikationen
Die Welt	15.07.12	Stein	Im Land der Freien WaS
Die Welt	16.07.12	NN	Crazy Horst bayerischer Sonderweg

PUBLIKATION	DATUM	AUTOR	ARBEITSTITEL
Die Welt	17.07.12	NN	Deutschland kompakt
Die Welt	18.07.12	NN	Kinderärzte: Körperverletzung nicht bagatellisieren
Die Welt	18.07.12	Sturm	Deutschland Kompakt
Die Welt	19.07.12	NN	45 Prozent für Beschneidungsverbot
Die Welt	19.07.12	Schick	Deutschland kompakt
Die Welt	19.07.12	Mansour	Stellt euch der Debatte
Die Welt	20.07.12	NN	Richter fordern konkrete Änderungen
Die Welt	20.07.12	Jungholt	Deutschland kompakt
Die Welt	20.07.12	Stein	Messerchen und Judenhass
Die Welt	20.07.12	Reichwein	D wie Debatten
Die Welt	21.07.12	Jungholt	Deutschland kompakt
Die Welt	21.07.12	Reichwein	Medien, Markt und graue Krawatten
Die Welt	23.07.12	NN	Deutschland kompakt
Die Welt	23.07.12	Ludin	Muslimische Beschneidung Gastbeitrag
Die Welt	25.07.12	NN	Wissen kompakt
Die Welt	25.07.12	Lindemann	Und dann spürte ich das harte Metall
Die Welt	26.07.12	Prosinger	Alle gegen Aids
Die Welt	27.07.12	NN	Einzelurteil mit Folgen
Die Welt	27.07.12	NN	Experten ringen um Zulässigkeit
Die Welt	27.07.12	Kamann	Kleiner Schnitt und großer Rechtsstreit
Die Welt	28.07.12	Brug	Bescheidenheit für Bayreuth
Die Welt	28.07.12	Fuhr	Trend zum Trauma
Die Welt	29.07.12	Kamann	Özdemir sagt ja zur Beschneidung WaS
Die Welt	30.07.12	NN	Deutschland kompakt
Die Welt	01.08.12	NN	Deutschland kompakt
Die Welt	02.08.12	NN	Deutschland kompakt
Die Welt	07.08.12	NN	Deutschland kompakt
Die Welt	15.08.12	NN	Stellungskrieg um Urinsammelstelle
Die Welt	18.08.12	NN	Deutschland kompakt
Die Welt	23.08.12	NN	Rabiner will weiter beschneiden
Die Welt	23.08.12	Sturm	Totalsausfall in Reihe zwei
Die Welt	24.08.12	NN	Peres bittet Gauck um Hilfe
Die Welt	24.08.12	NN	Ethikrat für Beschneidung mit Auflagen
Die Welt	24.08.12	Kamann	Ethikrat befürwortet religiöse Beschneidung
Die Welt	25.08.12	Bewarder	Lust an Selbstzerstörung
Die Welt	25.08.12	Zippert	Zippert zappt
Die Welt	26.08.12	Luig	der Mann für schräge Inszenierungen WaS
Die Welt	27.08.12	Claussen	Warum über Religion so heftig diskutiert wi

PUBLIKATION	DATUM	AUTOR	ARBEITSTITEL
Die Welt	27.08.12	Gauland	Konservativ oder nicht
Die Welt	29.08.12	Wolffsohn	Vorhaut des Herzens
Die Welt	01.09.12	Broder	Siebzig Euro für ein Loch
Die Welt	04.09.12	NN	Politik Kompakt
Die Welt	06.09.12	NN	Deutschland kompakt
Die Welt	07.09.12	NN	Protest gegen Regelung zu Beschneidung
Die Welt	07.09.12	Stephan	Von Gewalt besessen
Die Welt	09.09.12	Peters	Wie fühlen sich Juden heute WaS
Die Welt	10.09.12	NN	Juden und Muslime gehen gemeinsam auf die Straße
Die Welt	10.09.12	NN	Deutschland kompakt
Die Welt	11.09.12	NN	Gläubige haben ein Recht auf Beschneidung
Die Welt	12.09.12	Wiegelmann	Ein Haus für viele Götter
Die Welt	12.09.12	Posener	Konsens, Schmonsens
Die Welt	13.09.12	NN	Seehofer in diplomatischer Mission
Die Welt	14.09.12	NN	Westerwelle verspricht Gesetz
Die Welt	14.09.12	NN	Wir werden vor Gewalt nicht kapitulieren
Die Welt	22.09.12	Hessing	Absurder Streit um ein wenig Haut Gastbeitrag
Die Welt	26.09.12	NN	Ministerin regelt Beschneidung
Die Welt	26.09.12	NN	Scharfe Kritik aus der Türkei
Die Welt	26.09.12	Kamann	Beschneidung soll auch ohne Religion legal se
Die Welt	27.09.12	NN	Deutschland kompakt
Die Welt	27.09.12	Kamann	Gelassen Beschneiden
Die Welt	28.09.12	Badde	Das Geheimnis der Vorhaut Christi
Die Welt	29.09.12	Mohr	Sommernachtsalbtraum
Die Welt	01.10.12	NN	Strafrechtler warnt vor Todesfällen
Die Welt	01.10.12	Kamann	Interview Cem özdemir
Die Welt	01.10.12	Zippert	Zippert zappt
Die Welt	02.10.12	Kahmann Kuhn	Absurder Zahlenstreit
Die Welt	04.10.12	NN	Deutschland Kompakt
Die Welt	05.10.12	NN	Deutschland Kompakt
Die Welt	07.10.12	NN	Ethikratvorsitzende für Kinder-Veto
Die Welt	10.10.12	NN	Kabinett will Gesetzesregelung
Die Welt	10.10.12	NN	Dpa Nachrichtenüberblick
Die Welt	10.10.12	NN	Beschneidung bleibt erlaubt
Die Welt	10.10.12	NN	Gesetzentwurf gebilligt
Die Welt	10.10.12	NN	Kabinett bringt Gesetzesregelung
Die Welt	10.10.12	NN	Kabinett billigt Gesetzentwurf

PUBLIKATION	DATUM	AUTOR	ARBEITSTITEL
Die Welt	10.10.12	NN	Religiöse Beschneidung bleibt straffrei
Die Welt	10.10.12	NN	Kabinett bringt Regelung
Die Welt	10.10.12	NN	Juden und Muslime loben Gesetz
Die Welt	11.10.12	Kamann	Beschneiden will gelernt sein
Die Welt	16.10.12	NN	Protest gegen Regelung zur Beschneidung
Die Welt	16.10.12	NN	Politiker wollen ohne Fraktionszwang entscheiden
Die Welt	16.10.12	NN	Rechtliche Klarheit für Beschneidung
Die Welt	16.10.12	NN	Justizsenator will Beschneidung regeln
Die Welt	27.10.12	Broder	Montags Mitmach Demokratie
Die Welt	29.10.12	Herzinger	Eine jüdische Patriotin
Die Welt	30.10.12	NN	Deutschland Kompakt
Die Welt	01.11.12	Jungholt	Mit dem Grundgesetz im Gepäck
Die Welt	02.11.12	NN	Zippert und das Nahtodgeplauder
Die Welt	03.11.12	NN	Deutschland Kompakt
Die Welt	05.11.12	Seibel	Interview mit Ronald Lauder
Die Welt	15.11.12	NN	Mediziner will Vaginal Beschneidung
Die Welt	23.11.12	NN	Deutschland kompakt
Die Welt	26.11.12	NN	Hamburg kompakt
Die Welt	26.11.12	Herzinger	Kanzlerin warnt vor Antisemitismus
Die Welt	27.11.12	Kamann	Ein Schnitt der die Geister scheidet
Die Welt	29.11.12	Engländer	Merkel wird geehrt
Die Welt	02.12.12	Gersemann	Der Wahnsinn der real existierenden Eurore
Die Welt	09.12.12	Alexander	Interview mit Kauder WaS
Die Welt	10.12.12	NN	Deutschland Kompakt
Die Welt	10.12.12	NN	Norden Kompakt
Die Welt	12.12.12	NN	Erlaubnis bekommen über Juden zu schimpfen
Die Welt	13.12.12	NN	Rekordverdächtiges Tempo
Die Zeit	27.06.12	Polke-Majewski	Kein Weg aus dem Dilemma Beschneidung
Die Zeit	05.07.12	NN	Wort der Woche
Die Zeit	05.07.12	Spaemann	Der Traum von der Schicksallosigkeit
Die Zeit	05.07.12	Martenstein	Über das Urteil zu Beschneidungen
Die Zeit	05.07.12	Joffe	Richter und Häutchen
Die Zeit	12.07.12	Meiborg	Keine Lösung für die Eltern
Die Zeit	12.07.12	Musharbash	Die Operation war einwandfrei
Die Zeit	12.07.12	Herzberg	Das richtige Urteil
Die Zeit	16.07.12	Schwarze	Der Weg zum legalen Schnitt
Die Zeit	19.07.12	Fischer	Interview mit Leo Fischer

PUBLIKATION	DATUM	AUTOR	ARBEITSTITEL
Die Zeit	19.07.12	Ross	Hilfe die glauben
Die Zeit	19.07.12	Joffe	In der Vorhaut-Falle
Die Zeit	20.07.12	Lau	Interview mit Volker Beck
Die Zeit	24.07.12	Tenenborn	Wir sind alle fit, dünn etc.
Die Zeit	24.07.12	Horeld Caspari	Interview mit Trittin
Die Zeit	26.07.12	Meiborg	Welche Gesetze gibt es
Die Zeit	26.07.12	Riedl	Auf Holzwegen
Die Zeit	26.07.12	Raether	Das ist übrigens ein Penis
Die Zeit	26.07.12	Notter	Sehr geehrter Herr Notter
Die Zeit	26.07.12	Kesler	Mein Rüssel gehört mir
Die Zeit	26.07.12	Cammann	Mit Gott gegen das Kapital
Die Zeit	27.07.12	Greven	Unter dem Deckmantel des Säkularismus
Die Zeit	06.08.12	Baspinar	Ein Ritual unter Verdacht
Die Zeit	16.08.12	Adlerstein Cooper	Wir werden Widerstand leisten
Die Zeit	27.08.12	Schwarze	Die Religionsfreiheit ist das entscheidende
Die Zeit	30.08.12	Otto	Ein Traum von Schule
Die Zeit	30.08.12	Joffe	Vorhaut ohne Ende
Die Zeit	06.09.12	Harms	Was denkt diese frau
Die Zeit	06.09.12	Marstenstein	Über Vorbereitungen
Die Zeit	06.09.12	Lau	Zeig deine Kippa
Die Zeit	06.09.12	Lau	Juden und Muslime wollen gemeinsam in Berlin dem
Die Zeit	13.09.12	NN	Wie die Welt verhandelt
Die Zeit	13.09.12	Lau	Etwas ist zerbrochen
Die Zeit	13.09.12	Bachrach	Juden-Unbekannt
Die Zeit	19.09.12	Greven	Mehr Respekt Bitte
Die Zeit	20.09.12	Schmidbauer	Darf sie alleine entscheiden, was der So
Die Zeit	22.09.12	Caspari	Grüne im Speed Dating
Die Zeit	27.09.12	Lau	Ist der Streit um die Beschneidung beigelegt
Die Zeit	01.10.12	Schwarze	Interview mit Reinhard Merkel
Die Zeit	04.10.12	Lau	Ein Teil von uns
Die Zeit	11.10.12	Erenz	Zeitläufe
Die Zeit	11.10.12	Lau	Die Sache mit der Beschneidung
Die Zeit	12.10.12	Lau	Interview mit Kramer
Die Zeit	15.10.12	Tenenborn	Ich verstehe die Deutschen
Die Zeit	18.10.12	Martenstein	Über das geistige uÜberleben
Die Zeit	18.10.12	Lau	Interview mit MdB Montag
Die Zeit	25.10.12	Chaouli	Die Gegner der Beschneidung
Die Zeit	08.11.12	Wiedemann	Modell Sarajevo

PUBLIKATION	DATUM	AUTOR	ARBEITSTITEL
Die Zeit	20.11.12	Kreuzer	Beschneidung regulieren, aber nicht verbiete
Die Zeit	22.11.12	Mangold	Wie halten wir es mit der Religion
Die Zeit	25.11.12	Majewski	Elefanten Gott trifft lamm
Die Zeit	29.11.12	Von Thadden Schwarz	Ist Religion Privatsache Pro Contra
Die Zeit	29.11.12	Finger	Das elfte Gebot
Die Zeit	29.11.12	Finger Polke-Majewski	Interview mit Wolfgang Thier
Die Zeit	11.12.12	vidal	Tiefreligiöse Inder
Die Zeit	13.12.12	Bauer	Bombenjob
Focus	02.07.12	Plewnia	Über die rote Linie
Focus	16.07.12	Wendt	Dann müssen wir gehen
Focus	23.07.12	Wendt	Ein Schnitt aber kein Frieden
Focus	30.07.12	Krischer	Interview Woopen Nicht unter Druck
Focus	27.08.12	Wendt	Eilig aber ohne Datum Presseartikel
Focus	03.09.12	Inbari	Es braucht zwei zum Tango
Focus	03.09.12	Van Ackeren	Heikles Gesetz
Focus	10.09.12	Wisnieewski	Schneidende Schärfe
Focus	08.10.12	Wendt	Eine Frau für letzte Fragen
Focus	10.12.12	Hollweg-Kallinger	Interview Müller
Frankfurter Allgemeine	26.06.12	NN	Graumann ein unerhöhrter Akt
Frankfurter Allgemeine	27.06.12	NN	Gericht Beschneidung ist strafbar
Frankfurter Allgemeine	27.06.12	Hefty	Credo des Rechtsstaates
Frankfurter Allgemeine	27.06.12	Burger	Eine dauerhafte und irreparable Veränderung
Frankfurter Allgemeine	27.06.12	NN	Eure Vorhaut sollt ihr beschneiden
Frankfurter Allgemeine	28.06.12	NN	Urteil zur Beschneidung stößt auf Kritik
Frankfurter Allgemeine	28.06.12	NN	In Israel die Regel
Frankfurter Allgemeine	28.06.12	Yaron	Ein einschneidender Beschluss
Frankfurter Allgemeine	28.06.12	Riebsamen	Schnitt und Schmerz
Frankfurter Allgemeine	28.06.12	Kaube	Das Wohl des Kindes

PUBLIKATION	DATUM	AUTOR	ARBEITSTITEL
Frankfurter Allgemeine	28.06.12	Hefty	Strafbare Beschneidung
Frankfurter Allgemeine	29.06.12	Yaron	Auch ohne Schnitt ist der Sohn intakt
Frankfurter Allgemeine	29.06.12	Tomlein	Wir sind Weltmeister Blog
Frankfurter Allgemeine	30.06.12	NN	Kritiker sehen Gefahr des Beschneidungstourismus
Frankfurter Allgemeine	30.06.12	NN	Westerwelle kritisiert Urteil zu Beschneidungen
Frankfurter Allgemeine	30.06.12	Heinig	Es geht bei der Beschneidung nicht nur um Brau
Frankfurter Allgemeine	01.07.12	NN	Ärzte gegen Beschneidung
Frankfurter Allgemeine	01.07.12	Schaaf	Kulturkampf im Gerichtssaal
Frankfurter Allgemeine	01.07.12	Kaube	Beschneidung
Frankfurter Allgemeine	08.07.12	Pritzkau	Hacker aus der Steinzeit
Frankfurter Allgemeine	09.07.12	Franz	Ritual, Trauma, Kindeswohl Gastbeitrag
Frankfurter Allgemeine	10.07.12	NN	Inland in Kürze
Frankfurter Allgemeine	11.07.12	NN	Justizministerin hofft auf richterliche Klärung
Frankfurter Allgemeine	12.07.12	Walter	Beschnitten Gastbeitrag
Frankfurter Allgemeine	12.07.12	Tolmein	Selbstbestimmt beschneiden FAZ Frühkritik
Frankfurter Allgemeine	13.07.12	NN	Europäische Rabbiner kritisieren Urteil
Frankfurter Allgemeine	13.07.12	NN	Hartmannbund für Beschneidungen
Frankfurter Allgemeine	14.07.12	NN	Becker Beschneidung ist Ritual
Frankfurter Allgemeine	14.07.12	NN	Regierung will Beschneidungen ermöglichen
Frankfurter Allgemeine	14.07.12	Altenbockum	Verhältnismäßig
Frankfurter Allgemeine	15.07.12	Gutschker	Kinderschutz

PUBLIKATION	DATUM	AUTOR	ARBEITSTITEL
Frankfurter Allgemeine	15.07.12	Eppelsheim	Das Urteil
Frankfurter Allgemeine	15.07.12	NN	Ein blutiger Fall
Frankfurter Allgemeine	16.07.12	NN	Bahr für Regelung im Patientenrecht
Frankfurter Allgemeine	17.07.12	NN	Gesetzentwurf bis zum Herbst
Frankfurter Allgemeine	17.07.12	NN	Inland in Kürze
Frankfurter Allgemeine	18.07.12	NN	Gesetzentwurf bis zum Herbst
Frankfurter Allgemeine	18.07.12	NN	Vorschläge für eine gesetzliche Regelung
Frankfurter Allgemeine	18.07.12	NN	Beschneidung aus religiösen Gründen soll zulässig sein
Frankfurter Allgemeine	18.07.12	Rasche	Lobbyarbeit mit Kollateralnutzen
Frankfurter Allgemeine	18.07.12	Müller	Grenzen in Gottesfragen
Frankfurter Allgemeine	19.07.12	NN	Sie kann ihn besser als er selbst
Frankfurter Allgemeine	19.07.12	NN	Bundestag für Beschneidungen
Frankfurter Allgemeine	19.07.12	Köpf	Unzeitgemäßer Grundpfeiler
Frankfurter Allgemeine	20.07.12	NN	Bundestag für Beschneidungen
Frankfurter Allgemeine	20.07.12	Müller	Neue Grenzen
Frankfurter Allgemeine	21.07.12	NN	Ärzte und Juristen plädieren gegen die Beschnei
Frankfurter Allgemeine	21.07.12	Franz et al.	Offener Brief zur Beschneidung
Frankfurter Allgemeine	22.07.12	NN	Heftiger Streit über Beschneidung
Frankfurter Allgemeine	22.07.12	Zastrow	Nötiger Schmerz
Frankfurter Allgemeine	22.07.12	Yaron	Unsere seltsame Tradition
Frankfurter Allgemeine	22.07.12	Süß-Eppelsheim	Auch die Seele leidet

PUBLIKATION	DATUM	AUTOR	ARBEITSTITEL
Frankfurter Allgemeine	22.07.12	Kuhn	Ein klassischer Wertekonflikt Interview
Frankfurter Allgemeine	22.07.12	Biller	Die Beschneidung
Frankfurter Allgemeine	22.07.12	Bahners	Ein Rechenfehler
Frankfurter Allgemeine	23.07.12	NN	Abermals Kritik an Beschneidungen
Frankfurter Allgemeine	24.07.12	NN	Aidskonferenz will eine HIV freie Generation
Frankfurter Allgemeine	24.07.12	Schulz	Kein Kind ist je daran gestorben
Frankfurter Allgemeine	25.07.12	Schmitt	Hollywood soll Heil bringen
Frankfurter Allgemeine	25.07.12	Wiesner	Gezählt, gewogen und am Ende geteilt
Frankfurter Allgemeine	27.07.12	Zaimoglu	Deutschland macht sich lächerlich Interview
Frankfurter Allgemeine	28.07.12	NN	Inland in Kürze
Frankfurter Allgemeine	28.07.12	Schmitt	Operation Abraham
Frankfurter Allgemeine	29.07.12	NN	Robust und blutig
Frankfurter Allgemeine	30.07.12	NN	Inland in Kürze
Frankfurter Allgemeine	30.07.12	Lerch	Kritik der Islam-Kritik
Frankfurter Allgemeine	08.08.12	Bahners	Die Erziehung einer Neokonservativen
Frankfurter Allgemeine	09.08.12	Lübberding	Verstehen wir wovon er spricht
Frankfurter Allgemeine	12.08.12	Schickhardt	Ein Kompromissvorschlag
Frankfurter Allgemeine	15.08.12	Geyer	Wider den präpotenten Ton
Frankfurter Allgemeine	17.08.12	Baberowski	Durchgreifer gegen Wehrlose
Frankfurter Allgemeine	19.08.12	Gutschker	Ziemlich beste Freunde
Frankfurter Allgemeine	23.08.12	NN	Weiter Streit über Beschneidungen

PUBLIKATION	DATUM	AUTOR	ARBEITSTITEL
Frankfurter Allgemeine	23.08.12	Tolmein	Braucht die Beschneidungsdebatte ein Update
Frankfurter Allgemeine	23.08.12	Müller	Reife
Frankfurter Allgemeine	23.08.12	Graumann	Niemals nachlassen
Frankfurter Allgemeine	24.08.12	NN	Ethikrat Beschneidung zulässig
Frankfurter Allgemeine	24.08.12	Müller-Jung	Ethikrätin
Frankfurter Allgemeine	24.08.12	Müller	Spannung
Frankfurter Allgemeine	25.08.12	NN	Beschneidungsdebatte empört Israel
Frankfurter Allgemeine	26.08.12	NN	Eine Anzeige ein Brief
Frankfurter Allgemeine	29.08.12	NN	Amerika sieht Vorteile in der Beschneidung
Frankfurter Allgemeine	31.08.12	NN	Ohrlochstechen womöglich straftat
Frankfurter Allgemeine	01.09.12	Hoffmann	Gefährden Ohrlöcher das Kindeswohl
Frankfurter Allgemeine	02.09.12	NN	Ohrlöcher bei Kindern Straftat
Frankfurter Allgemeine	02.09.12	Hoffmann	Ohrlöcher und Kindeswohl
Frankfurter Allgemeine	02.09.12	Haupt	Jacobs Beschneidung
Frankfurter Allgemeine	05.09.12	Hanfeld	Wir sehn was besseres
Frankfurter Allgemeine	05.09.12	Sahm	Judentum und Bioethik
Frankfurter Allgemeine	05.09.12	Sahm	Perfektion
Frankfurter Allgemeine	06.09.12	NN	Bald gesetzliche Regelung
Frankfurter Allgemeine	06.09.12	NN	Berlin stellt Beschneidungen strafffrei
Frankfurter Allgemeine	06.09.12	Hanfeld	Die Nettoreichweite des Harald Schmidt
Frankfurter Allgemeine	06.09.12	Müller	Glaubensgrenzen

PUBLIKATION	DATUM	AUTOR	ARBEITSTITEL
Frankfurter Allgemeine	07.09.12	NN	Elternrecht contra Kindeswohl
Frankfurter Allgemeine	07.09.12	NN	Bald Gesetz zur Beschneidung
Frankfurter Allgemeine	07.09.12	Altenbockum	Glaubensfragen
Frankfurter Allgemeine	08.09.12	NN	Inland in Kürze
Frankfurter Allgemeine	09.09.12	Schmidt	Grundsätzlich kein Ermittlungsverfahren
Frankfurter Allgemeine	10.09.12	NN	Inland in Kürze
Frankfurter Allgemeine	12.09.12	NN	Inland in Kürze_2
Frankfurter Allgemeine	12.09.12	NN	Inland in Kürze
Frankfurter Allgemeine	13.09.12	NN	Gauck Jüdischer Glaube ist Teil
Frankfurter Allgemeine	18.09.12	Halter	Gott muss sehen, dass es Theater sein soll
Frankfurter Allgemeine	19.09.12	Tröger	Das Gesetz der Mutter
Frankfurter Allgemeine	22.09.12	Schirrmacher	Den Schmerz verdoppeln
Frankfurter Allgemeine	26.09.12	NN	Bundesregierung will Beschneidung nicht bestrafen
Frankfurter Allgemeine	26.09.12	Müller	Flagge zeigen
Frankfurter Allgemeine	27.09.12	NN	Opposition gegen Gesetzentwurf
Frankfurter Allgemeine	29.09.12	NN	Fachpolitiker im Bundestag
Frankfurter Allgemeine	30.09.12	NN	Schnellschuss
Frankfurter Allgemeine	30.09.12	Süss	Weder Verständlich noch tauglich
Frankfurter Allgemeine	30.09.12	Rüb	Der Kampf des Rabbis
Frankfurter Allgemeine	03.10.12	NN	Koalition einigt sich auf Gesetzentwurf
Frankfurter Allgemeine	04.10.12	NN	Juden und Muslime begrüßen Gesetzentwurf

PUBLIKATION	DATUM	AUTOR	ARBEITSTITEL
Frankfurter Allgemeine	04.10.12	NN	Regierung einigt sich auf Entwurf
Frankfurter Allgemeine	04.10.12	Müller	Wohl und Willen
Frankfurter Allgemeine	05.10.12	NN	Inland in Kürze
Frankfurter Allgemeine	07.10.12	Süß	Der Solitär aus Aschaffenburg
Frankfurter Allgemeine	07.10.12	Zastrow	Gender
Frankfurter Allgemeine	07.10.12	Ata	Im Urlaub
Frankfurter Allgemeine	08.10.12	NN	Inland in Kürze
Frankfurter Allgemeine	10.10.12	NN	Kabinett billigt Gesetzentwurf
Frankfurter Allgemeine	11.10.12	NN	Inland in Kürze
Frankfurter Allgemeine	11.10.12	Müller	Kindeswohl
Frankfurter Allgemeine	15.10.12	Grötker	Faktencheck Beschneidung
Frankfurter Allgemeine	16.10.12	NN	Kinderärzte gegen Beschneidungsgesetz
Frankfurter Allgemeine	18.10.12	NN	Vor Gericht
Frankfurter Allgemeine	21.10.12	Lomroth	Das Prinzip Meer-Weg
Frankfurter Allgemeine	05.11.12	Binninger	Nicht in einem Topf
Frankfurter Allgemeine	09.11.12	NN	Inland in Kürze
Frankfurter Allgemeine	10.11.12	Bingener	Geist und Fleisch
Frankfurter Allgemeine	18.11.12	Rüther	Man nennt uns eine Altpartei
Frankfurter Allgemeine	19.11.12	NN	Grüne beanspruchen gesellschaftliche Mehrheit
Frankfurter Allgemeine	21.11.12	croitoru	Gehasst und bewundert
Frankfurter Allgemeine	22.11.12	Kilic	Freiheit ist wichtiger als Tradition

PUBLIKATION	DATUM	AUTOR	ARBEITSTITEL
Frankfurter Allgemeine	23.11.12	NN	Bundestag einig über Gesetzentwurf
Frankfurter Allgemeine	25.11.12	NN	Merkel kritisiert Antisemitismus
Frankfurter Allgemeine	25.11.12	TG	Regierung missachtet kinderwohl
Frankfurter Allgemeine	26.11.12	NN	Großes Maß an Antisemitismus
Frankfurter Allgemeine	26.11.12	Merkel	Minima Moralia
Frankfurter Allgemeine	01.12.12	Bender	Braune Kreide fressen
Frankfurter Allgemeine	02.12.12	Süß	Joshuas Beschneidung
Frankfurter Allgemeine	02.12.12	Fritz	Übers Niesen
Frankfurter Allgemeine	03.12.12	Soldt	Skulptur der Entschiedenheit
Frankfurter Allgemeine	09.12.12	Lüdecke	Interview mit Göring-Eckardt
Frankfurter Allgemeine	13.12.12	NN	Beschneidung von Knaben gesetzlich erlaubt
Frankfurter Allgemeine	13.12.12	Müller	Nicht von dieser Welt
Frankfurter Rundschau	27.06.12	NN	Beschneidung ist strafbar
Frankfurter Rundschau	28.06.12	NN	Tradition und Hygiene
Frankfurter Rundschau	28.06.12	Tinc	Gefahr für das religiöse Leben
Frankfurter Rundschau	28.06.12	Nutt	Jenseits des Prinzipiellen
Frankfurter Rundschau	28.06.12	Rippegather	Interview mit Bilgin
Frankfurter Rundschau	29.06.12	Frank	Beschneidungsurteil beschäftigt Karlsruhe
Frankfurter Rundschau	30.06.12	NN	Nachrichten
Frankfurter Rundschau	02.07.12	Brüning	Risiko von Infektionen sinkt
Frankfurter Rundschau	02.07.12	Nutt	Der Gläubige hat keine Wahl

PUBLIKATION	DATUM	AUTOR	ARBEITSTITEL
Frankfurter Rundschau	02.07.12	Widmann	Die heilige Vorhaut
Frankfurter Rundschau	03.07.12	Brumlik	Judentum und Islam sind hier nicht erwünsch
Frankfurter Rundschau	03.07.12	Frank	Interview mit Philosophin Bruckstein
Frankfurter Rundschau	03.07.12	Lentes	Zwischen Kulturmarke und Säkularisierung
Frankfurter Rundschau	04.07.12	Sperber	Quantensprung
Frankfurter Rundschau	04.07.12	Frank	Interview Kermani
Frankfurter Rundschau	05.07.12	Nouripour	Nicht ins Hinterzimmer verdrängen
Frankfurter Rundschau	06.07.12	Thadeusz	Lieber Herr Thadeusz
Frankfurter Rundschau	07.07.12	NN	Für die Beschneidung
Frankfurter Rundschau	07.07.12	Nutt	Verbieten und Schützen
Frankfurter Rundschau	09.07.12	Künast-Beck	Dies ist keine Straftat
Frankfurter Rundschau	13.07.12	Heide	Rabbiner wollen Urteil ignorieren
Frankfurter Rundschau	13.07.12	Nutt	Die Sorgen der Rabbiner
Frankfurter Rundschau	14.07.12	NN	Beschneidung gestoppt
Frankfurter Rundschau	14.07.12	Bommarius	Beschnittenes Recht
Frankfurter Rundschau	14.07.12	Dröge	Es geht um die Freihiet zum Glauben
Frankfurter Rundschau	16.07.12	NN	Bahr will rasche Regelung
Frankfurter Rundschau	17.07.12	NN	Ganz persönlich
Frankfurter Rundschau	17.07.12	Bommarius	Teils gedankenlos teils pfiffig
Frankfurter Rundschau	17.07.12	Gamillscheg	Nur vom Spezialisten
Frankfurter Rundschau	17.07.12	Szent	Schwierige Operation

PUBLIKATION	DATUM	AUTOR	ARBEITSTITEL
Frankfurter Rundschau	18.07.12	NN	Nachrichten I
Frankfurter Rundschau	18.07.12	NN	Nachrichten
Frankfurter Rundschau	18.07.12	NN	Kein Titel
Frankfurter Rundschau	18.07.12	Karisch	Aufnahme in die Welt der Männer
Frankfurter Rundschau	19.07.12	NN	Kein Titel
Frankfurter Rundschau	20.07.12	Szent	Fachgerecht und ohne Schmerzen
Frankfurter Rundschau	20.07.12	Bommarius	Das Recht zur Beschneidung
Frankfurter Rundschau	21.07.12	NN	Runder Tisch
Frankfurter Rundschau	21.07.12	Pilz	Die Macht der Ahnungslosen
Frankfurter Rundschau	23.07.12	NN	Nachrichten
Frankfurter Rundschau	23.07.12	Nordhausen	Heftig, Ungläubige
Frankfurter Rundschau	24.07.12	Kröter	Beschneidung beschäftigt Abgeordnete
Frankfurter Rundschau	25.07.12	Pilz	Um jeden Preis Gerechtigkeit
Frankfurter Rundschau	30.07.12	NN	Reform statt Gesetz
Frankfurter Rundschau	01.08.12	Heise	Nachtrag zur Vorhaut
Frankfurter Rundschau	06.08.12	Kahane	Kindeswohl na und
Frankfurter Rundschau	08.08.12	Bebenburg	Interview mit Al Wazir
Frankfurter Rundschau	09.08.12	Helbig	Wiedersehen im Club
Frankfurter Rundschau	15.08.12	Bommarius	Beschneidung und Holocaust
Frankfurter Rundschau	17.08.12	Geyer	Kampf der Propheten
Frankfurter Rundschau	20.08.12	Haufler	Gescheiterte Provokation

PUBLIKATION	DATUM	AUTOR	ARBEITSTITEL
Frankfurter Rundschau	22.08.12	Decker	Mit ein paar Tropfen
Frankfurter Rundschau	22.08.12	Decker	Gesetz zur Beschneidung
Frankfurter Rundschau	23.08.12	NN	Nachrichten
Frankfurter Rundschau	23.08.12	Beckhardt	Beschnitten und Traumatisiert
Frankfurter Rundschau	24.08.12	Decker	Eingriff nur mit Betäubung
Frankfurter Rundschau	24.08.12	Decker	Sie schlugen und vertrugen sich
Frankfurter Rundschau	24.08.12	Nutt	Kein Klima der Verfolgung
Frankfurter Rundschau	25.08.12	Decker	Streit nach Ethikrat Votum
Frankfurter Rundschau	30.08.12	Propson	Hass Mails an den Rabbiner
Frankfurter Rundschau	31.08.12	Kopietz	Gefühlter Hass
Frankfurter Rundschau	31.08.12	Helbig	Nur noch kurz den Rabbi beschimpfen
Frankfurter Rundschau	01.09.12	Schütze	70 Euro für Dreijährige
Frankfurter Rundschau	03.09.12	Propson	Initiative für jüdisches Leben
Frankfurter Rundschau	03.09.12	Wittmann	Druckvoll Energisch Unparteiisch
Frankfurter Rundschau	03.09.12	Pilz	Erhebt euch
Frankfurter Rundschau	04.09.12	NN	Nachrichten
Frankfurter Rundschau	06.09.12	Krupp	Knobloch fordert mehr Respekt
Frankfurter Rundschau	06.09.12	Schütze	Bedingt Straffrei
Frankfurter Rundschau	06.09.12	Bommarius	Knoblochs Fragen
Frankfurter Rundschau	07.09.12	NN	Gauck sagt Peres Hilfe zu
Frankfurter Rundschau	07.09.12	DuMont	Offener Brief

PUBLIKATION	DATUM	AUTOR	ARBEITSTITEL
Frankfurter Rundschau	08.09.12	Rippegather	Beschneidung erlaubt
Frankfurter Rundschau	08.09.12	Müller	Wollte mich nicht mitschuldig machen
Frankfurter Rundschau	12.09.12	Voigts	Rufe und Pfiffe
Frankfurter Rundschau	13.09.12	Tachimorowa	Tradition ist keine Rechtfertigung
Frankfurter Rundschau	14.09.12	NN	Infam und verletzend
Frankfurter Rundschau	14.09.12	Moll	Mehr Hygiene
Frankfurter Rundschau	15.09.12	Berger	Interview Konits
Frankfurter Rundschau	18.09.12	Göpfert	Diesseits von Afrika
Frankfurter Rundschau	24.09.12	Bernau	Die Gottes-WG
Frankfurter Rundschau	25.09.12	NN	Nachrichten
Frankfurter Rundschau	26.09.12	Kröter	Beschneidung bleibt straffrei
Frankfurter Rundschau	26.09.12	Bommarius	Rechtsschutz für die Beschneidung
Frankfurter Rundschau	27.09.12	Kröter	Kinderärzte empört
Frankfurter Rundschau	28.09.12	Haak	Drohungen gegen Juden in Berlin
Frankfurter Rundschau	28.09.12	von Lehn	Betäubung wirkt lange nach
Frankfurter Rundschau	01.10.12	NN	Nachrichten
Frankfurter Rundschau	01.10.12	Bommarius	Aus der Sickergrube
Frankfurter Rundschau	04.10.12	NN	Nachrichten
Frankfurter Rundschau	05.10.12	Bommarius	Juden und Muslime loben Entwurf
Frankfurter Rundschau	08.10.12	NN	Nachrichten
Frankfurter Rundschau	10.10.12	Hesse	Interview mit Friedländer

PUBLIKATION	DATUM	AUTOR	ARBEITSTITEL
Frankfurter Rundschau	11.10.12	NN	Beschneidung nach Regeln der ärztlichen Kunst
Frankfurter Rundschau	15.10.12	Frank	Interview mit Küng
Frankfurter Rundschau	18.10.12	Tichomirowa	Das Ressentiment der Mitte
Frankfurter Rundschau	12.11.12	Nissen	Das Grauen ist noch nicht vorbei
Frankfurter Rundschau	13.11.12	NN	Nachrichten
Frankfurter Rundschau	14.11.12	Frank	Interview mit Kermani
Frankfurter Rundschau	23.11.12	Hebstreit	Mit dem gebotenen Respekt
Frankfurter Rundschau	26.11.12	NN	Merkel will Respekt
Frankfurter Rundschau	26.11.12	NN	Respekt für Religionen hohes Gut
Frankfurter Rundschau	27.11.12	Vestring	Kinderärzte warnen vor Beschneidung
Frankfurter Rundschau	29.11.12	NN	Merkel Israels Sicherheit ist Staatsräson
Frankfurter Rundschau	01.12.12	Janovsky	Stampfen Singen Helfen
Frankfurter Rundschau	01.12.12	Tinc	Interview mit Generalkonsul
Frankfurter Rundschau	01.12.12	Bommarius	Kluger Essay zur Beschneidungsdebatte
Frankfurter Rundschau	03.12.12	NN	Özdemir als Spitzenkandidat gewählt
Frankfurter Rundschau	11.12.12	Tiedemann	Zugeständnis
Frankfurter Rundschau	12.12.12	Hanack	Interview mit Börstler
Frankfurter Rundschau	13.12.12	NN	Bundestag verabschiedet Beschneidungsgesetz
Handelsblatt	27.06.12	NN	Heftige Kritik
Handelsblatt	07.07.12	NN	CSU Politiker setzt sich für Beschneidung ein
Handelsblatt	08.07.12	NN	Montgomery rät von Beschneidung ab
Handelsblatt	13.07.12	NN	Bundesregierung will Rechtssicherheit
Handelsblatt	15.07.12	NN	Streit wird schärfer

PUBLIKATION	DATUM	AUTOR	ARBEITSTITEL
Handelsblatt	19.07.12	NN	Bundestag will Beschneidung nicht bestrafen
Handelsblatt	22.07.12	NN	Angst vor Hinterzimmer-Chirurgen
Handelsblatt	04.08.12	NN	Verunsicherung nach Beschneidungsurteil
Handelsblatt	23.08.12	NN	Peres bittet um Schutz
Handelsblatt	24.08.12	NN	Zentralrat der Juden will Standards einführen
Handelsblatt	10.09.12	NN	Seehofer setzt sich für Beschneidung ein
Handelsblatt	12.09.12	NN	Zwei Jahre Aufschub für Beschneidungsgesetz
Handelsblatt	25.09.12	NN	Beschneidung in Deutschland weiterhin erlaubt
Handelsblatt	04.10.12	NN	Beschneidungen sollen neu geregelt werden
Handelsblatt	10.10.12	NN	Gesetz erlaubt Beschneidung
Handelsblatt	12.12.12	NN	Beschneidung bleibt zulässig
Jüdische Allgemeine	26.06.12	Krauss	Schnitt in die REligionsfreiheit
Jüdische Allgemeine	28.06.12	NN	Verbotener Einschnitt
Jüdische Allgemeine	28.06.12	NN	Wer die Beschneidung angreift
Jüdische Allgemeine	28.06.12	Breitbard	Gegen den Schnitt
Jüdische Allgemeine	28.06.12	Engel	Interview mit Herzberg Absurd
Jüdische Allgemeine	05.07.12	Deusel	Guter Schnitt
Jüdische Allgemeine	05.07.12	Folger	Daten und Fakten rund um die Zirkumzision
Jüdische Allgemeine	05.07.12	Folger	Toleranz ohne Respekt
Jüdische Allgemeine	05.07.12	Kibel	Es ist ein Junge
Jüdische Allgemeine	05.07.12	Krauss	Hoffen auf Karlsruhe
Jüdische Allgemeine	05.07.12	Richter	Interview Jüdisches Krankenhaus
Jüdische Allgemeine	05.07.12	Stein	Kopfschütteln über Germany

PUBLIKATION	DATUM	AUTOR	ARBEITSTITEL
Jüdische Allgemeine	12.07.12	Neumann	Gemeinsam für die Beschneidung
Jüdische Allgemeine	12.07.12	Anchuelo	Europäische Rabbiner in Sorge
Jüdische Allgemeine	12.07.12	Krauss	So schnell wie möglich Rechtssicherheit
Jüdische Allgemeine	12.07.12	Knobloch	Die Brit Mila bleibt
Jüdische Allgemeine	12.07.12	Krauss	Höhere Instanz
Jüdische Allgemeine	12.07.12	Goldmann	Brit Mila Schönheits-OP
Jüdische Allgemeine	19.07.12	NN	Bundestag entscheidet über Resolution
Jüdische Allgemeine	19.07.12	NN	Bundestag fordert zügiges Gesetz
Jüdische Allgemeine	19.07.12	Ambs	Nicht Rechtswidrig
Jüdische Allgemeine	19.07.12	Graumann	Mehr Respekt für's Judentum
Jüdische Allgemeine	19.07.12	Krüger-Hundrupp	Frau Doktor ist Rabbinerin
Jüdische Allgemeine	19.07.12	Vogt	Ein Recht des Kindes
Jüdische Allgemeine	19.07.12	Wissgott-Moneta	Kinder wollen glauben
Jüdische Allgemeine	26.07.12	NN	Unerträgliche Debatte
Jüdische Allgemeine	26.07.12	NN	Kindeswohl ist nicht gefährdet
Jüdische Allgemeine	26.07.12	Ambs	Beschneidungs Interdisziplinär
Jüdische Allgemeine	26.07.12	Anchuelo	Schiefe Vergleiche
Jüdische Allgemeine	26.07.12	Kauschke	Interview mit Botschafter Handelsmann
Jüdische Allgemeine	26.07.12	Weiss Bollag	Trittbrettfahrer
Jüdische Allgemeine	26.07.12	Wuliger	Wechselnde Allianzen
Jüdische Allgemeine	02.08.12	Anchuelo	Morgens Ruben

PUBLIKATION	DATUM	AUTOR	ARBEITSTITEL
Jüdische Allgemeine	02.08.12	Engel	Ignoranz kennt keine Grenzen
Jüdische Allgemeine	02.08.12	Goldmann	Rest der Welt
Jüdische Allgemeine	02.08.12	NN	Forderung nach Rechtssicherheit
Jüdische Allgemeine	02.08.12	Dillmann	Interview mit Oskar Deutsch
Jüdische Allgemeine	02.08.12	Fabian Stein	Ritus und Ressentiment
Jüdische Allgemeine	02.08.12	Krauss	Bedenkzeit erbeten
Jüdische Allgemeine	02.08.12	Sobotka	Interview mit Nathan Gelbart
Jüdische Allgemeine	09.08.12	NN	Jeder soll wissen
Jüdische Allgemeine	09.08.12	Richter	Interview Bärbel Schäfer Rundreise
Jüdische Allgemeine	09.08.12	Richter	Kein Judentum to go
Jüdische Allgemeine	09.08.12	Hardinghaus	Facebooks Gesicht
Jüdische Allgemeine	09.08.12	Kissler	Ausgegrenzt und abgewertet
Jüdische Allgemeine	16.08.12	Kauschke	Besondere Bedeutung
Jüdische Allgemeine	16.08.12	Kauschke	Oberrabiner für Kompromiss
Jüdische Allgemeine	16.08.12	NN	Anzeige wegen Beschneidung
Jüdische Allgemeine	16.08.12	Kauschke	Schädlicher Ritus
Jüdische Allgemeine	16.08.12	Krauss	Vorerst Ländersache
Jüdische Allgemeine	16.08.12	Kauffmann	Eindeutig und einheitlich
Jüdische Allgemeine	16.08.12	Topcu	Ich habe mehr geweint als er
Jüdische Allgemeine	16.08.12	Vertlib	Krieg um die Vorhaut
Jüdische Allgemeine	16.08.12	Wittig	Erklären und verlinken

PUBLIKATION	DATUM	AUTOR	ARBEITSTITEL
Jüdische Allgemeine	16.08.12	Wüstemann	Vorsicht, Herpes
Jüdische Allgemeine	20.08.12	Richter	Der mit dem Bass spricht
Jüdische Allgemeine	23.08.12	Way	Kompromiss in Sicht
Jüdische Allgemeinc	23.08.12	NN	Schreib mal wieder
Jüdische Allgemeine	23.08.12	Krauss	Debatte unnötig belastet
Jüdische Allgemeine	23.08.12	Krauss	Rechtssicherheit in Sicht
Jüdische Allgemeine	23.08.12	Richter	Fragen an den Oberrabiner
Jüdische Allgemeine	23.08.12	Ahren	Auszug aus Europa
Jüdische Allgemeine	23.08.12	Bollag	Offene Grenzen
Jüdische Allgemeine	23.08.12	Engel	Sein Wort hat Gewicht
Jüdische Allgemeine	23.08.12	Kauschke	Druck machen
Jüdische Allgemeine	23.08.12	Kauschke	Interview mit Gaumann
Jüdische Allgemeine	23.08.12	Krauss	Interview mit Christina Schröder
Jüdische Allgemeine	23.08.12	Krauss	Rabbiner angezeigt
Jüdische Allgemeine	23.08.12	Steimann	Wahn und Werte
Jüdische Allgemeine	30.08.12	Anchuelo	Übergangsregeleung in Berlin
Jüdische Allgemeine	30.08.12	Kauschke	Erneut Strafanzeige
Jüdische Allgemeine	30.08.12	Wuliger	Interview mit Rabinovici
Jüdische Allgemeine	30.08.12	Breitbart	Brit ohne Schnitt
Jüdische Allgemeine	30.08.12	Kramer	Nicht alle israelischen Interventionen
Jüdische Allgemeine	30.08.12	Krauss	Gesetz in Sicht

PUBLIKATION	DATUM	AUTOR	ARBEITSTITEL
Jüdische Allgemeine	30.08.12	Pöhlmann	Bodenlose Gemeinheit
Jüdische Allgemeine	30.08.12	Pöhlmann	Interview mit Goldberg
Jüdische Allgemeine	30.08.12	Süsskind	Dummes von der Kinderbeauftragten
Jüdische Allgemeine	03.09.12	Wittich	Eine Nacht für die Kinder
Jüdische Allgemeine	06.09.12	Krauss	Für Religionsfreiheit und das Recht auf Beschneidung
Jüdische Allgemeine	06.09.12	Steimann	Erinnerung schwänzen
Jüdische Allgemeine	06.09.12	Kauschke	Interview mit Westerwelle
Jüdische Allgemeine	06.09.12	Dershowitz	Der gute alte Antisemitismus
Jüdische Allgemeine	06.09.12	Günzel	Schnitt in die richtige Richtung
Jüdische Allgemeine	06.09.12	Stein	Nur in New York
Jüdische Allgemeine	06.09.12	Way	Interview mit Stern
Jüdische Allgemeine	06.09.12	Wissgott-Moneta	Gewalt der Sprache
Jüdische Allgemeine	13.09.12	Goldmann	Der Rest der Welt
Jüdische Allgemeine	13.09.12	Kibel	Go Area für Kippaträger
Jüdische Allgemeine	13.09.12	Sobotka	Lob der Meinungsfreude
Jüdische Allgemeine	13.09.12	Kauschke	Kritik in Köln
Jüdische Allgemeine	13.09.12	Krauss	Missverständlich
Jüdische Allgemeine	13.09.12	Schmitt	Interview mit Schlesinger
Jüdische Allgemeine	13.09.12	Graumann	Stolz und Unverzagt
Jüdische Allgemeine	13.09.12	Kauschke	Interview mit Schalom
Jüdische Allgemeine	13.09.12	Nordmann	Kinderärzte gegen Kindeswohl

PUBLIKATION	DATUM	AUTOR	ARBEITSTITEL
Jüdische Allgemeine	13.09.12	Brandt	Hoffnung auf Frieden
Jüdische Allgemeine	13.09.12	Knobloch	Grußwort
Jüdische Allgemeine	27.09.12	Alihodzic	Seismograf antisemitischer Erschütterunge
Jüdische Allgemeine	27.09.12	Kauschke	Beschneidungsgesetz auf dem Weg
Jüdische Allgemeine	27.09.12	Kauschke	Vier von hier
Jüdische Allgemeine	27.09.12	NN	Kritische Töne in Köln
Jüdische Allgemeine	27.09.12	NN	Ein klares politisches Signal
Jüdische Allgemeine	27.09.12	Kauschke	Bundesregierung für Beschneidung
Jüdische Allgemeine	27.09.12	Engel	Was habe ich schon erreicht
Jüdische Allgemeine	27.09.12	Diehl	Der Rest der Welt
Jüdische Allgemeine	27.09.12	Krauss	Vetorecht für Kinder
Jüdische Allgemeine	27.09.12	Alter	Mit Sicherheit
Jüdische Allgemeine	27.09.12	Kauschke	Interview mit Gideon Meir
Jüdische Allgemeine	28.09.12	Kauschke	Eckpunkte zur Beschneidung
Jüdische Allgemeine	11.10.12	Latasch	Tyrannei der Mehrheit
Jüdische Allgemeine	11.10.12	NN	Schneidende Fragen
Jüdische Allgemeine	11.10.12	Popp-Sewing	Kurz und schmerzarm
Jüdische Allgemeine	11.10.12	Kauschke	Interview mit Leutheusser
Jüdische Allgemeine	12.10.12	Krauss	Beschneidung bleibt
Jüdische Allgemeine	18.10.12	Gümbel	Den hilferuf gehört
Jüdische Allgemeine	18.10.12	Wuliger	Wir wollen kein Mahn Fernsehen

PUBLIKATION	DATUM	AUTOR	ARBEITSTITEL
Jüdische Allgemeine	18.10.12	Kreutz	Mann der Praxis
Jüdische Allgemeine	22.10.12	Wolff	Interreligiöses Dichten
Jüdische Allgemeine	25.10.12	Engel	Liberale Jugendsünden
Jüdische Allgemeine	01.11.12	Wittich	Wir haben treue Spender
Jüdische Allgemeine	01.11.12	Gümbel	Ich habe noch viele Träume
Jüdische Allgemeine	02.11.12	Kauschke	Entwurf zum Beschneidungsgesetz passiert Bundesrat
Jüdische Allgemeine	08.11.12	Steimann	Ausgeblendet
Jüdische Allgemeine	08.11.12	Krauss	Auf Messers Schneide
Jüdische Allgemeine	09.11.12	Kauschke	Alternativer Gesetzentwurf
Jüdische Allgemeine	15.11.12	Schroll	Anders als die anderen
Jüdische Allgemeine	15.11.12	NN	Der angepasste Antisemitismus
Jüdische Allgemeine	22.11.12	Rossbach	Unter Druck
Jüdische Allgemeine	22.11.12	Kauschke	Wir brauchen Rechtssicherheit
Jüdische Allgemeine	22.11.12	Frenkel	Der Rest der Welt
Jüdische Allgemeine	22.11.12	Beck	Mein Recht auf Beschneidnug Gastbeitrag
Jüdische Allgemeine	22.11.12	Reiss	Wo isch Buschi
Jüdische Allgemeine	27.11.12	Krauss	Rechtsausschuss tagt zur Brit Mila
Jüdische Allgemeine	29.11.12	Sobotka	Der große Ratschlag
Jüdische Allgemeine	29.11.12	Kauschke	Zeichen der Solidarität
Jüdische Allgemeine	29.11.12	Krauss	Recht Schnittig
Jüdische Allgemeine	29.11.12	NN	Anzeige gegen Mohalim

PUBLIKATION	DATUM	AUTOR	ARBEITSTITEL
Jüdische Allgemeine	29.11.12	Schmidbauer	Freuds Beispiel Mein Fehler
Jüdische Allgemeine	06.12.12	NN	Beschneidungsgesetz beschlossen
Jüdische Allgemeine	06.12.12	Richter	Authentisch Mutig Unbequem
Jüdische Allgemeine	06.12.12	Bodenheimer	Toleranz genügt nicht
Jüdische Allgemeine	06.12.12	Steimann	Im Lichte der Geschichte
Jüdische Allgemeine	13.12.12	Sucharewicz	Distanzierte Küsschen
Jüdische Allgemeine	13.12.12	Richter	Cooles Lichterfest
Jüdische Allgemeine	13.12.12	Gaumann	Modernes Wunder
Jüdische Allgemeine	13.12.12	Gaumann	Modernes Wunder
Jüdische Allgemeine	13.12.12	Kauschke	Interview mit Staatsrechtler Hochhut
Neue Zürcher Zeitung	27.06.12	NN	Gericht verbietet Beschneidung
Neue Zürcher Zeitung	29.06.12	Schmid	Wenn die Beschneidung zur Straftat wird
Neue Zürcher Zeitung	01.07.12	NN	Debatte um Beschneidung
Neue Zürcher Zeitung	08.07.12	Speckert	Kulturkampf bis aufs Messer
Neue Zürcher Zeitung	10.07.12	NN	Knesset verurteilt Verbot
Neue Zürcher Zeitung	13.07.12	Güntner	Mehr als ein Stückchen Haut
Neue Zürcher Zeitung	14.07.12	Schmid	Straffreiheit für Beschneidung
Neue Zürcher Zeitung	18.07.12	NN	Initiative zu Beschneidungen
Neue Zürcher Zeitung	21.07.12	Wehrli	Beschneidung wird Thema in Schweiz
Neue Zürcher Zeitung	21.07.12	Wehrli	Ohne Sinn für Religion
Neue Zürcher Zeitung	21.07.12	Häflinger	Breiter Support für Knabenbeschneidung

PUBLIKATION	DATUM	AUTOR	ARBEITSTITEL
Neue Zürcher Zeitung	22.07.12	Bracher	Präsidentin kritisiert Kinderspital
Neue Zürcher Zeitung	22.07.12	NN	Wochenrückblick
Neue Zürcher Zeitung	22.07.12	Holtenstein	Kurpfuscherei im Spital
Neue Zürcher Zeitung	24.07.12	NN	Weiterhin Beschneidungen in Basel
Neue Zürcher Zeitung	24.07.12	Stadler	Das Naturkind über alles
Neue Zürcher Zeitung	25.07.12	Häfliger	Neue Kontroverse
Neue Zürcher Zeitung	27.07.12	Payot	Zwischen Elternrechten und Kindeswohl Gastbeitrag
Neue Zürcher Zeitung	29.07.12	Naguib	Warum nicht bloß symbolisch beschneiden
Neue Zürcher Zeitung	04.08.12	Habermas	Wie viel Religion verträgt der liberale Staat
Neue Zürcher Zeitung	05.08.12	Overath	Abgründe
Neue Zürcher Zeitung	08.08.12	Baumgartner	Wieder Lärm um Beschneidungen
Neue Zürcher Zeitung	11.08.12	Scherrer	Primat des Zuwartens
Neue Zürcher Zeitung	11.08.12	Scherrer	Kinderspital beschneidet wieder
Neue Zürcher Zeitung	11.08.12	Wehrli	Nicht wie zuvor
Neue Zürcher Zeitung	12.08.12	NN	Wochenrückblick
Neue Zürcher Zeitung	16.08.12	Ostwald	What to expect
Neue Zürcher Zeitung	16.08.12	Schmid	Die falsche Debatte
Neue Zürcher Zeitung	22.08.12	Jegher	Umstrittene Beschneidungen
Neue Zürcher Zeitung	24.08.12	NN	Strafanzeige gegen Staatsanwalt
Neue Zürcher Zeitung	24.08.12	Rothschild	Fürsorgliche Diskriminierung Gastbeitrag
Neue Zürcher Zeitung	28.08.12	Bloch	Wenn Angst keine gute Ratgeberin ist

PUBLIKATION	DATUM	AUTOR	ARBEITSTITEL
Neue Zürcher Zeitung	31.08.12	Lütkehaus	Kindeswohl und Elternpflicht
Neue Zürcher Zeitung	02.09.12	Jungen	Rückkehr des Glaubens
Neue Zürcher Zeitung	08.09.12	Wenzel	Geteilte Verletzlichkeit
Neue Zürcher Zeitung	09.09.12	Isler	Der Kinderschutz erreicht die Ohrläppchen
Neue Zürcher Zeitung	17.09.12	Klaeui	Westlich von Eden
Neue Zürcher Zeitung	08.10.12	Hafner	Interview mit Wohlrab-Sahr
Neue Zürcher Zeitung	09.10.12	Schmid	Gesetztlich geregelter Missstand
Neue Zürcher Zeitung	09.10.12	Schwartz	Tausende Frauen mit Genitalverstümmelung
Neue Zürcher Zeitung	11.10.12	NN	Gesetzentwurf zu Beschneidungen
Neue Zürcher Zeitung	30.10.12	Schmid	Religös motivierte Beschneidungen im Kinders
Neue Zürcher Zeitung	03.11.12	NN	Bundesrat für beschneidungsgesetz
Neue Zürcher Zeitung	17.11.12	Schmid	Deutsche Antisemitismus-Debatten
Neue Zürcher Zeitung	23.11.12	NN	Ministerin verteidigt Beschneidung
Neue Zürcher Zeitung	07.12.12	Schmid	Getrübte Freundschaft
Neue Zürcher Zeitung	13.12.12	Schmid	Deutschland erlaubt die Beschneidung
Süddeutsche Zeitung	26.06.12	NN	Urteil gegen Beschneidung
Süddeutsche Zeitung	27.06.12	NN	Beschneidung ist strafbar
Süddeutsche Zeitung	27.06.12	Drobinski	Messer und Recht
Süddeutsche Zeitung	27.06.12	Drobinski	Richter machen sich zur Überreligion
Süddeutsche Zeitung	27.06.12	Kein Autor	Muslime und Juden reagieren empört
Süddeutsche Zeitung	27.06.12	Türcke	Einschneidende Gotteserfahrung Interview

PUBLIKATION	DATUM	AUTOR	ARBEITSTITEL
Süddeutsche Zeitung	27.06.12	von Drach	Fragwürdige Beschneidung der Religionsfrei
Süddeutsche Zeitung	28.06.12	Dobrinski	Äußerst befremdlich
Süddeutsche Zeitung	29.06.12	Eckart	Die Gebrechen eines männlichen Körperteils
Süddeutsche Zeitung	30.06.12	NN	Beschneidungsurteil gilt
Süddeutsche Zeitung	30.06.12	Kermani	Ein Triumph des Vulgärrationalismus Gastbeitrag
Süddeutsche Zeitung	02.07.12	NN	Sorge um Religionsfreiheit
Süddeutsche Zeitung	03.07.12	Schmidbauer	Beschneidung ist nicht harmlos Gastbeitrag
Süddeutsche Zeitung	05.07.12	NN	Muslime kritisieren Beschneidungsurteil
Süddeutsche Zeitung	06.07.12	Zielcke	Ich tu dir weh
Süddeutsche Zeitung	07.07.12	Diers	Fachlicher Rat
Süddeutsche Zeitung	09.07.12	NN	Jüdisches Krankenhaus stoppt Beschneidungen
Süddeutsche Zeitung	09.07.12	NN	Grünen-Politiker sehen Beschneidung nicht als Straftat
Süddeutsche Zeitung	11.07.12	NN	Grundsatzurteil gefordert
Süddeutsche Zeitung	11.07.12	Conradi	Glückskeks
Süddeutsche Zeitung	11.07.12	Rabinovici	Kastrationsängste Gastbeitrag
Süddeutsche Zeitung	12.07.12	NN	Das Streiflicht
Süddeutsche Zeitung	12.07.12	Schilling	Rose ohne Dorn Gastbeitrag
Süddeutsche Zeitung	13.07.12	Brössler	Juden fordern Recht auf Beschneidung
Süddeutsche Zeitung	13.07.12	NN	Regierung will Beschneidung per Gesetz regeln
Süddeutsche Zeitung	13.07.12	Bönt	Der soldatische Mann Gastbeitrag
Süddeutsche Zeitung	13.07.12	Prantl	Beschneidung des Strafrechts

PUBLIKATION	DATUM	AUTOR	ARBEITSTITEL
Süddeutsche Zeitung	14.07.12	NN	Regierung für Beschneidungen
Süddeutsche Zeitung	14.07.12	NN	Beschneidungen sollen straffrei bleiben
Süddeutsche Zeitung	14.07.12	NN	Vierjähriger Junge war mehrfach in Narkose
Süddeutsche Zeitung	16.07.12	NN	Neue Regeln für Beschneidung
Süddeutsche Zeitung	16.07.12	NN	Schwerster Angriff auf jüdisches Leben
Süddeutsche Zeitung	16.07.12	NN	Merkel will Beschneidung erlauben
Süddeutsche Zeitung	16.07.12	Prantl	Was Aufklärung verlangt
Süddeutsche Zeitung	17.07.12	NN	Suche nach Rechtssicherheit
Süddeutsche Zeitung	17.07.12	Schloemann	Immer mehr Rechte für immer weniger Kinder
Süddeutsche Zeitung	19.07.12	NN	Mohel
Süddeutsche Zeitung	19.07.12	Brössler	Signal an Juden und Muslime
Süddeutsche Zeitung	19.07.12	Schloemann	Überschussrechnung
Süddeutsche Zeitung	19.07.12	Kreiser	Kunst der Zirkumzision
Süddeutsche Zeitung	19.07.12	von Drach	Ratio zwischen Recht und Religion
Süddeutsche Zeitung	20.07.12	NN	Richterbund fordert Ausnahmeregelung
Süddeutsche Zeitung	20.07.12	Brössler	Möglichst schmerzfrei
Süddeutsche Zeitung	20.07.12	Brössler	Gegen die Selbstgewissen
Süddeutsche Zeitung	20.07.12	Schmidbauer	Zuerst einmal nicht schaden Gastbeitrag
Süddeutsche Zeitung	21.07.12	Webe	Wochenchronik
Süddeutsche Zeitung	23.07.12	NN	Widerstand gegen Beschneidungsgesetz
Süddeutsche Zeitung	23.07.12	Fried	komplizierter als gedacht

PUBLIKATION	DATUM	AUTOR	ARBEITSTITEL
Süddeutsche Zeitung	28.07.12	NN	Ethikrat und Beschneidung
Süddeutsche Zeitung	31.07.12	NN	Fraktionszwang umstritten
Süddeutsche Zeitung	03.08.12	Bielefeldt	Richten über Seelenheil Gastbeitrag
Süddeutsche Zeitung	04.08.12	Meinhof	Wir müssen uns trennen
Süddeutsche Zeitung	04.08.12	Dobrinski	Glaube und Empörung
Süddeutsche Zeitung	07.08.12	Schmitz	Der Schrei
Süddeutsche Zeitung	08.08.12	Heidtmann	Empörung als Prinzip
Süddeutsche Zeitung	21.08.12	Denkler	Rabbiner zieht Grenzen der Beschneidung
Süddeutsche Zeitung	22.08.12	NN	Neuer Vorschlag zu Beschneidungen
Süddeutsche Zeitung	22.08.12	Goebel	Chirurgiekurs für Beschneider
Süddeutsche Zeitung	23.08.12	NN	Ethikrat empfiehlt Beschneidungen mit Betäubung
Süddeutsche Zeitung	24.08.12	NN	Ethikrat Aufklärung vor Beschneidungen
Süddeutsche Zeitung	24.08.12	Speicher	Die Eltern sind das Schicksal
Süddeutsche Zeitung	25.08.12	NN	Peres bittet Gauck um Unterstützung
Süddeutsche Zeitung	25.08.12	Münch	Göttliches Gesetz
Süddeutsche Zeitung	27.08.12	Bigalke	Angst vor strengen Auflagen
Süddeutsche Zeitung	28.08.12	NN	Athmosphärische Störung
Süddeutsche Zeitung	28.08.12	Bagis	Freiheit zu glauben Gastbeitrag
Süddeutsche Zeitung	28.08.12	Prantl	Eine deutsche Debatte
Süddeutsche Zeitung	29.08.12	NN	Kauder entrüstet über Ankara
Süddeutsche Zeitung	29.08.12	Münch	Mit Datteln gegen Teheran

PUBLIKATION	DATUM	AUTOR	ARBEITSTITEL
Süddeutsche Zeitung	30.08.12	Brenner	Vermeintliche Barbaren Gastbeitrag
Süddeutsche Zeitung	30.08.12	Merkel	Die Haut eines Anderen Gastbeitrag
Süddeutsche Zeitung	31.08.12	Schmitz	Große Niedertracht
Süddeutsche Zcitung	01.09.12	NN	Angriff auf Rabbiner verurteilt
Süddeutsche Zeitung	01.09.12	Dobrinski	Die Decke weggezogen
Süddeutsche Zeitung	03.09.12	Gupta-Dobrinski	Interview mit Bischof Schick
Süddeutsche Zeitung	03.09.12	Schultz	Und jetzt die Ohrringe
Süddeutsche Zeitung	04.09.12	NN	Kritik am Ohrlochstechen
Süddeutsche Zeitung	05.09.12	NN	Israels Vize Premier
Süddeutsche Zeitung	05.09.12	Knobloch	Wollt ihr uns Juden noch? Gastbeitrag
Süddeutsche Zeitung	06.09.12	NN	Beschneidungen bleiben in Berlin straffrei
Süddeutsche Zeitung	06.09.12	Dobrinski	Beschneidung in Berlin bleibt vorerst straffrei
Süddeutsche Zeitung	06.09.12	Schloemann	Durchhalten
Süddeutsche Zeitung	06.09.12	NN	Jüdische Gemeinde nennt Regelung antisemitisch
Süddeutsche Zeitung	07.09.12	Bullion	Unerwünschte Einmischung
Süddeutsche Zeitung	07.09.12	NN	Personalien
Süddeutsche Zeitung	07.09.12	Drobinski	Es ist etwas zerbrochen
Süddeutsche Zeitung	08.09.12	NN	Beschneidungen bleiben vorerst straffrei
Süddeutsche Zeitung	10.09.12	NN	Demo für Beschneidung
Süddeutsche Zeitung	10.09.12	Meinhof Schmitz	Unter uns
Süddeutsche Zeitung	11.09.12	NN	Seehofer für Beschneidungen

PUBLIKATION	DATUM	AUTOR	ARBEITSTITEL
Süddeutsche Zeitung	12.09.12	Szymanski	Bayerns Chefdiplomat
Süddeutsche Zeitung	13.09.12	Pollmer	Ohne Zorn und Eifer
Süddeutsche Zeitung	14.09.12	NN	Kölner Freudentag
Süddeutsche Zeitung	14.09.12	Käppner	Wer solche Freunde hat
Süddeutsche Zeitung	15.09.12	Lammert	Ihr seid wir
Süddeutsche Zeitung	16.09.12	NN	Auf der Dritten liest man besser
Süddeutsche Zeitung	21.09.12	NN	Interview mit Hardt
Süddeutsche Zeitung	26.09.12	Prantl	Beschneidung soll straffrei bleiben
Süddeutsche Zeitung	26.09.12	Drobinski	Zum Wohl des Kindes
Süddeutsche Zeitung	27.09.12	NN	Muslime und Juden zufrieden
Süddeutsche Zeitung	27.09.12	Prantl	Beschneidung soll Strafffrei bleiben
Süddeutsche Zeitung	27.09.12	von Drach	Beschneidungsrecht wie bestellt
Süddeutsche Zeitung	01.10.12	NN	Kritik an Gesetzentwurf zu Beschneidungen
Süddeutsche Zeitung	01.10.12	NN	Betäubung gefordert
Süddeutsche Zeitung	01.10.12	Wiesemann	Hört auf die Kinder Gastbeitrag
Süddeutsche Zeitung	02.10.12	Beisel	Handwerklich schlecht gemacht
Süddeutsche Zeitung	03.10.12	Prantl	Kabinett legt Beschneidungsgesetz vor
Süddeutsche Zeitung	04.10.12	Prantl	Ärztekunst und Kindeswohl
Süddeutsche Zeitung	05.10.12	Hutter	Profis in der Minderheit
Süddeutsche Zeitung	05.10.12	Gupta-Gierke	Interview mit Janecek
Süddeutsche Zeitung	05.10.12	Janisch	Raus aus der Illegalität

PUBLIKATION	DATUM	AUTOR	ARBEITSTITEL
Süddeutsche Zeitung	06.10.12	NN	Wochenchronik
Süddeutsche Zeitung	08.10.12	NN	Veto-Recht bei Beschneidung
Süddeutsche Zeitung	09.10.12	von Drach	Die Bibel ist eine Sammlung primitiver Leg
Süddeutsche Zeitung	09.10.12	Gupta	Interview mit Rolf Eden
Süddeutsche Zeitung	09.10.12	Bauer	Kostbarer Kult Buchbesprechung
Süddeutsche Zeitung	10.10.12	NN	So will die Regierung Beschneidung regeln
Süddeutsche Zeitung	10.10.12	Huster	Urteilskraft statt Betroffenheit Gastbeitrag
Süddeutsche Zeitung	11.10.12	NN	Kabinett billigt Beschneidungsgesetz
Süddeutsche Zeitung	11.10.12	NN	Zentralrat lobt deutsche Politiker
Süddeutsche Zeitung	11.10.12	Tieschky	Du bist nicht allein
Süddeutsche Zeitung	11.10.12	Prantl	Warum ein unnötiges Gesetz notwendig wurde
Süddeutsche Zeitung	16.10.12	NN	Kritik an Beschneidungsregeln
Süddeutsche Zeitung	29.10.12	Dobrinski	Auf brüchigem Boden
Süddeutsche Zeitung	29.10.12	Richter	Gott und die Welt
Süddeutsche Zeitung	30.10.12	Rühle	Der spannenste Ort Deutschlands
Süddeutsche Zeitung	03.11.12	NN	Die bunte Seite der Macht
Süddeutsche Zeitung	10.11.12	NN	Streit um Beschneidung
Süddeutsche Zeitung	12.11.12	NN	Jeder dritte Ostdeutsche
Süddeutsche Zeitung	18.11.12	Denkler	Müsli Bürger an der Macht
Süddeutsche Zeitung	19.11.12	Hickmann	Die Härte
Süddeutsche Zeitung	22.11.12	von Drach	Auch religiöse Gruppen müssen sich verfass

PUBLIKATION	DATUM	AUTOR	ARBEITSTITEL
Süddeutsche Zeitung	23.11.12	NN	Kindeswohl oder Religionsfreiheit
Süddeutsche Zeitung	23.11.12	Prantl	Judenmission mittels Strafrecht
Süddeutsche Zeitung	24.11.12	Dobrinski	Der Meckerecke entkommen
Süddeutsche Zeitung	26.11.12	Drobinski-Widmann	Freunde
Süddeutsche Zeitung	29.11.12	Luther	Die Wunder von Calcata
Süddeutsche Zeitung	30.11.12	Schonfeld	Dieses Ritual widerspricht meinen jüdischen Werten
Süddeutsche Zeitung	01.12.12	NN	Das Streiflicht
Süddeutsche Zeitung	01.12.12	Drobinski	Mit Fleisch und Blut SZ-Magazin
Süddeutsche Zeitung	03.12.12	NN	Gauck Vulgär Rationalismus
Süddeutsche Zeitung	12.12.12	NN	Bundestag erlaubt rituelle Beschneidungen
Süddeutsche Zeitung	12.12.12	Schloemann	Das Anstößige an der frommen Unbedingtheit
Süddeutsche Zeitung	12.12.12	von Drach	Faktencheck
Süddeutsche Zeitung	13.12.12	NN	Beschneidung bleibt erlaubt
Süddeutsche Zeitung	13.12.12	NN	Erlaubter Eingriff
Süddeutsche Zeitung	13.12.12	Prantl	Das Minimum